AF347176

SPLANCHNOLOGIE

RAISONNÉE,

RÉDIGÉE

EN DÉMONSTRATIONS

Où l'on traite de l'Anatomie & du Méchanifme des Viſceres du Corps Humain.

Par *M. FLURANT*, *Maître ès Arts, Chi-
rurgien Major de l'Hôpital de la Charité de
Lyon, & Aſſocié de l'Académie Royale de
Chirurgie.*

TOME I.

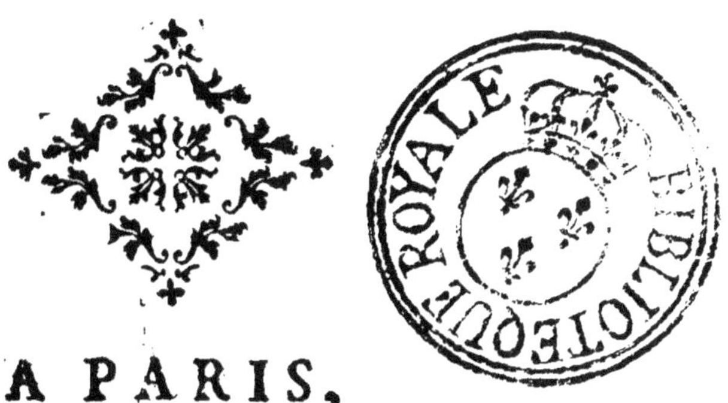

A PARIS,

Chez **DELAGUETTE**, Imprimeur du Collége
& de l'Académie Royale de Chirurgie,
rue S. Jacques, à l'Olivier.

M. DCC. LII.

Avec Approbation & Privilége du Roy.

A MESSIEURS

DE L'ACADÉMIE

ROYALE.

DE CHIRURGIE.

ESSIEURS,

*Vouer ses Travaux à l'utilité
Publique ; n'être occupé que des
progrès de son Art ; se rendre dé-
positaire des connoissances qui peuvent l'enrichir ; les rassembler pour
les sauver de l'outrage des tems,
& les transmettre à la Postérité ;
réunir enfin comme en un seul point*

EPITRE.

toutes les lumieres de la Chirurgie :
tel est l'objet de la Société respec-
table que vous composez. Associé
à des vûes & à des projets aussi
dignes de la protection de L'Au-
guste MONARQUE, sous
les auspices & l'autorité duquel,
votre Etablissement a été formé ;
je méconnoîtrois les devoirs que
m'impose une aussi glorieuse adop-
tion, si je ne vous consacrois cet
Ouvrage. L'approbation dont vous
l'avez honoré, Messieurs, garantit
la légitimité de l'hommage. Dai-
gnez néanmoins ne le regarder encore, que comme une foible marque de la reconnoissance sincere,
& du profond respect avec lequel
je suis,

MESSIEURS,

Votre très-humble & très-
obéissant Serviteur,
FLURANT.

PRÉFACE.

Quelque nombreux, & quelque multipliés que soient les Ouvrages qui traitent de l'Anatomie, on ne peut disconvenir que la connoissance du corps Humain est encore très-imparfaite ; à peine en effet, les travaux des plus grands Hommes, de ceux même en qui nous ne pouvons méconnoître des lumieres supérieures, & vraiment capables de faire des découvertes ; à peine, dis-je, nous ont-ils dévoilé, je ne dis pas le Méchanisme réel & positif de quelques-uns de nos organes, mais la tissure intime des parties qui tombent même sous nos sens ; & d'ailleurs en considérant les variations, l'incertitude & l'obſcurité qui regnent dans la plûpart des deſcriptions ; on ſe trouve en quelque façon , & ſans ceſſe arrêté ou retenu par la crainte de ſe conſumer en efforts & en recherches inutiles & ſuperflues.

Se flatter de ſaiſir tous les myſtéres de la Nature , & de la ſuivre dans ces détours obſcurs qui la dérobent à l'eſprit qui s'y perd , & à la raiſon qui s'y égare , c'eſt une illuſion groſſiere , c'eſt une témérité dont il eſt peu d'exemple. Mais ſe refuſer à tous les moyens qui peuvent étendre nos vues , & augmenter nos connoiſſances ; uniquement parce qu'il eſt certain qu'elles ſeront toujours limitées , c'eſt un dégoût , c'eſt un découragement qui n'eſt pas moins conſidérable ; ici les premieres voyes ont été déja parcourues , les routes ſont frayées , les ſentiers ſont ouverts, pourquoi redouterons-nous d'y marcher ? Les pas de nos Prédéceſſeurs ont été marqués par des découvertes utiles ; ces mêmes découvertes doivent en faciliter d'autres, & quand même les richeſſes à acquerir, exigeroient encore des efforts plus grands que n'en ont demandé les richeſſes acquiſes, nous jouirons de la récompenſe attachée aux travaux épineux , puiſque la difficulté des ſuccès ne peut qu'en rehauſſer la gloire.

Tous ceux dont l'étude a pour objet l'Anatomie, je veux dire , ceux qui s'appliquent à l'Art de guérir , ne ſont pas conduit par les mêmes idées. Les uns ſatisfaits des lumieres connues , demeurent dans une tranquille ſécurité , comme s'ils imaginoient qu'il n'eſt rien au·delà de ce qu'ils poſſédent ; les autres au contraire , mais le nombre en eſt petit ; les autres , dis-je , non moins éclairés que les premiers , & plus en état de juger des vuides qui nous reſtent à remplir, ne négligent rien pour pénétrer plus avant, & tels font ceux dont l'émulation eft profitable, foit que la Nature tant de fois interrogée, préfente enfin de nouvelles merveilles à leurs yeux, foit qu'une application opiniâtre & conftante les ait mis en état d'expofer fous différentes faces les parties déja démontrées ; car c'eft créer en quelque forte, que de donner à des matieres auffi intéreffantes, mais fouvent inacceffibles à la multitude, une forme plus nette, plus précife, & plus diftincte.

C'eft auffi le but que je me fuis propofé dans cet Ouvrage, il n'eft autre chofe qu'un affemblage de Démonftrations faites publiquement : j'ai tâché d'y joindre beaucoup d'ordre, d'exactitude & de clarté dans les réflexions qui développent, étendent, réforment, confirment, détruifent ou concilient les notions différentes, & fouvent oppofées de pluſieurs Anatomiſtes ; & j'y ai inſeré en même tems quelques idées particulieres, qui font le fruit de mes travaux.

On verra au ſurplus, que j'ai puiſé abondamment dans les ſources les plus pures, Boerrave, Hofman, Heſteril, Senac, Winſlou, Garengeot, Haller, m'ont été d'un puiſſant ſecours, & ils m'ont amplement rendu ce que Veſale, Heyen, Vereiens, Bidlo, Euſtache, Riolan, Morgagni, Malpighi, Graaf, Harvey, Vieuſſens, Dionis leur avoient prêté. Cet aveu tiendra lieu, ſans doute, des citations que l'on ne trouvera point dans cet Ouvrage, je n'ai pas jugé à propos de l'en charger, mon objet étant d'inſtruire ou de ſatisfaire des Eleves, plutôt que de faire un étalage pompeux d'une faſtueuſe érudition.

Enfin, je ne me ſuis livré au développement du Méchaniſme

des parties qu'avec circonfpec-
tion. Souvent pour fe montrer
Phyficien, on obmet le folide &
le néceffaire, on s'égare & l'on
perd de vûe fon fujet. Mes Ex-
plications Phyfiologiques font
fimples, & d'autant plus convenables à une expofition Anatomique. En falloit-il davantage pour
inftruire ceux qui fe vouent à
l'Art de guérir, & qui veulent
étayer leur pratique fur de folides
fondemens ? Non, des lumieres
trop brillantes offufquent, éblouif-
fent, & fouvent n'éclairciffent
point.

APPROBATION

DE L'ACADÉMIE ROYALE
DE CHIRURGIE.

NOus fouffignés Commiffaires nommés par l'Académie , avons lû un Manuf-crit qui a pour Titre : *Splanchnologie raifon-née & rédigée en Démonftrations , où l'on trai-te de l'Anatomie & du Méchanifme des Vifce-res du corps Humain, par M.* FLURANT, *Maî-tre ès Arts & en Chirurgie , Démonftrateur d'Anatomie à Lyon , Chirurgien en Chef de l'Hôpital Général de la Charité de la même Ville , & Affocié de cette Académie.* La ma-tiere que l'Auteur a entrepris de traiter , nous a paru en général auffi nettement expofée , que folidement approfondie. Au choix fça-vant qu'il a puifé dans les meilleures fources, il joint beaucoup de réflexions judicieufes ; & en particulier , on trouvera que plufieurs points de Phyfiologie lui ont préfenté des vûes nouvelles & frappantes ; ce qui fuppofe néceffairement une grande connoiffance des parties.

On peut ajouter comme un avantage de plus pour l'Ouvrage , qu'il foit fous la forme de Démonftrations. Cette efpece d'illu-fion eft affez propre à foutenir l'atten-tion des jeunes Lecteurs. Ainfi déja préve-nus des talens de M. Flurant l'un de nos Affociés , Nous croyons devoir approuver , ſans néanmoins tout adopter, une production qui mérite à beaucoup d'égards. A Paris, ce 29 Décembre 1750.

VERDIER. BASSUEL.

VU le préſent Rapport, conſentons que l'Ouvrage ſoit imprimé avec la qualité d'Aſſocié de l'Académie pour l'Auteur. A Paris, ce 16 Janvier 1751.

PUZOS, Directeur de l'Académie Royale de Chirurgie.

Extrait des Regiſtres de l'Académie Royale de Chirurgie, du Mardi 29 Décembre 1750.

MOnſieur Flurant Aſſocié Correſpondant de l'Académie, ayant fait préſenter à cette Compagnie ſa *Splanchnologie raiſonnée &c.* Elle nomma Meſſieurs Verdier & Baſſuel Commiſſaires pour l'examiner. Ces Meſſieurs en ayant fait un rapport trèsavantageux, Elle a conſenti que l'Auteur faſſe imprimer l'Ouvrage avec la qualité d'Aſſocié de l'Académie, en foi de quoi je lui ai délivré le préſent Extrait de ſes Regiſtres. A Paris, le ſeize Janvier 1750.

HÉVIN, Secretaire pour les correſpondances.

SPLANCHNOLOGIE

RAISONNÉE.

PREMIERE DÉMONSTRATION.

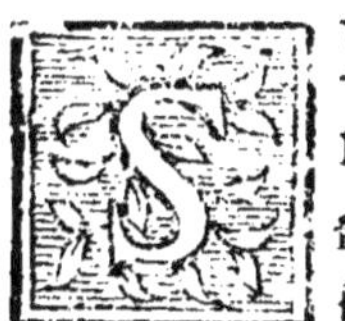I de tous les Arts , la Chirurgie eſt celui qui depuis ſa naiſſance a le plus changé de face , nous ne devons , Meſſieurs , ſes progrès & , j'oſe le dire , le haut point de perfection où nous la voyons aujourd'hui, qu'aux efforts réunis de pluſieurs ſiécles.

Abandonné dans ſon principe au hazard & aux conjectures , cet Art fut long‑tems ſtérile entre les mains de ceux qui le cultiverent , juſqu'à ce que des génies heureux par leurs réfléxions , & ſçavans par les préceptes qu'ils puiſerent dans la nature, l'éleverent au‑deſſus de ces arts ſerviles qui

Tome I. A

n'exigent rien de l'Esprit, & qui ne demandent que des modéles.

La connoissance de la structure des parties du Corps humain en jetta dèslors les premiers fondemens : la dissection, c'est-à-dire, la séparation de ces parties nous apprit leur situation, leur figure, leur connexion & leurs usages ; tandis que des vérités Physiques développerent peu à peu la composition intime des fluides & des solides, dont ces mêmes parties sont formées.

L'Anatomie se divise donc en spéculative, & en pratique.

L'Anatomie - pratique comprend la dissection, & la maniére de disséquer.

L'Anatomie spéculative consiste dans des observations sur le méchanisme & sur le jeu des parties, que la dissection nous découvre.

C'est aux Aruspices que nous faisons remonter l'origine de cette base essentielle de la Médecine & de la Chirurgie.

Les blessures considérables dans les cavités du corps, les embaumemens fréquens en ont pû donner, il est vrai, quelqu'idée ; mais nous devons présumer au moins que ces idées n'ont acquis une certaine force, qu'au moyen

des recherches continuelles de ces Sa-
crificateurs , qui accoutumés à fouiller
dans les entrailles des victimes pour en
tirer les augures , furent également fur-
pris de l'ordre & de l'arrangement toujours conſtant des viſceres. C'eſt ainſi
qu'une pratique ſuperſtitieuſe , autoriſée
par le preſtige & par l'ignorance , eſt
inſenſiblement devenue une ſource de
lumieres auſſi utiles pour nous , que
frivoles & chimériques pour ceux qui
ne cherchoient que la connoiſſance d'un
avenir toujours incertain.

J'avoue cependant , Meſſieurs , qu'il
eſt impoſſible de déterminer le tems ,
& de fixer préciſément l'époque où
l'Anatomie tint un rang parmi les
Sciences. Nous ſçavons ſimplement
qu'Hyppocrate la connut & l'appro-
fondit autant qu'un génie livré à lui
ſeul en étoit capable ; ce qui eſt d'autant plus digne d'éloge , qu'il vivoit
dans un ſiécle ténébreux où l'on envi-
ſageoit les cadavres & leurs cendres
mêmes , comme des dépôts précieux &
ſacrés.

Cette ſuperſtition nuiſit d'abord à
l'Anatomie : Démocrite , Diocles ,
Praxagore , Ariſtote , furent réduits à
ne travailler que ſur des Brutes , &

leur étude se borna à l'Anatomie comparée ; mais le voile se leva dans la suite. Des Princes amateurs des Arts, spécialement de ceux qui, comme la Médecine, tendoient à la conservation de leurs sujets, porterent leurs vûes plus loin : ils franchirent ces vains scrupules, & favoriserent des Auteurs tels qu'Herophile & Erasistrate (qui sont les premiers Anatomistes connus pour avoir disséqué des hommes) jusqu'au point de leur permettre la dissection des Sujets vivans, en la personne des criminels condamnés à un genre de mort moins barbare.

Les découvertes de ces premiers Anatomistes furent, sans doute, utiles à ceux qui les suivirent immédiatement ; mais les ouvrages qu'ils composerent ont été perdus pour nous ; & si l'on excepte ceux d'Hypocrate, nous n'en avons aucun jusqu'au tems de Galien qui parut après Aretée & Rufus d'Ephese. Quoiqu'il en soit, les fruits de leurs travaux se multipliant chez leurs successeurs, nous produisirent dans les mains d'Harvey la fameuse découverte de la circulation du sang, dans le dix-septiéme siécle. Et ne soyez point étonnés, Messieurs, si je passe si

rapidement des Hérophiles, des Era-
fiftraftes, des Galiens, à cet homme célébre & immortel, malgré l'intervalle
immenfe qui les fépare, puifque jufqu'à
lui l'Anatomie fut dépourvûe du flam-
beau qui nous éclaire, & qui feul peut
nous fervir de guide.

Que de faux fyftêmes en effet, avant
la connoiffance de la circulation du
fang ! on ne raifonnoit que par les quatre humeurs, les quatre élémens, le
mélange des tempéramens, les qualités
occultes, principes d'Ariftote & que
Galien introduifit dans la Médecine.
A ceux là les Chimiftes fubftituerent
les acides, les alkalis : ce ne fut plus
alors que fermentation ; enfin un fyftême en détruifoit un autre. Mais la circulation une fois démontrée, toutes
ces productions de l'imagination dif-
parurent : on fut convaincu que la
vie confiftoit dans le progrès des humeurs du centre à la circonférence, &
de la circonférence au centre, de maniére qu'on rapportât feulement aux
loix du mouvement circulaire les caufes
de la vie, de la fanté, des maladies,
& de la mort.

Les fuccès enhardiffent, & font naître l'émulation. Dès ce tems on vit

paroître , ou de nouvelles découvertes , ou des obſervations particuliéres plus circonſtanciées ſur des parties déja connues ; bien-tôt on pénétra dans les ſentiers les plus obſcurs : Pecquet & Vanborne découvrirent , l'un le réſervoir du Chyle , l'autre le canal Thorachique , & perfectionnerent ainſi les recherches d'Harvey ; Thomas Bartholin entrevit le premier les vaiſſeaux lymphatiques ; Nuk , Warton , Morgagni la ſtructure & les uſages des Glandes ; Louvenhoëck , celles de la Peau ; Regnier , de Graaf , Harvey , Malpighi , Valiſnieri , fouillerent dans les myſteres les plus ſecrets de la Génération , comme Nehdam , & Tauvry dans ceux de la formation de l'accroiſſement , & des autres particularités du fœtus : Gliſſon & Bohn travaillerent ſur le Foye , & c'eſt d'eux que nous tenons la deſcription des canaux Biliferes ; Bellini nous a donné un traité ſur les Reins ; Bruner & Peyer , firent appercevoir les Glandes inteſtinales ; Virſungus le canal du Pancreas ; Louwer & Keil s'attacherent à nous déveloper la compoſition du Cœur , Gaſpard Bartholin le Diaphragme & les Mamelles ; Morgagni , Riolan nous décrivirent plus exactement toutes les parties qui compofent le Bouquet anatomique ; Ridley , Malpighi , Stenon , Ruifch, examinerent fcrupuleufement la ftructure & la compofition du Cerveau ; Willis , Vieuffens excellerent dans la defcription des Nerfs ; Pachioni dans celle de la Dure-mere ; Briggo, Hovius, dans celle des yeux ; Valfava, Duverney fonderent les détours les plus cachés de l'Oreille ; Clopton Havers en s'attachant particuliérement aux os , découvrit les fources de l'humeur finoviale ; Borelli nous a parfaitement inftruit des mouvemens des animaux. Enfin que ne devons-nous pas à Regnier de Graaf, Swhamerdan, les inventeurs des Injections anatomiques, & principalement à Ruifch, qui les conduifant au dernier point de perfection, a découvert par leur moyen la tiffure la plus compofée des vifceres & des glandes, ainfi que les valvules des vaiffeaux lymphatique ? Mais n'y auroit-il pas une efpéce d'ingratitude de ma part, Meffieurs, fi uniquement attentif aux efforts des grands Hommes dont je viens de vous entretenir, je perdois ici de vûe les obligations dûes aux travaux des Modernes ? L'expofition ana-

tomique de M. Vinſlou, les Eſſais phi-
ſiques, les Principes de Chimie, le
Traité ſur le Cœur, Ouvrages infiniment ſupérieurs encore à la célébrité
& à la réputation de M. Senac ; le
Traité des os par M. Petit ; celui de
la ſupuration & de la Gangrene, par M.
Queſnay, les Ouvrages de M. Garengeot, la Phyſiologie d'Hoſman, celle
de M. Lecat, celle de l'inimitable
Boerhave, dans laquelle brillent la
profonde érudition, & la ſagacité de
ſes Commentateurs, Meſſieurs Haller
& de la Metrie, l'Hiſtoire naturelle de
Meſſieurs de Buſſon & d'Aubenton ;
que ſçais-je enfin, les Mémoires & les
Productions qui pourront éclore de
l'Académie Royale de Chirurgie, ſeront toujours pour nous autant de ſources & de richeſſes.

Vous comprenez, Meſſieurs, que
ce n'eſt pas par le ſeul ſecours de la
main & des yeux, que nous avons éten-
du les limites de notre Art : s'il eſt fé-
cond en préceptes lumineux, ces préceptes réſultent d'un aſſemblage de vérités tirées des Sciences qui lui ſont
relatives.

C'eſt en effet la Phyſique, & la Phyſique réformée telle que nous la poſſé-

dons aujourd'hui, qui nous apprend à expliquer les fonctions de l'économie animale, par les loix invariables que la nature a imprimées à la matiére & au mouvemens ; c'eft elle qui nous fait connoître l'Elafticité des corps à reffort, les vibrations, la force, & les effets de l'air. L'hydroftatique en nous inftruifant de la pefanteur, de la nature des liquides, & de leur équilibre avec les folides, nous enfeigne, non-feulement les mouvemens dont ils font fufceptibles, mais les loix de ces mouvemens auxquelles ils font fujets ; & quoi de plus utile pour la Science du corps humain, que l'on peut confidérer comme une machine hydraulique où les folides agiffent fur les fluides, tandis que les fluides réagiffent fur les folides ?

Par le moyen de la Chymie, en un mot, nous avons fait l'Analyfe de toutes les liqueurs ; nous en avons découvert les principes, c'eft-à-dire, ce qu'elles contiennent de fel, de foufre, de terre, & de phlegme ; & cette Analyfe, en nous dévoilant leurs qualités, n'a pû que nous donner des lumiéres fur leurs ufages.

Nous avons donc fenti, Meffieurs,

que comme les maux qui nous affligent
font liés à toutes les caufes qui nous
environnent , l'Art qui combat ces
caufes devoit toutes les embraffer, &
de là la réunion de toutes les parties
qui pouvoient affurer les progrès de la
Médecine.

Quels avantages auffi n'en avons-
nous pas retirés ! D'un côté, des opérations ignorées & appréhendées par
les anciens , qui font devenues fami-
liéres , ou des opérations inutiles &
cruelles que l'on a abfolument rejettées:
d'une autre part des pratiques fuperfti-
tieufes & dangereufes qui ont été ban-
nies , & auxquelles on a fubftitué des
remédes efficaces contre les maladies
les plus rebelles & les plus formida-
bles ; enforte qu'après avoir faifi les
connoiffances qui font les Elémens de
la Chirurgie, on en a formé les régles
de l'Art ; on les a combinés de maniére, que dans des accidens particuliers , on en a retrouvé de particuliéres , & l'on a fçu fe frayer enfin de
nouvelles routes à travers les difficultés les plus imprévues & les plus com-
pliquées.

Oui , Meffieurs, porter une main
fûre & heureufe dans les lieux mêmes

où est caché le principe de la vie, découvrir les dérangemens qui se dérobent
à nos yeux, retrancher des corps ce qui
pourroit les détruire avec une hardiesse
sage & éclairée, seconder, conduire,
ou diriger la nature même dans la guérison des playes ; ce sont-là de ces suc-
cès dûs à l'esprit plutôt qu'aux sens,
puisqu'ils ne peuvent être que le fruit
d'une étude continuelle, & d'une application toujours variée des préceptes.

Le corps humain est tellement composé, qu'il est presqu'impossible qu'on
ne s'égare dans l'examen des détours
différens qu'il nous présente : toutes
ses parties sont en effet si dépendantes
les unes des autres, qu'il est extrêmement difficile d'expliquer à fond même ce que l'on en conçoit, sans s'exposer à la confusion de ses propres
idées, & sans se mettre au risque de
tomber dans des répétitions fastidieu-
ses. L'unique moyen de se rendre in-
telligible, est de se prescrire un ordre
& un plan méthodique : celui que je
me propose m'a paru le plus simple &
le plus naturel. Je suis d'abord l'homme
dans sa composition en général, j'examine ensuite ce qui résulte de cette
composition, c'est-à-dire, les mouve-

A vj

mens combinés que doivent produire
l'ordre & l'arrangement conſtant de
ſes parties , leur enchaînement , leur action mutuelle ; & de là paſſant à la deſcription particuliére & ſcrupuleuſe de
chaque viſcere, ſelon l'ordre dans lequel
ils ſe préſentent , j'en dévoile toutes les
fonctions. Un détail auſſi immenſe demande de ma part de véritables efforts ,
& doit vous engager à m'honorer ,
Meſſieurs , de l'attention la plus exacte.

La Phyſiologie , ou la philoſophie du
corps humain , nous apprend que l'homme eſt compoſé de deux ſubſtances ,
l'une ſpirituelle capable de penſée & de
raiſonnement , l'autre matérielle &
ſujette à tous les changemens que peut
ſubir la matiére.

Par la diffinition même de cette premiere ſubſtance ſpirituelle ou de l'ame ,
il paroît qu'étant indiviſible, immuable ,
& ſéparée de toute matiere dans ſon eſ-
ſence, elle ne peut être l'objet de la Médecine : mais elle eſt unie au corps , &
c'eſt en conſéquence de cette union que
s'exécutent toutes nos fonctions , & que
certains mouvemens communiqués aux
nerfs ou aux parties nerveuſes , pro-
duiſent en nous différentes perceptions
ou ſenſations. Il réſulte de là que nous

ne devons point perdre de vûe ces deux
fubftances, puifque l'une n'eft qu'un
inftrument méchanique deftiné à exécuter les volontés de l'autre, & à l'a-
vertir de ce qui fe paffe au dehors.

Tant que leur liaifon fubfifte, le
corps de l'homme eft animé, il jouit de
la vie ; mais fi dans un compofé de
deux fubftances, dont l'une indivifible,
immuable ne peut fouffrir de changement, & dont l'autre au contraire matérielle fe trouve expofée à la divifion, à l'extenfion, qui font des attri-
buts de la matiére ; fi, dis-je, entre ces
deux fubftances il arrive quelque changement, il eft inconteftable que ce
changement ne peut affecter que celle
des deux fubftances qui eft matérielle :
c'eft donc uniquement au corps qu'il
faut s'attacher pour trouver le principe de la différence des tempéramens,
des diverfes maniéres dont s'exécutent
les fonctions, enfin les caufes de tous
les mouvemens naturels.

Je dis que l'homme eft animé tant
que l'union de l'ame avec le corps exifte ; or cette union dépend d'une certaine organifation, & de l'exercice
conftant & réglé de certains mouvemens que nous appellerons fonctions

vitales ; telles font la circulation des humeurs , la respiration , l'action du cerveau , & des nerfs ; & quoiqu'il y ait une dependance réciproque dans leur jeu , qu'elles s'exécutent les unes par les autres, il est cependant constant que la circulation est la plus essentielle : je prouverai que c'est celle qui paroît le plus contribuer à l'action de toute la machine ; que c'est d'elle que dépendent la génération & la vie , la santé , les maladies & la mort. Je ne peux donc mieux entrer dans le détail de l'économie animale, que par cette fonction.

La circulation suppose la nécessité de deux sortes de parties , des liqueurs & des canaux pour les contenir ; & ce font-là les seules qui entrent formellement dans la composition de nos corps, c'est-à-dire , que nous n'appercevons que des solides & des fluides.

Les parties solides font proprement celles qui constituent le corps , puisque ce font elles qui contiennent les fluides , qui marquent la formation , l'accroissement , la figure , & les bornes de la machine ; c'est aussi par elles qu'il convient de commmencer notre Examen.

Ces mêmes parties solides , selon les

Anciens, étoient de deux fortes ; les
unes fanguines formées par le fang , &
qui par conféquent pouvoient être ré-
générées après avoir été détruites, telles que les chairs proprement dites ; les
autres fpermatiques qui avoient été formées immédiatement de la matiére
féminale , & qui une fois détruites ne
pouvoient plus fe régénérer. Ils appelloient ces derniéres, c'eft-à-dire , les
os , les cartilages , les membranes , les
nerfs , des parties blanches. Je ne m'at-
tacherai point à démontrer que les parties quelconques de notre corps une
fois détruites ne fe régénérent point
comme elles étoient , & que fi elles
font remplacées ce n'eft jamais par des
parties abfolument conformes dans leur
arrangement à celles qui ont été per-
dues , fi ce n'eft celles que quelques
Auteurs appellent, qoiqu'impropre-
ment, des parties excrémentielles comme les cheveux , les ongles , l'épiderme , dont la réproduction ne laiffe entrevoir entr'elles & celles qu'elles rem-
placent aucune différence fenfible :
quelques obfervations de pratique fuffifent pour nous convaincre de ces changemens. Mais loin d'admettre cette diftinction que l'expérience & la connoif-

fance de la formation du fœtus ont fait
abandonner, je dirai que les parties folides font toutes homogênes ou de même
nature , & formées des mêmes principes ; je veux dire que dans les premiers
momens de la conception , le petit
corps de l'embryon n'eft qu'un compofé de plis , de replis , de plufieurs
contours qui ne font que des arrangemens variés d'une feule efpèce de parties que l'on nomme fibres.

Nous entendons par fibres des filets,
ou de petits corps très-déliés au-delà
même de la fineffe des cheveux , doués
de reffort & d'élafticité , auxquels on
ne peut affigner de grandeur déterminée , parce qu'ils paroiffent tous dépendre les uns des autres : ces fibres font
les premieres parties de notre corps
au-delà defquelles on ne peut point
faire de diftinction , ni de divifion formelle ; cependant elles font elles-mêmes compofées , mais feulement des
premiers principes élémentaires qui
compofent tous les corps.

Cette partie ou cette fibre eft la feule qui puiffe s'appeller fimple ou fimi-
laire , par rapport à notre corps feulement ; & l'affemblage de plufieurs fibres dont l'arrangement varié forme

des parties deſtinées à quelque fonction retient le nom de parties organi-
ques : tels ſont les os , les muſcles , les
vaiſſeaux , les viſceres , &c. De ces différentes parties compoſées , les unes
ſont dures comme les os , les autres ſont
molles comme les chairs , & cette variété dans leur conſiſtence n'empêche
pas qu'elles n'ayent toutes les mêmes
principes ; ce qui paroîtra ſimple & naturel, ſi l'on obſerve que la durée, la ſolidité ou la molleſſe d'un corps ne pro-
viennent que de la différente cohéſion ,
de l'union plus ou moins intime des parties intégrantes qui le compoſent , ou
ce qui eſt le même, du plus ou moins de
vuide qu'il y aura entre ces mêmes parties. Si l'os eſt plus dur que les chairs, ce
n'eſt donc que parce que les fibres en
ſont plus ſerrées , & qu'il y paſſe moins
de liquide ; un exemple plus ſenſible ſe
remarque dans le muſcle , ou la partie
charnue eſt aſſez molle , tandis que
les extrêmités qui forment les tendons
ſont plus ſolides & plus dures : on eſt
cependant perſuadé , malgré ces différences, que les fibres de l'un & de l'autre ſont les mêmes ; les fibres ſont ſeulement plus ſerrées dans le tendon , il
y paſſe moins de liquide, c'eſt-à-dire,

moins de fang , auſſi le tendon eſt-il plus blanc que le muſcle. J'ajouterai à cet exemple ce que la Pratique ou l'Anatomie nous offre ſouvent , je veux dire que des os perdant leur dureté deviennent preſque ſemblables aux chairs, & que des parties molles s'endurciſſent au point de s'oſſifier , comme on le voit fréquemment dans les groſſes artères , & dans les membranes des ſujets avancés en âge.

Si les fibres ſont les ſeules parties ſolides qui entrent dans la compoſition de nos corps, il faut auſſi qu'elles ſoient le principal inſtrument méchanique de nos fonctions : je dis le principal inſtrument , car les fluides y contribuent ; mais il eſt à croire qu'ils empruntent leur mouvement des ſolides , nous le verrons dans la ſuite.

Toutes les fibres du corps humain communiquent les unes avec les autres, de maniére que l'on ne ſçauroit déterminer un point qui en ſoit le commencement ou la fin : les os qui ſont les parties les plus dures, communiquent immédiatement avec les tendons , les tendons avec les muſcles , ceux-ci avec les artères , les veines , les nerfs & autres ; ces mêmes vaiſſeaux communiquent avec les membranes & les viſceres ; & le cœur qui paroît ſeul le moins dépendre des autres parties, comme étant la baſe de tous ces vaiſſeaux, n'eſt cependant point excepté de cet ordre. Je ne peux donc adopter le ſentiment de Bagliri, de Pachioni & de ſes Sectateurs qui ont avancé que la dure-mere & la pie-mere étoient originairement la ſource & le principe de toutes les membranes, ni l'opinion de Boërhave qui a penſé avec Malpighi que toutes nos parties ſont nerveuſes, c'eſt-à-dire, des productions des nerfs. Dans le cours de mes démonſtrations vous verrez, Meſſieurs, que les nerfs eux-mêmes ſont des propagations des vaiſſeaux ſanguins dont ils ne peuvent par conſéquent être le principe, non plus que des autres parties ; & pour nous en convaincre, il nous ſuffiroit d'obſerver que dès les commencemens de la formation du fœtus, toutes les parties ſont primordialement contenues dans l'œuf, qu'elles ſont toutes formées & raſſemblées dans le même tems, après lequel elles n'ont qu'à ſe déveloper, & s'accroître pour devenir ſenſibles, ce qui arrive aux unes plutôt, aux autres plus tard, ſans néanmoins que les premieres apparentes

puiſſent être regardées comme le principe des ſecondes ; enfin le ſyſtême général des fibres forme un cercle de circonvolutions qui les rend toutes dépendantes les unes des autres.

Les fibres ont deux uſages en général ; elles ſervent ou à former des vaiſ-
faux, ou à former le corps de certaines
parties, comme des muſcles, des membranes, des os &c. Et ſi on découvre
dans ces parties une quantité innombrable de vaiſſeaux, & que tout notre
corps paroiſſe n'être qu'un compoſé de
tuyaux, il n'eſt cependant pas moins
probable qu'il eſt des fibres ſimples nullement vaſculeuſes & deſtinées à leur
formation ; car quoiqu'un vaiſſeau ſe diviſe juſqu'à échaper à la vûe ou au mi-
croſcope, ſes diviſions ont des bornes,
& ſi les gros vaiſſeaux ſont compoſés
d'autres plus petits, ces derniers ſont
formés de fibres ſimples : on ne ſçauroit douter en effet que les membranes
ne ſoient ourdies de fibres ſolides qui
en font le corps, que les muſcles ne
ſoient compoſés de filets ſimples que
nous voyons diſtinctement dans ceux
qui ont une même direction s'étendre
d'une extrêmité à l'autre ; mais il eſt
vrai que toutes ces parties ſont tra-

mées, garnies de petits vaiſſeaux , dont le nombre conſidérable doit faire une bonne portion du volume de ces parties , & c'eſt de leur quantité ou de la qualité de la liqueur qui y circule, que les parties empruntent leur couleur ; ainſi le ventre du muſcle qui contient beaucoup de vaiſſeaux ſanguins eſt de toutes les parties la plus rouge ; dans les tendons ; les aponévroſes , les membranes , ces vaiſſeaux ſont moins nombreux ou plus petits ; il n'y paſſe preſque que de la féroſité ſans couleur , auſſi ſont-elles plus blanches ; car la couleur rouge n'eſt point eſſentielle aux chairs , & lorſque l'on parvient à les délivrer totalement du ſang par des lotions, ou des macérations , elles paroiſſent toutes également blanches.

Selon ces deux deſtinations différentes des fibres, il eſt deux ſortes de mouvemens qui en dépendent : le premier qui appartient à toutes les fibres molles en général , eſt un mouvement élaſtique , une faculté de reſſort par lequel la fibre eſt ſans ceſſe en contraction , & tend toujours à ſe remettre en ſon état naturel, ſi elle en eſt dérangée ; cette vertu élaſtique eſt eſſentielle & innée dans la fibre ; c'eſt auſſi ce qui la rend propre à exécuter tous les mouvemens que font les muscles , à accélerer ou à maintenir la circulation qui se rallenti-roit sans doute si les vaisseaux mêmes ne passoient que dans des parties lâches.

Ce mouvement se manifeste par plu-sieurs expériences : considérons en effet les playes récentes , les bords se reti-rent & s'écartent quelquefois beau-coup l'un de l'autre , principalement si les muscles sont coupés en travers. Voyons d'une autre part les parties qui ont été extrêmement dilatées, comme les muscles , & les tegumens de l'abdo-men , dans une grossesse , dans une hy-dropisie ; elles reprendront à peu de chose près leur état naturel, lorsqu'elles seront délivrées de la cause de leur di-latation.

Le second mouvement qui se remar-que dans tout le genre vasculeux , est celui de Diastole , & de Sistole ; il n'ap-partient qu'aux vaisseaux, & n'est sensi-ble que dans les arteres où il est dou-ble : la premiere action consiste dans la dilatation de ces tuyaux, dont les parois sont élargis par l'impulsion du sang que le cœur y envoye avec force ; ainsi ce mouvement est passif, il est étranger & n'appartient point à l'artere ; la seconde action est le resserrement, ou la contraction qui est essentielle au canal en vertu de l'élasticité de ses fibres, aussi le doit-on regarder comme un mouvement actif.

Cette double action se continue dans toute l'étendue des arteres, parce qu'il y regne par-tout la même structure, parce que le sang fait sans cesse effort contre leur parois, attendu qu'il trouve toujours de la résistance dans la figure conique des vaisseaux, & qu'il passe toujours d'un lieu plus large dans un plus étroit ; ce qui devroit même augmenter son mouvement selon les loix de l'hydrostatique, qui nous apprennent que des liquides, quoique poussés par une même force, ont plus de vîtesse dans de petits canaux que dans des gros : mais cette différence se trouve ici compensée par le nombre prodigieux de divisions, & de ramifications artérielles, dont la somme excéde de beaucoup le volume du tronc qui les fournit ; de plus les obstacles que présentent aux liqueurs les circonvolutions, les inflexions, & les angles des divisions des vaisseaux contribuent sans doute à produire cette égalité, en diminuant un peu de leur mouvement; par la même

raifon ce mouvement ne doit pas être
fenfible dans les veines , parce qu'en
premier lieu , n'étant pas fi fortes,elles
ne font pas capables d'autant de vibrations , elles ne font pas auffi élaftiques
que les arteres ; & que fecondement le
fang après avoir circulé dans un vaiffeau
fort étroit , où on fuppofe même que
les globules rouges ne paffent qu'un
à un , comme dans les arteres capillaires , parce que ce fang , dis-je , enfile
immédiatement un vaiffeau plus large
dont il ne repouffe pas les parois , attendu qu'il fe trouve moins gêné & qu'il
ne rencontre pas de réfiftance : & comme cet élargiffement des tuyaux dimi-
nueroit le mouvement du fang , produi-
roit des engorgemens, & interromproit
la régularité de la circulation , il a fallu
que cette différence fût compenfée par
la grandeur & le nombre des veines ,
qui fe trouve prefque double de celui
des arteres.

Mais les propriétés élaftiques des
fibres feroient fans effet , & elles refte-
roient toujours en contraction , fi elles
n'étoient contre-balancées, & mifes en
jeu par quelqu'autre force ; or ce ne
font que les fluides pouffés & contenus dans les folides qui peuvent opérer
fur elles.   fur

J'ai dit que le corps est un composé de vaisseaux, c'est-à-dire, de canaux ou de tuyaux cilindriques destinés à contenir quelque matiére liquide ; & comme il se trouve des vaisseaux par tout, que les fibres les plus simples en sont entourrées, il s'ensuit que les liquides circulent dans tout le corps avec cette différence seule, qu'ils y sont en plus ou moins grande quantité.

Les humeurs contenues dans ces vaisseaux ne sont pas par tout les mêmes, mais elles partent toutes d'une même source, elles ont toutes une même origine qui est le sang : ainsi quand en parlant de la circulation en général, je nommerai les fluides, les humeurs, ou les liquides de notre corps, c'est toujours du sang que je prétendrai parler.

Le sang est une liqueur rouge de consistence plus solide que l'eau, & composé de différens principes ; car il résulte d'un assemblage & d'un mélange de parties fort différentes entr'elles.

Selon Offman, Médecin célébre, l'Analyse du sang nous apprend qu'on en tire du phlegme, de l'huile, du sel volatil & fixe, enfin qu'il reste une terre qui en est le *caput mortuum* ; & l'arrangement de ces parties est tel, qu'elles forment

des globules rouges qui nagent , & qui
roulent dans un fluide tranſparent en
gardant une figure ſphérique dans les
vaiſſeaux aſſez ſpacieux pour ne point les
gêner , mais qui change & devient
elliptique dans les vaiſſeanx d'un diamétre moindre que leur volume.

Tous ces principes qui ſont les élémens des Chimiſtes paroiſſent néceſſaires pour former une liqueur auſſi parfaite que le ſang : la terre lui donne
de la ſolidité , c'eſt-à-dire , une conſiſtence plus ferme , les ſels ſont capables de lui donner de l'activité , de le
préſerver de corruption ; les parties
huileuſes , ſulphureuſes , procurent ſa
chaleur , ſa rougeur , ſon onctuoſité ,
& ſa qualité nourriciere ; enfin le pleg-
me ſert de véhicule à toute cette compoſition.

Les parties ſulfureuſes donnent au ſang
ſa chaleur , parce que ce ſont les parties
les plus ſuſceptibles d'agitation, & con-
ſéquemment plus capables de répondre
aux mouvemens que le cœur leur imprime ; & vous ſçavez , Meſſieurs , que
la chaleur n'eſt qu'un effet du mouvement.

Quand je dis que les parties ſulphureuſes donnent au ſang la rougeur ,

j'entends seulement qu'elles y contribuent beaucoup. En effet, la Chymie
nous apprend qu'un mélange de quelqu'huile étherée, avec un sel alkali
qu'on fait digérer ensemble pendant
quelque tems , prend une couleur rouge , d'où on peut conclurre , que celle
du sang dépend d'une cause semblable.

La qualité nourriciere du sang dépend essentiellement de ses parties sulphureuses ; car si la nutrition se fait par
intussusception , par l'adaptation de
quelques particules du sang aux parois
des plus petits vaisseaux , nous n'en
avons point de plus propres à opérer
cet effet que celles qui sont branchues ,
rameuses , telles en un mot qu'on nous
représente les parties sulphureuses :
aussi la graisse, qui paroît n'être qu'une
abondance de suc nourricier , est-elle
composée en plus grande partie de
globules huileuses.

Ces principes dont le sang est composé , ne sçauroient se former dans nos
corps, si nous en exceptons peut-être le
premier qui paroît dans l'embryon;dans
la suite ce sang original est augmenté ,
il est renouvellé par une matiére étrangere qui est le chyle : nous trouvons en
effet dans le chyle tous les mêmes prin-

cipes ; il n'eſt lui-même qu'un mélange de ſel , de ſoufre, de phlegme & de terre réſultant de la digeſtion , de la décompoſition des alimens dont nous uſons. Le chyle eſt cependant une liqueur blanche laiteuſe , différente du ſang en couleur , en ſaveur , & en conſiſtence ; ſi elle eſt la ſeule qui doive former une liqueur rouge plus ſolide , & de ſaveur différente , elle doit néceſſairement ſubir de grands changemens dans nos corps.

Ce changement que nous appellons Sanguiſication ou Amathoſe , eſt donc une des fonctions naturelles par laquelle le chyle prend la couleur, la conſiſtence & la nature du ſang. Nos anciens ſuppoſoient pour cette tranſmutation des levains, des fermens, des facultés occultes , renfermées dans nos corps ; c'étoient pour eux autant de reſſources toujours prêtes pour l'explication de ce qui leur paroiſſoit impénétrable : mais dès qu'on a eu recours aux loix ſeules du mouvement , la phyſique de ces premiers a changé de face ; la vérité qui a pris la place de l'erreur nous a montré la nature ſous des dehors plus évidens & plus uniformes, & le changement du chyle en fang n'a plus été que l'effet du mouvement circulaire que je vais entreprendre de vous expliquer, Meffieurs, pour vous mettre enfuite fous les yeux la maniére dont il peut opérer cette fanguification.

La circulation eft un mouvement progreffif, conftant & foumis à des loix fûres, felon lefquelles le fang parcourt toute l'étendue du corps en fuivant deux routes oppofées ; c'eft-à-dire, que porté du centre à la circonférence, il eft rapporté de la circonférence au même centre.

Cette double progreffion fuppofe la néceffité de deux fortes de canaux. Les premiers font des arteres qui s'étendent du cœur à toute la fuperficie du corps ; les feconds font des veines qui achevent la route des arteres, c'eft-à-dire, qui ont leurs principes à la fin des arteres , d'où elles viennent aboutir au cœur , dans lequel elles rendent le fang qui en eft forti par les arteres.

Dans ce mouvement circulaire, non-feulement le fang par fa fluidité eft pouffé en avant ou d'un lieu à un autre ; mais outre cette progreffion, il eft un mouvement inteftin , car il fe meut fur lui-même : les globules dont le fang eft

compofé roulent & tournent chacune
fur leur axe ; c'eſt même ce fecond mouvement qui produit en plus grande partie des changemens dans nos liqueurs,
foit que nous en confiderions la formation ou la décompoſition.

Telle eſt la difpoſition générale par
laquelle cette marche s'exécute ; mais
elle eſt l'effet d'une cauſe plus obſcure,
dont il n'eſt pas facile de déterminer
affirmativement les premiers agens ;
nous voyons clairement la circulation
des fluides pouſſés par les ſolides, &
des ſolides mus à leur tour par les fluides ; mais c'eſt le principe de ces mouvemens qui échape à nos yeux.

Dans le premier inſtant de la vie,
dans l'embryon, les ſolides commen-
cent-ils à agir fur les fluides en fe contractant ? Ou les fluides commencent-
ils par leur dilatation, par leur effer-
vefcence ou leur reſſort à dilater les ſolides ? Quelle eſt enfin la cauſe motrice
des uns ou des autres ?

D'abord la premiere queſtion n'a pas
parue fufceptible du moindre doute à
quelques-uns ; le fœtus, a-t-on dit, reçoit fon premier mouvement de celui
de la mere, au moyen duquel toute la
machine miſe en branle eſt agitée juf-

ques à la mort : mais la nature n'est-
elle pas toujours uniforme dans fes ouvrages , & ne fe fert-elle pas des mêmes loix pour toutes les chofes d'un
même genre ? Nous devons donc penfer que les corps des vivipares commencent à fe mouvoir de la même façon
que ceux des ovipares. Or dans ces
derniers l'embryon étant totalement
féparé de la mere , & enveloppé par
des membranes quelquefois très-dures,
comme la coquille de certains œufs , il
eft impoffible que le corps contenu dans
cet œuf , reçoive d'elle fon premier
mouvement.

Nous ferions certainement éclaircis
fur cette difficulté , comme fur bien
d'autres du même fujet , fi l'on étoit
parvenu à prouver l'exiftence , ou plutôt l'efficacité des animaux fpermatiques que quelques Auteurs ont fuppofés
avec chaleur. Ces animalcules en effet ,
auroient eu en eux le principe de leur
mouvement ; mais malheureufement
ce fyftême ne préfente pas affez de réalité ; d'ailleurs il laiffe d'autres doutes
inexpliquables, comme j'aurai occafion
de l'expofer. Cherchons donc dans la
phyfique quelle eft la caufe motrice
générale de tout ce que la nature opere

dans l'Univers, & nous verrons dès-lors que c'eſt la même qui nous donne la vie.

Dire ſimplement que le Souverain être eſt le principe du mouvement, & rapporter à cette premiere cauſe l'origine de tous les nôtres, ce ſeroit éluder la queſtion ; n'en conſidérons que la méchanique.

Nous devons croire que Dieu en créant, & en animant l'Univers, en a ſoumis les mouvemens à des loix ſûres, invariables, ſelon leſquelles ils ſe continuent réguliérement dans tout ce qui eſt formé, & ſont toujours diſpoſés à ſe produire dans les corps organiſés qui en ſont ſuſceptibles : telle eſt la cauſe de l'uniformité que nous préſentent les opérations de la Nature. Or c'eſt la connoiſſance des Loix, & de ces cauſes ſecondes qui doit être l'objet de nos recherches.

Le mouvement univerſel du monde, conſiſte dans l'agitation innée d'un fluide que l'on ſe repréſente comme une matiére extrêmement déliée, ſubtile au-delà même de la faculté de nos ſens & de nos perceptions ; auſſi ne la connoiſ-ſons-nous que par ſes effets : on la nom-me ſimplement la matiére ſubtile, mais

on la confond avec la matiére du feu,
celle de la lumiére, celle de l'électri-
cité, parce qu'en effet elles paroissent
être les mêmes : ce fluide est universel-
lement répandu dans tout l'Univers, &
sa subtilité le rend capable de pénétrer
tous les corps, même les plus compactes. Ses propriétés sont d'abord d'être
fort élastique, puisqu'il est lui-même
la cause de l'élasticité dans tous les autres corps. En second lieu d'être susceptible de rarefaction, de dilatation,
d'explosion par la chaleur : c'est par
son élasticité que la matiére subtile peut
toujours être en agitation, & c'est par
sa raréfaction & l'augmentation de son
mouvement qui en est une suite, qu'elle
pourra produire des effets particuliers,
comme de faire mouvoir des corps qui
y feront disposés.

C'est aussi cette derniere qualité de
la matiére subtile qui opére le premier
mouvement dans nos corps ; nous
voyons en effet que la chaleur est ab-
solument nécessaire pour faire éclorre
les œufs des ovipares de quelqu'espéce
qu'ils soient : or les vivipares doivent
être sujets aux mêmes loix, & dès que
l'œuf est parvenu dans la matrice, il y
reçoit cette chaleur nécessaire que les

animaux procurent à leurs œufs lors de l'incubation. Ajoûtons néanmoins que les œufs doivent être imprégnés de la femence du mâle, qui n'eſt peut-être que le véhicule de la matiére ſubtile néceſ-faire pour leur vivification.

Enfin, lorſque la chaleur de la matri-ce qui doit être conſidérable, eu égard à ſa ſituation, au nombre de vaiſſeaux ſanguins qu'on y trouve, & à la quan-tité de ſang qui y circule ; lorſque cette chaleur, dis-je, aura fait aſſez d'impreſ-ſion ſur l'œuf, la matiére ſubtile qui y y eſt contenue venant à ſe rarefier, & occupant par là plus d'eſpace, fait effort contre les parties de l'embryon, & c'eſt de cette maniére que ſon exploſion procure une agitation, qui étant im-primée à des parties organiſées, élaſti-ques, & deſtinées à exécuter un mou-vement, le reçoivent, & le continuent enſuite par les loix de leur ſtructure, & de leur équilibre, en faiſant effort les unes contre les autres, tant que ce-pendant rien n'en change l'harmonie, & l'organiſation.

Une ſeconde difficulté eſt de ſçavoir, ſi ce premier mouvement affecte les fluides en premier lieu, ou les ſolides : mais ne s'évanouit - elle pas cette dif-

ficulté , lorſque l'on obſerve que la
matiére ſubtile pénétre les uns & les
autres également , & que ſon exploſion doit les animer tous dans un même
inſtant ? Nous ferons néanmoins cette
différence, que ce premier mouvement
produit dans ces deux eſpéces de parties un effet contraire ; car ſi les fluides
ſont rarefiés, s'ils augmentent de volume , & font effort contre les ſolides,
ceux - ci au contraire deviennent plus
forts, plus élaſtiques , & capables non-
ſeulement de réſiſter à l'action du liquide , mais encore de le mouvoir lui-
même.

Ce premier mouvement commencé,
qui n'eſt autre choſe que le premier inſtant de la vie, doit ſe continuer ſans interruption , dans le même ordre , &
par les mêmes organes : il devient un
véritable mouvement perpétuel, tel que
celui que l'on cherche depuis ſi long-
tems , & dans lequel la cauſe du mouvement eſt l'effet du mouvement même , par l'action des liquides contre les
ſolides, & par la réaction des ſolides ſur
les liquides.

La continuité & la régularité de ce
mouvement exige une égalité de force
bien meſurée , un équilibre parfait en-

tre toutes les parties qui y concourent; & non feulement entre les folides , & les fluides , mais auffi entre les folides eux-mêmes , comme entre le cœur & les arteres : au moyen de cet équilibre chaque partie a fon antagonifte ; tous les vaiffeaux en général font contre-balancés par le fang ; le fang lui-même eft referré , comprimé , & contenu dans de juftes bornes par les vaiffeaux.

Je ne pourrai me difpenfer de parler plus amplement dans la fuite des loix de la circulation ; mais pour finir de vous donner une idée générale de l'économie animale , j'en examinerai les principaux effets.

J'ai eu l'honneur de vous dire, Meffieurs, que l'on ne pouvoit avoir recours à d'autres caufes, pour expliquer les fonctions naturelles qui s'opérent dans nos corps,qu'à ce mouvement circulaire. Je vais maintenant vous expofer comment il exécute la fanguification, & il en fera de même à l'égard des fecretions , de l'accroiffement , & de la nutrition.

Le fang étant compofé, quant à fa matiére formelle , de parties heterogênes entr'elles , comme de l'huile & de l'eau , elles ne peuvent faire une liqueur

parfaite , qu'après avoir été agitées par
un mouvement capable d'unir & d'allier les différens principes qui le compofent : tel eft l'effet du mouvement
progreffif & circulaire , comme auffi de
l'action fiftollique de tous les vaiffeaux,
fpécialement des artcres ; les globules
s'uniffent , fe joignent , & s'allient enfemble. Ces mêmes mouvemens fe continuant fur le fang en détruifent une
partie , il s'en diffipe une autre par les
fecretions , & les excrétions ; or cette
perte de fubftance doit être remplacée
par une matiére capable de s'allier avec
le fang , d'en prendre les qualités , & de
former une liqueur homogêne, telle que
le chyle qui y eft deftiné;& qui contient
les memes principes comme du phlegme , du fel , du foufre , & de la terre ;
de maniére que la différence effentielle
qui fe trouve entre ces deux liqueurs ne
confifte que dans le différent arrangement, les différens modes , ou maniéres d'être de ces principes : c'eft pourquoi le mouvement circulaire , & le
mouvement inteftin dont elles font fufceptibles , doivent fuffire pour opérer
le changement qui leur arrive.

Quoique le mouvement circulaire
contribue à la fanguification dans toute

fon étendue , c'eſt néanmoins plus particuliérement dans le poulmon qu'elle
s'exécute : je vais pour le prouver, ſuivre la route du chyle & du ſang.

Le Chyle ſe dégorge par le canal
thorachique dans la veine ſouclaviere
gauche , s'y mêle avec le ſang , & vient
par la veine cave deſcendante dans le
ventricule droit du cœur : c'eſt dans ce
trajet que commence le mélange de l'un
& de l'autre. Ces liqueurs mêlées ſortent du ventricule , enfilent l'artere
pulmonaire , dont le nombre & la fineſſe des ramifications forment un reſeau admirable de vaiſſeaux ſur chaque
veſicule pulmonaire ; or c'eſt dans ce
reſeau capillaire , que le ſang toujours
agité par l'entrée & la ſortie de l'air ſe
trouve le plus comprimé ; il eſt battu,
agité à pluſieurs repriſes ; & c'eſt dès-
lors que le chyle commence à prendre
la nature du ſang ; car la compreſſion
de l'air qui agit d'autant plus efficacement que les vaiſſeaux infiniment petits
contiennent moins de liqueur, cette
compreſſion , dis-je , doit d'abord rom-
pre,détruire la conſtitution primordiale
des globules du chyle , & les mettre
par ce moyen en état de s'unir, de s'allier plus intimemeut entr'elles , & avec
les globules rouges.

Si ce premier mouvement produit un nouvel arrangement des globules du chyle, elles doivent changer de couleur ; puisque la différence des couleurs ne provient que du changement de surface que les corps préfentent à la lumiére, & de leur difpofition à réfléchir une couleur pour abforber les autres.

Par le même effet, le chyle prendra une confiftence plus épaiffe ; enfin toute la liqueur contenue dans l'artere pulmonaire, pouffée par celle qui fuit autant que par le reffort des vaiffeaux, enfile les veines pulmonaires qui la tranfmettent dans le ventricule gauche du cœur : à ce paffage le chyle fe trouve déja tellement mêlé avec le fang, qu'il eft impoffible, en ouvrant les veines dans un animal vivant, d'en faire la diftinction, comme on l'auroit fait dans les autres pulmonaires, c'eft-à-dire, avant qu'il eût paffé par le poumon.

L'ouvrage de la fanguification n'eft cependant point encore achevé ; ce font deux liqueurs déja bien mêlées, mais qui ne font pas parfaitement encore de même nature, comme nous le prouve la fecretion du lait dans les mammelles ; car celui-ci n'eft autre chofe que le chyle féparé du fang auquel il n'étoit pas encore entiérement analogue.

C'eſt par la ſuite de la circulation que cette fonction ſe perfectionne ; le ſang venant des poumons dans le cœur, en eſt chaſſé pour ſe diſtribuer par l'aorte, & par ſes diviſions dans toutes les parties du corps ; ces diviſions ſont nombreuſes, elles ſe terminent en des vaiſſeaux extrêmement petits, où le ſang eſt continuellement agité ; & c'eſt dans les petits vaiſſeaux que la ſiſtole fait le plus d'effet ſur la liqueur contenue, attendu que les globules ſont plus immédiatement & dans preſque toute leur ſurface ſoumiſes à l'action ſiſtollique, qui de ſon côté augmente à proportion que les vaiſſeaux ſe diviſent, & deviennent plus petits. De plus ces vaiſſeaux, outre leur mouvement ſiſtollique, paſſent la plûpart entre des parties douées de reſſort & d'élaſticité, ou qui ſont ſouvent en mouvement comme les muſcles en contraction ; toutes ces cauſes augmentent l'agitation du ſang, en mêlant exactement les différentes parties, & en font une liqueur homogêne.

Je crois avoir ſuffiſamment démontré que l'oſcillation des ſolides, la trituration des fluides , font les caufes prochaines de la fanguification , & qu'elle ne dépend d'aucune caufe ou faculté occulte : mais cette fonction, ce renouvellement du fang , ne devient néceffaire qu'eu égard à la déperdition de fubftance. En effet, le fang une fois parvenu à fon état de perfection , étant dans les mêmes canaux , fuivant les mêmes routes , fe trouve toujours expofé à la même agitation ; & cette même agitation doit produire alors un effet contraire & nuifible , comme d'en volatilifer les fels , d'en exalter les foufres , d'en trop attenuer enfin toutes les parties,ce qui augmenteroit au point de décompofer totalement ces liqueurs s'il ne s'y faifoit un changement. Il a donc fallu, pour prévenir cette diffolution, que les parties qui fortent de leur jufte degré de perfection fuffent féparées de la maffe du fang, & portées hors du corps , tandis qu'une nouvelle matiére en feroit la réparation.

On nomme Sécretion , cette fonction par laquelle les humeurs font féparées du fang , foit que nous les confidérions comme néceffaires , ou comme fuperflues ; ainfi qu'on appelle Excrétion la fortie de quelques-unes de ces humeurs hors du corps.

Les Sécretions font de deux fortes ; par la premiere, ce font ces humeurs fuperflues, excrémentitielles dont je viens de parler qui fe féparent : dans la feconde il fe fait une féparation des humeurs propres à quelqu'ufage, & dont la plûpart rentrent dans la maffe du fang, ou en total, ou en partie. Les humeurs excrémentitielles font la tranf-piration, la fueur, les urines, le *mucus* du nez, l'humeur des glandes féba-cées ; les humeurs qui rentrent totale-ment dans la maffe du fang, & qui font nommées récrémens, ou humeur récre-mentitielles font la finovie, la liqueur contenue dans les ventricules du cer-veau, celle du péricarde, l'humeur qui lubrifie toutes les parties internes, comme la plevre, les poumons, le péritoine & les vifceres de l'abdomen. On peut regarder ces derniéres comme une efpéce de tranfpiration qui s'éleve de la furface de toutes ces parties par les pores exhalans dont elles font garnies.

Celles dont une partie feulement ren-tre dans le fang, tandis que le refte fort du corps, fe nomment récrémens excrémentitiels : telles font la falive, le fuc gaftrique & inteftinal, le fuc pancréatique, la bile, auxquelles on peut ajoûter la femence, & le fluide nerveux, ou les efprits animaux. Les premieres de ces humeurs font deftinées à la digeftion ; & c'eft parce qu'elles fe mêlent avec les alimens, & conféquemment avec le chyle qu'elles rentrent dans le fang avec lui ; des deux derniéres, l'une eft repompée des veficules féminalles par des vaiffeaux abforbans, l'autre entre dans les vaiffeaux fanguins par l'extrêmité même des nerfs qui s'y terminent.

Toutes ces matiéres, excrémens, récrémens, ou récrémens excrémentitiels font filtrées, & féparées du fang par des organes différens dont je dois faire la defcription dans l'examen particulier des vifceres ; & ce n'eft qu'alors que je pourrai entrer dans le détail de la maniere dont s'exécutent ces fonctions, attendu qu'il eft à propos de connoître la ftructure & la fituation des parties, avant que de parler de leur action.

Les Sécretions, les Excrétions, & le renouvellement du fang par le chyle fe font avec tant de jufteffe & de proportion, que le fang eft toujours une liqueur parfaite douée de toutes les qualités requifes pour l'augmentation ; & pour l'entretien du corps , je veux dire pour l'accroiffement , & la nutrition , à moins que des caufes contre nature n'en changent & n'en alterent la bonne difpofition ; mais je ne prétends parler ici que de l'état naturel.

L'accroiffement eft une des fonctions naturelles , par laquelle le corps une fois animé croit , s'étend , augmente dans toutes fes dimenfions jufqu'au point qui doit lui fervir de bornes , ce qui continue ordinairement l'efpace de vingt années.

L'accroiffement , en s'exécutant par le moyen de la circulation , dépend de deux effets , qui font 1°. Le développement , ou plutôt l'extenfion des premiers linéamens du fœtus. 2°. La juxtapofition des parties nourricieres.

Le fœtus & toutes les parties qui le compofent font formés en abrégé dans l'œuf , de maniére que l'accroiffement ne fuppofe point la création des parties , mais feulement leur augmentatation.

Elles s'épanouiffent , & fe développent par la force ou l'impulfion des liqueurs qui font fans ceffe effort contre les vaiffeaux dans toute leurs dimenfions,

& qui les pouflent aufli-bien felon leur largeur que felon leur longueur , eu égard à leur figure circulaire & conique qui préfente en tout fens quelque réfiftance aux fluides qui y abordent : mais cette réfiftance n'eft pas fi forte , que par fucceffion de ces mouvemens , les fibres n'en foient allongées , foit les longitudinales qui en forment la longueur , foit les circulaires qui compofent la circonférence du vaifleau ; & de là naît l'extenfion des parties , extenfion qui diminue peu à peu à mefure que les folides fe fortifient , & qui ceffe enfin totalement dès qu'ils ont atteint affez de force & de folidité pour réfifter , & contre-balancer le mouvement auquel elles avoient cédé , tant qu'elles avoient été plus molles & moins fortes. C'eft par cette raifon que l'accroiffement diminue toujours en vîteffe avec l'augmentation de l'âge , & que le fœtus croit beaucoup plus dans les neuf premiers mois , que dans les douze ou les quinze qui fuivent ; ainfi fucceffivement , en obfervant néanmoins les proportions requifes.

L'élongation des folides fuppofe , qu'il doit arriver de la diminution dans leur épaiffeur , & dans la cohérence de leur principes ; ce qui iroit au point de les défunir totalement , si l'effet n'étoit toujours proportionné à la cause , je veux dire , s'il pouvoit se faire que la force qui produit l'accroissement pût agir par elle seule ; mais les premiers organes de cette fonction , comme le cœur , les poumons , les arteres ont besoin eux-mêmes d'être nourris , & ce qui nourrit les uns entretient les autres ; ainsi l'extension des fibres de notre corps demande encore l'addition de quelque nouvelle matiére , pour former un accroissement égal & universel.

Cette fonction, eu égard à la juxta-position des nouvelles parties , ne diffère point de la nutrition ; elle se fait de la même maniere , par les mêmes liqueurs , & c'est un seul méchanisme qui les opere.

Lors même que l'accroissement est terminé, & que les fibres ne sont plus en état de prêter à l'action des liqueurs, elles ne laissent pas que d'être toujours soumises aux mêmes mouvemens , qui deviennent même plus forts , soit parce qu'elles résistent davantage , soit parce que les forces augmentent dans leur cause motrice comme dans le cœur , & les arteres ; les parties ne peuvent donc

que fouffrir quelque déperdition de fubftance de cette agitation , comme il
arrive à tous les corps expofés à des
mouvemens continuels : car le mouvement ne fe fait point entre des parties contigues fans frottement , & le
frottement doit néceffairement déta-
cher & entraîner quelques parcelles des
corps qui y font expofés : or la nature
demande la réparation de la fubftance
perdue ; & c'eft pofitivement ce que
nous entendons par nutrition , puifque
nous la définiffons , une fonction naturelle par laquelle le corps une fois
formé, eft maintenu dans fon état de
perfection.

La nutrition s'étend fur les fluides
comme fur les folides , parce que les
uns comme les autres fouffrent des dé-
perditions de fubftance ; mais la réparation des fluides fe fait par la fanguification dont j'ai parlé ; ce n'eft donc
que du rétabliffement des folides que
j'ai maintenant à traiter ; & cette fonction demande pour être parfaitement
exécutée , 1°. L'exiftence d'une matiére liquide douée de certaines qualités , 2°. Le tranfport de ce fuc aux
parties , 3°. La chaleur , & la force
néceffaires dans les mêmes parties pour
le retenir.

Le fang qui eft la fource de toutes les autres liqueurs , l'eft également du fuc nourricier , ou plutôt le fuc nourricier n'eft que la partie du fang la plus gelatineufe, comme étant la plus propre à fe joindre , & à s'adapter aux parties folides qui font en défaut : la partie féreufe du fang eft en effet trop fluide , elle a trop peu de confiftence ; la partie rouge paroît au contraire trop groffiere & terreufe. D'ailleurs les parties de notre corps ne font point effentiellement rouges, comme je l'ai dit ; ce fera donc la partie blanche du fang que l'on appelle la Limphe qui pourra le mieux opérer cet effet , parce qu'elle eft elle-même la partie gelatineufe des alimens que nous prenons , qui ayant paffé dans le fang , y conferve une certaine confiftence & les qualités propres à en faire la matiere de la nutrition. L'expérience nous montre tous les jours que la coction convertit en gelée les chairs & les autres parties des animaux , & que les alimens qui abondent le plus en fucs de cette efpéce , comme les jeunes animaux, font les plus nourriffans , au contraire des autres alimens qui contiennent moins de ces fucs , comme les poiffons & les plantes.

Mais

Mais l'exiſtence de cette liqueur dans le ſang ne ſuffit point encore pour opérer la nutrition ; elle en eſt ſeulement la cauſe matérielle : il faut de plus qu'elle ſoit portée aux parties ſolides, ce qui s'accomplit par la circulation, le ſuc nourricier mêlé avec le ſang, eſt chaſſé juſques dans les plus petits vaiſſeaux ; là cette liqueur rencontre les inégalités réſultantes de la deſtruction de quelques parties élémentaires des fibres, que le torrent de la circulation aura entraîné ; ſa conſiſtence gelatineuſe & mucilagineuſe la retient dans ces petits vuides qui peuvent être auſſi produits par le défaut de cohérence entre les molecules qui compoſent les fibres, elle s'y moule, elle en prend la configuration, tandis que le reſte du ſang pourſuit ſa route, & paſſe outre ſans l'entraîner, attendu que ces molecules nourricieres ſe trouvent alors hors de la ligne de direction que ſuit la circulation dans le vaiſſeau, & que de plus elles préſentent des parties unies, gliſſantes, qui rendent le frottement du ſang contr'elles beaucoup plus doux.

Telle eſt, Meſſieurs, la nutrition dans les vaiſſeaux : à l'égard des fibres ſimples qui ne ſont point vaiſſeaux,

& qui en soit seulement entourées ; nous devons penser qu'elles reçoivent quelques ramifications capillaires qui se perdent dans leur subftance , & qui font affez petites pour ne laiffer patier que très-peu de fucs nourriciers , feulement autant qu'il eft néceffaire pour fournir, foit à leur accroiffement , foit à leur nutrition , en s'extravafant dans leur propre fubftance , où ils rempliffent & s'arrêtent dans les porofités , où les intervalles que l'élongation des parties ou le frottement aura produit.

Enfin le fuc nourricier une fois placé, doit encore être retenu & changé en la propre ubftance des parties. C'eft cette intuffufception que l'on appelle Omiofe.

J'ai dit que cet effet demandoit de la force & de la chaleur dans les parties ; car en effet comme les fucs gelatineux prennent une confiftance plus folide par le froid , la chaleur les tient encore quelque tems affez fluides pour qu'ils puiffent pénétrer exactement , fe mouler dans les vuides , & s'adapter à la fibre : cette fibre de fon côté doit avoir de la tenfion , je veux dire, de l'élafticité , ou un certain mouvement propre à retenir , à ferrer & fe mêler elle-même avec le fuc nourricier. C'eſt ſans doute ce que les anciens appellerent faculté retentrice.

Tels ſont les moyens dont ſe ſert la Nature pour opérer cette fonction ; moyens toujours tirés de la méchanique ; car nous avons vû que la matiére de la nutrition vient comme toutes les autres des alimens dont elle eſt extraite par la digeſtion , qu'elle paſſe avec le chyle dans le ſang , qu'elle eſt portée par la circulation juſques - aux plus petits vaiſſeaux , aux parois deſquels elle s'arrête & s'incorpore ; auſſi obſervons - nous que ce n'eſt que dans les derniéres ramifications vaſculeuſes , ou dans les poroſités des fibres que ſe fait la nutrition ; ce qui ſuffit néanmoins pour qu'elle s'étende à toutes les parties , parce que les gros vaiſſeaux ſont eux-mêmes compoſés d'autres plus petits.

C'eſt par cette admirable méchanique de la nutrition , que les parties ſolides de notre corps paroiſſent pendant une longue ſuite d'années , ne point être expoſées à la deſtruction que le mouvement cauſe dans tous les autres êtres matériels , parce qu'elles ſont ſans ceſſe renouvellées juſqu'à ce que

ces mêmes parties perdant de leur élafticité & de leur chaleur, deviennent incapables de recevoir & de s'adapter
le fuc nourricier : ce qui fait qu'il n'y a
plus d'affimilation , qu'elles fe deffé-
chent, que les plus petits vaiffeaux s'o-
bliterent , & ce qui conduit enfin au
dépériffement total de la machine.

C'eft cet état que nous appellons
une mort naturelle , dans laquelle les
organes ne fe refufent aux fonctions
animales , que parce que leurs refforts
foumis aux loix de la Nature font
ufés, & incapables de maintenir plus
longtems cette liaifon intime des deux
fubftances fpirituelle & matérielle, liaifon , qui entretient & qui conftitue la
vie.

Mais qu'il eft rare , Meffieurs , que
nous parvenions à cet état de ne mou-
rir , que parce que nous avons été créés
mortels , & combien de fois ne nous
refufons-nous pas à cet inftinct, à cette
tendance naturelle imprimée à tous les
animaux pour la confervation de leur
être, par le mauvais ufage de certaines caufes capables de dépraver , ou de
détruire ce qui entretient en nous le
principe vital ?

J'ai parcouru auffi exactement qu'il

m'a été poſſible, Meſſieurs, le méchaniſme entier & général, que nous offre
la machine animale. Je vous ai découvert le principe de ce mouvement auquel elle doit la vie, les loix en con-
quence deſquelles ce mouvement ſub-
ſiſte, les cauſes enfin qui en déterminent la ceſſation ; cette démonſtration devoit ſans doute précéder l'examen particulier des viſceres. Heureux,
Meſſieurs, ſi vous trouvez déja dans
les idées générales que j'ai pû vous
donner de l'économie du corps humain, une eſpece de ſatisfaction & de
raiſon de fixer également votre attention ſur les autres parties de l'Anatomie que j'ai à vous preſenter ; cette
Science étant toute entiére la plus no-
ble, la plus intéreſſante & la plus digne de nos recherches.

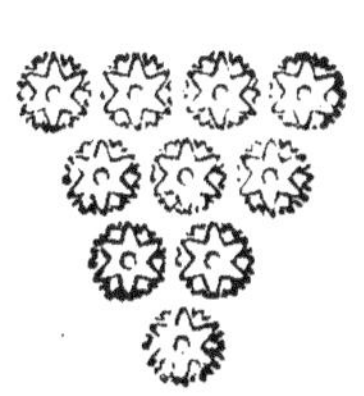

II. DÉMONSTRATION

Des parties externes du Corps humain.

J'EUS l'honneur de vous expofer, Meffieurs, dans ma Démonftration précédente, tout ce qui peut fervir d'introduction à la Science de l'économie animale : je vous repréfentai le corps humain comme compofé de deux fortes de parties, dont les unes font folides & les autres font fluides. Vous vîtes que les premiéres font des parties fimples d'une même & femblable nature, mais qui néanmoins font feules la matiére de toutes celles qui font organifées, quelque différence que l'on apperçoive dans la figure, dans la confiftance, dans la couleur, & dans les fonctions des unes & des autres. Or, c'eft à raifon de ces différences, que nous nous propofons de les examiner chacune en particulier & féparément dans ce cours; puifque l'Anatomie feule peut, au moyen de la décompofition du corps qui en eft l'objet, nous conduire à la

connoiffance , non-feulement de la maniére dont une même matiére forme ces
organes divers , mais encore à celle du
réfultat de l'arrangement des piéces
qui entrent dans l'enfemble de la machine.

Je fuivrai dans l'immenfité du détail auquel cet examen m'engage ,
l'ordre déja prefcrit parmi nous : les
parties externes font celles qui fe préfentent les premieres ; on les nomme
& on les démontre moins pour remettre fous les yeux ce que tout le monde
fçait , que pour leur affigner des divifions utiles & néceffaires dans la pratique.

Je confidere dans le corps humain le
tronc & les extrêmités ; le tronc eft
compofé de la Tête , du Thorax , de
l'Abdomen : ces trois parties forment
intérieurement des cavités que les anciens ont diftingué par les noms de
ventre fupérieur , de ventre moyen ,
& de ventre inférieur , ou bas ventre.

La Tête fupérieure à tout le corps,
eft une figure ovallaine, applatie par les
côtés ; on la divife en crâne & en face.
Le crâne comprend la partie fupérieure appellée Vertez , la partie pofté-

rieure nommée Occiput, & les parties laterales, les Tempes.

Tout l'extérieur du crâne est recouvert de cheveux, aussi le nomme-t-on la partie chevelue ; l'intérieur forme une grande cavité qui renferme le cerveau, le cervelet, la moëlle allongée, l'origine des neuf premieres paires de nerfs & quantité de vaisseaux sanguins.

La seconde partie de la Tête, ou la face, comprend toute la partie antérieure. On la divise en trois régions, une supérieure appellée le front, ou Sinciput ; une moyenne qui est la Machoire supérieure ; & une inférieure nommée, la Machoire inférieure.

Le Front comprend toute l'étendue qui est depuis les sourcils, jusqu'à la naissance des cheveux ; ainsi c'est au bas du front que sont les sourcils, où ces deux rangées de poils, dont la partie la plus près du nez & la plus garnie se nomme la Tête ; & celle qui lui est opposée, la queue du sourcil : ce qui est compris entr'eux & la bouche, forme la machoire supérieure qui fait la plus grande partie de la face. A la portion supérieure de la face, directement au-dessous des sourcils, on

voit deux cavités offeufes appellés les
Orbites , dont chacune renferme un
œil. Cette ouverture eft fermée par
deux productions de la peau fervant à
recouvrir l'œil ; ce font les paupieres ,
dont l'une eft fupérieure , plus grande
& plus mobile que l'autre qui eft inférieure , plus petite & moins mobile ;
les deux paupiéres en fe joignant de
chaque côté forment deux commiffures
ou deux angles ; l'un du côté du nez ,
appellé le grand Angle , l'autre du côté
des tempes , nommé le petit Angle.
Dans le premier on voit un bouton
charnu qui eft la Caroncule lacrymale ;
un peu au-delà , fur le bord de chaque
paupiere eft une petite ouverture , nommée le Point lacrymal ; & le bord en
entier eft garni de petits poils recourbés en dehors , que l'on nomme les
Cils.

Entre les deux yeux nous voyons le
nez , dont la partie fupérieure un peu
enfoncée en eft la racine , le milieu eft
la voute , ou le dos du nez ; & la partie inférieure forme les aîles , une de
chaque côté , au deffous defquelles on
voit deux ouvertures , appellées les
Narrines externes , féparées par une
cloifon cartilagineufe.

C v

Au-deſſous du nez eſt la Levre ſupérieure, au milieu de laquelle on voit
une petite goutiére perpendiculaire,
appellée le Philtre.

Au-deſſous des yeux & du côté externe, nous voyons une éminence formée par l'os *Zigoma*, c'eſt ce qu'on
appelle la Pommette ; & plus bas ſur
le devant, ſont les Joues.

La troiſiéme partie de la face, qui
eſt la machoire inférieure, forme par
ſa partie antérieure & inférieure le men-
ton, au-deſſus duquel eſt la levre inférieure ; c'eſt l'eſpace compris entre ces
deux machoires qui forme l'entrée de la
bouche elle eſt garnie de deux rangées
de dents ; l'une appartenante à la machoire ſupérieure, l'autre à la machoire inférieure : elle eſt fermée par deux
parties charnues que j'ai dit être les
levres, leſquelles en ſe joignant forment de chaque côté les commiſſures
des levres.

Ordinairement toute l'étendue de la
peau qui couvre la machoire inférieure,
ſe garnit chez les hommes adultes de
poils, qu'on appelle la barbe ; & nous
obſerverons que de ces deux machoires, l'inférieure ſeule a du mouvement, tandis que la ſupérieure eſt fixe

& immobile ; ce qui eſt de même dans preſque tous les animaux, à l'exception du Perroquet, du Crocodille, & peut être de quelqu'autre.

La Face,& les parties qui y répondent, renferment auſſi les organes de la vûe, du goût, & de l'odorat; elle eſt de cette maniere la partie du corps qui exprime le mieux nos paſſions & nos ſentimens, principalement les yeux, que l'on appelle auſſi les miroirs de l'ame.

Les parties latéralles de la tête ſe nomment les Tempes, parce que les cheveux qui commencent le plutôt à blanchir dans cet endroit, marquent les premiers le tems & l'âge : les tempes n'ont de remarquable que les oreilles, une de chaque côté ; ce ſont des productions cartilagineuſes recouvertes de la peau, attachées par des ligamens aux os temporaux. On remarque aux oreilles deux faces, une antérieure, & une poſtérieure ; celle-ci eſt légérement convexe & aſſez unie ; la face antérieure au contraire a des éminences & des cavités qui ont des noms particuliers.On appelleHelix,le rebord qui fait le contour d'une grande partie de l'oreille, & Anthelix l'éminence qui ſuit ; la partie inférieure eſt le lobe, au-deſ-

fus duquel eſt un bouton charnu , appellé *Antitragus* ; & un peu plus en-
devant , une autre éminence à peu près
ſemblable , appellée *Tragus* , ou *Hircus*,
parce qu'elle eſt quelquefois garnie de
poils aux adulæes. L'enfoncement qui
eſt entre l'hélix & l'anthélix , ſe nomme la Foſſe naviculaire ; au milieu de
l'oreille eſt une cavité plus grande, nommée la Conque , ou la Ruche ; celle-
ci aboutit au conduit auditif externe , qui eſt terminé par le Tympan , ou
la membrane du Tambour ; ces parties
que l'on appelle les Oreilles externes,
ne compoſent pas l'organe de l'ouie qui
eſt dans l'oreille interne ; mais elle contribue à le perfectionner.

L'intervalle qui eſt entre la Tête &
la Poitrine conſtitue le col qui eſt une
eſpéce de colomne oſſeuſe , formée par
les premieres vertébres de l'épine , &
entourée de muſcles , de vaiſſeaux &
de la peau ; la partie antérieure du col,
ſe nomme la Gorge : on y voit dans
les hommes une éminence , qui eſt la
protuberance du Larinx , que l'on nomme le Nœud de la Gorge , & que le
vulgaire appelle la Pomme d'Adam ;
cette éminence ne paroît point tant
chez les femmes , parce qu'elles ont le

col plus rond , plus garni de graiſſe , &
& qu'elle n'y eſt point auſſi conſidérable : la partie poſtérieure du col , ſe
nomme la Nuque , & les parties latérales les Jugulaires.

La ſeconde partie du tronc eſt le Thorax , ou la Poitrine , que l'on appelle
auſſi Ventre moyen ; parce que ſa cavité étant plus grande que celle de la
tête , eſt moindre que celle de l'Abdomen ; le Thorax comprend toute l'é-
tendue qui répond au *Sternum* , aux
Côtes , & aux Vertebres du dos , ſoit
au dehors , ſoit au dedans.

On diviſe la Poitrine en partie antérieure , poſtérieure , & latérale : la partie antérieure retient ſimplement le nom
de Poitrine ; dans les filles & dans les
femmes il eſt à cette partie de chaque
côté une éminence glanduleuſe & graiſ-
feuſe , qu'on appelle les mammelles ;
mais qui ne commencent à paroître que
vers l'âge de puberté ; elles ont dans
le milieu un bouton rougeâtre qui en
eſt le mamelon entouré d'un cercle de
même couleur , nommé l'Areole : ces
parties varient en groſſeur & en fermeté ſelon l'âge , la conſtitution , ou
l'uſage.

La partie poſtérieure du Thorax

forme le dos , & les parties latérales les côtés : dans le Thorax font contenus la Plévre, une partie de la Trachée-artere , les Poumons , le Péricarde , le Cœur, l'origine des gros Vaiffeaux , le Thymus, la plus grande partie du canal Thorachique & de l'Efophage.

La troifiéme partie du tronc , fe nomme le Ventre inférieur , ou le bas Ventre ; les Anatomiftes l'appellent l'Abdomen. De toutes ces cavités , c'eft la feule qui ait retenu le nom de Ventre ; car on ne le donne prefque plus aux deux autres parties du tronc.

Celle-ci eft plus grande que les précédentes ; auffi fouffre-t-elle plus de divifions : elle eft bornée fupérieurement par le Diaphragme qui la fépare du Thorax , inférieurement par le baffin , poftérieurement par les vertébres lombaires , & les mufcles du dos ou des lombes ; tout le refte de fon étendue eft bornée par les côtes inférieures , & par les mufcles de l'Abdomen.

Divifons d'abord l'Abdomen en partie antérieure, poftérieure & inférieure ; la premiere qui comprend auffi les parties latérales , s'étend depuis le cartilage xiphoïde, & les côtes environ jufques aux os du baſſin. Dans cet efpace , partageons-le encore en trois régions tranſverſales , qui feront la région Epigaſtrique , la région Ombilicale , & la région Hypogaſtrique. La région Epigaſtrique s'étend depuis le cartilage xiphoïde, jufqu'à deux travers de doigt au-deſſus de l'ombilic.

La région ombilicale commence où celle-ci a fini , & s'étend jufqu'à deux travers de doigt , au-deſſous de l'ombilic ; l'Hypogaſtrique enfin eſt depuis l'ombilicale jufquà la partie antérieure des os Pubis qu'elle comprend auſſi : on en avoit encore fait deux de cette derniere , car on l'avoit diſtinguée en ſupérieure & inférieure ; mais il paroît que cette multiplication entraîne plus de confuſion que d'utilité & d'éclairciſſement.

Chacune de ces régions priſes tranſverſalement , eſt ſubdiviſée felon des lignes verticales en trois parties ; ſçavoir , une moyenne , & deux latérales qui ont auſſi des noms particuliers : la partie moyenne retient celui de toute la région ; ainſi le milieu de la région épigaſtrique, ſe nomme Epigaſtre, tandis que les parties latérales ſont appellées les Hypocondres, une à droite , l'autre à gauche la partie moyenne de la région ombilicale eſt connue ſous la dénomination d'ombilic, & les parties latérales ſous celles des lombes. La partie moyenne de la région hypogaſtrique, ſe nomme Hypogaſtre, & les côtés les Iles, ou les Flancs au bas deſquels ſont les plis formés par la jonction des cuiſſes, que l'on nomme les Aînes.

La partie poſtérieure de l'Abdomen eſt plus ſimple, on la comprend ſous le terme de Lombes ou region lombaire, & on l'appelle vulgairement les Reins : la partie ſupérieure eſt tout ce qui répond au baſſin ou aux os innominés. Dans cette partie ſe trouvent poſtérieurement deux éminences formées par les muſcles feſſiers, qu'on appelle Feſſes, entre leſquelles eſt un intervalle qui conduit à l'égoût naturel des excrémens, nommé Anus.

Sur le devant eſt le Pubis ou Pénil, qui contient les parties de la génération dans l'un & l'autre ſexe. L'eſpace qui eſt chez les femmes entre l'anus & la vulve & chez les hommes entre l'anus & le Scrotum, ſe nomme Périnés : cet eſpace eſt partagé par le raphé ; c'eſt une ligne comme une couture, qui chez les hommes, ſe continue fur tout le milieu du fcrotum & de la partie inférieure de la verge juf-qu’au frein du prépuce ; au lieu que chez les femmes, elle finit à l’angle in-férieure de la vulve.

Quelques nombreufes que foient ces divifions dans la partie inférieure du tronc ou dans le bas ventre, elles étoient néceffaires : en effet cette cavité ren-fermant quantité de vifceres, comment auroit-on pû dans la pratique détermi-ner au jufte & par des noms particu-liers la fituation & la pofition de cha-cune des parties fans ces diftinctions, qui nous préfentent en même tems un ordre pour apprendre quelles font les parties contenues dans chaque région. Je dis donc que l’Epigaftre renferme le petit lobe du foye, les deux orifices & la petite courbure de l’Eftomach, une par-tie de l’arc du colon, une portion de la veine cave, de l’aorte, du canal thora-chique & l’artere cœliaque.

L’Hypocondre droit contient la plus grande partie du foye, la veficule du fiel, une partie de la veine porte, les ca-naux hépatiques & ciftiques, une par-tie du colon.

Dans l’Hypocondre gauche font la rate, le fond & la plus grande partie de l'eſtomach, les vaiſſeaux courts & une portion du colon.

La région moyenne ou l'ombilicale, préſente extérieurement l'ombilic, qui eſt la cicatrice de la peau & des vaiſſeaux ombilicaux; elle contient le duodenum, preſque tout l'inteſtin jejunum une partie du méſentere, le pancreas, le réſervoir de Pequet, & les vaiſſeaux de ces parties qui font une portion de l'aorte, de la veine cave, de la veine porte, la méſenterique ſupérieure, l origine des vaiſſeaux émulgens, & ſpermatiques.

La région lombaire droite renferme le rein & la capſule attrabilaire de ce côté, le commencement des ureteres, le cœcum & l'origine du colon.

La region lombaire gauche contient les mêmes parties, à l'exception du cœcum, à la place duquel eſt une partie du colon qui dans cet endroit eſt enfoncé & adhérent au péritoine.

L'Hypogaſtre renferme preſque tout l'inteſtin ileum, le commencement du rectum, la bifurcation de l'aorte & de la veine cave; de plus chez les hommes on y trouve la veſſie, avec les veſicules ſéminales, & les canaux de ferens ; chez les femmes, la veſſie, la matrice, les ligamens larges & ronds, les trompes de fallope, les ovaires & le vagin.

La région des Iles ou l'iliaque droite, contient une partie de l'ileum, le paſſage des vaiſſeaux ſpermatiques, des ureteres, & les vaiſſeaux iliaques ; celle du côté gauche renferme de plus le contour que le colon fait en S romaine pour ſe terminer au rectum.

Pourſuivons notre diviſion générale du corps, & paſſons à ſes branches ou à ſes extrêmités ; elles ſont au nombre de quatre, deux ſupérieures & deux inférieures : les premieres ſont ſupérieurement une de chaque côté du thorax ; c'eſt cette ſituation, & leur jonction avec les épaules qui forme la quarrure ; on les appelle communément les bras ; mais l'Anatomie nous y fait conſiderer quatre parties ; ſçavoir, l'épaule, le bras, l'avant-bras & la main.

L'épaule qui en eſt la premiere partie, eſt formée de deux os, ſçavoir, l'omoplatte a la partie poſtérieure du thorax, & la clavicule, a la partie antérieure. Le bras qui eſt formé d'un ſeul os appellé Humerus, forme par ſa jonction avec l'épaule une éminence que l'on nomme le Moignon de l'épaule , & au-deſſous la cavité de l'aiſſelle.

L'avant-bras a deux os , qui ſont le Cubitus & le Radius ; il eſt articulé avec le bras & la partie antérieure de cette articulation , s'appelle le Coude ; comme la partie intérieure ſe nomme le pli du coude, ou du bras.

La main ſe diviſe en trois parties , ce ſont le carpe, ou le poignet ; le métacarpe, & les doigts : le poignet ou le carpe eſt un aſſemblage de huit pétits os, qui par leur arrangement ſervent à faire l'articulation de la main avec l'avant-bras ; le métacarpe eſt au-deſſous , on le diviſe en face externe, & face interne ; l'externe, eſt le dos de la main , l'interne eſt la paume de la main ; il eſt ſeulement compoſé de quatre os rangés parallelement qui s'articulent ſupérieurement avec les os du carpe inférieurement avec les quatre derniers doigts.

Les doigts ſont cinq compoſés chacun de trois os appellés Phalanges ; le premier forme le pouce qui eſt hors de rang , & placé de maniére, qu'en fermant la main il eſt oppoſé aux autres doigts ; le ſecond eſt le doigt index ; le troisiéme se nomme le grand Doigt, le doigt du milieu, ou le médius; le quatriéme le doigt annulaire; enfin le cinquiéme est l'auriculaire. Chaque doigt à son extrêmité, & à sa partie externe se trouve armé d'une partie plus dure que la peau tenant de la nature de la corne, ce sont les ongles dans lesquelles on distingue la racine par laquelle ils tiennent à la peau; & le corps de l'ongle qui se détache de la peau en s'avançant vers l'extrêmité des doigts, auxquels cette espéce de corne donne de la fermeté, & fournit une sorte de point d'appui.

Les extrêmités inférieures sont aussi deux, placées une de chaque côté de la partie inférieure du bassin; elles comprennent la Cuisse, le Genou, la Jambe, & le Pied: la cuisse est faite d'un seul os nommé Fémur. Cet os est articulé supérieurement avec les os innominés & il est joint inférieurement avec la jambe; au milieu & au-dessus de cette articulation, est un os applati presque rond, nommé la Rotule; il fait une éminence, qui jointe à l'articulation, forme ce qu'on appelle le Genou, dont la partie postérieure se nomme le Jarret.

La Jambe est faite de deux os, le

Tibia , & le Peroné : elle se joint supérieurement avec la cuisse, inférieurement avec le pied ; à cette jonction,
le tibia fait intérieurement une éminence que le péroné fait extérieurement ; on appelle ces deux éminences
les Chevilles, ou le Malleoles distinguées en externe & interne.

Le pied est composé de trois parties
à peu près comme la main ; sçavoir, le
Tarse, le Métatarse & les Doigts ou
Orteils.

Le Tarse est un composé de sept os,
qui établissent l'articulation de la jambe avec le pied ; la partie postérieure
d'un de ces os appellé Calcaneum, forme le talon : le Métatarse, est formé
de cinq os parallelement rangés & ar-
ticulés d'une part avec les os du tarse,
de l'autre, avec les premieres phalanges des orteils : le dessus du métar-
tasse se nomme le Coude du pied &
le dessous, la plante du pied.

Les doigts ou les orteils sont cinq,
composés comme à la main de trois
phalanges , à l'exception du pouce ou
du gros orteil qui n'en a que deux,
parce que l'os qui auroit dû faire la
premiere , fait un des os du métatarse :
les orteils sont aussi munis chacun d'une

ongle , dont l'ufage eſt , en affermiſſant les extrêmités , de faciliter la progreſ-fion.

Après avoir nommé , & établi des bornes ou des diviſions aux parties ex-nes, il convient de donner la défini-tion des noms génériques qui convien-nent à celles qui font internes , & que nous allons examiner. S'il eſt en effet pluſieurs parties d'une même eſpéce , il y a auſſi pluſieurs eſpéces de par-ties , dont chacune a un nom général , comme celui de muſcles , de viſceres , de membranes , &c.

Nous comptons neuf eſpéces de par-ties auxquelles peuvent ſe rapporter toutes les autres ; ce font les os , les cartilages, les ligamens , les membra-nes , les vaiſſeaux , les nerfs , les muf-cles , les glandes , & les viſceres. Je ne compte pas ici les fibres ſimples , parce que j'en ai parlé précédemment, comme de l'origine de toutes les autres parties , & qu'il ne s'agit à préſent que de celles qui en font formées.

Les os font les parties les plus foli-des, les plus dures & les plus fermes de tout le corps : ce font eux qui font la baze & l'appui de toutes les autres , en ſervant de point fixe aux unes com-

me aux muscles, en contenant les autres comme le cerveau : enfin ils font le
foutien de toute la machine.

Les cartilages font des fubftances
blanchâtres, polies, fouples & élaftiques, qui tiennent beaucoup de la nature de l'os, en ce qu'ils font plus fermes que les chairs, que la plûpart font
adhérens ou recouvrent les os, & qu'ils
s'offifient dans les vieillards. Leur ufage eft de rendre le mouvement des articulations plus doux, de former certaines parties, qui, quoique mobiles,
doivent refter ouvertes comme le nez,
le larinx, enfin de fervir d'interméde
dans la jonction de quelques os.

Les ligamens font des parties fibreufes, blanchâtres, plus fouples, plus fle-
xibles que le cartilage, mais cependant
très - fortes leur ufage eft d'attacher
& de maintenir les os unis, de tenir
quelques - unes des parties molles dans
leur borne & leur fituation naturelle.

Les membranes font des tiffus de fibres croifées & entrelaffées en plufieurs
fens, mais prefque toujours fur un
même plan, comme des efpéces de
toiles moins roides, & moins fortes que
les ligamens, mais plus étendues &
deftinées à plus d'ufage ; car fous le
nom

nom de périofte, elles recouvrent tous les os ; roulées en maniére de tuyaux, elles forment tous les vaiffeaux dans les principales cavités du tronc ; elles enveloppent & contiennent tous les vifcéres dont elles forment même quelquesuns comme l'eftomach, les inteftins, la veffie.

Les vaiffeaux que nous venons de dire être formés par les membranes, font des tuyaux ronds, plus ou moins longs, toujours de figure approchant de la conoïde ; c'eft-à-dire, que de leur bafe, de leur origine, ils vont en diminuant, & en fe divifant en un nombre infini de ramifications dont les derniéres, à raifon de leur petiteffe, font nommées vaiffeaux Capillaires.

L'ufage de ces tuyaux eft toujours de contenir quelque liqueur principalement du fang & de la limphe, auxquelles on peut rapporter toutes les autres : ainfi on compte des vaiffeaux fanguins, & des vaiffeaux lymphatiques: les uns & les autres font de deux fortes ; fçavoir, des arteres & des veines. Les arteres fanguines font les vaiffeaux les plus forts, elles font compofés de plufieurs lames de membranes très-élaftiques, & capables d'une forte contraction, qui fait partie

du double mouvement qu'on y obſerve : elles ont leur baſe au cœur, d'où
elles reçoivent le ſang pour le tranſ-
mettre dans toute l'étendue du corps.

Les veines ſont des vaiſſeaux moins
forts, compoſés également de pluſieurs
membranes, mais plus ſouples, plus
minces, & moins élaſtiques, ce qui
fait qu'elles n'ont pas de mouvement
ſenſible : leur fonction eſt de recevoir
immédiatement le ſang de l'extrêmité
des arteres pour le rendre au cœur où
elles aboutiſſent.

Les arteres & les veines lymphatiques ne différent des vaiſſeaux précédens que par leur extrême fineſſe, ſoit
dans leur volume, ſoit dans leur compoſition : elles ſortent des parties latérales des extrêmités artérielles, ou
du commencement des vaiſſeaux ſécrétoires qui compoſent les glandes conglomerées, pour ſe rendre dans quelques veines conſidérables, ou dans des
réſervoirs particuliers, comme dans le
canal thorachique, pour y dépoſer la
limphe qu'elles ont reçues des arteres.

Les nerfs qui nous paroiſſent ſimplement comme des cordons blancs &
compactes, ſont cependant reconnus
pour être vaſculeux : ils ſortent tous de

la moëlle allongée, ou de la moëlle épiniere, d'où ils se répandent dans toutes les parties du corps, en se divisant en une infinité de filets & de filamens. Quoique leur cavité ne soit pas sensible, on ne sçauroit cependant y nier le passage d'un fluide; & l'expérience, comme la vraisemblance, nous persuadent que leur usage, est autant de servir à la circulation des esprits animaux, que d'être susceptibles des agitations & des modifications que leur procurent les objets exterieurs ; selon ces effets les nerfs sont les principaux organes des sensations & des mouvemens.

Les muscles sont des faisceaux de fibres différemment arrangés , selon leur différente structure. Si l'on excepte les circulaires ou les muscles creux , on voit dans tous les autres, trois parties, le milieu & les extrêmités : le milieu qu'on appelle le ventre du muscle, en est la partie la plus grosse, la plus rouge, & la seule par laquelle s'exécute la fonction du muscle, parce que c'est elle qui reçoit les vaisseaux sanguins & nerveux qui procurent sa contraction ; c'est pourquoi on le dit composé de fibres motrices ; c'est aussi proprement ce que l'on appelle chair.

Les extrêmités, une de chaque côté, font bien compofées des mêmes fibres, mais plus ferrées, moins élaftiques, de couleur blanche, & qui ne font fufceptibles d'aucun mouvement de contraction.

Lorfque ces fibres forment des corps ronds, on les appelle Tendons ; lorfqu'elles s'épanouiffent en maniére de membranes, on les appelle Aponevrofes : c'eft par ces extrêmités que les mufcles font attachés aux os, ou aux parties qu'ils doivent mouvoir.

Les Glandes font des parties le plus fouvent de figure ronde ou ovallaire, formées par le concours, les plis & les replis de vaiffeaux capillaires de toute efpéce, c'eft-à-dire, des arteres, des veines fanguines, de vaiffeaux lymphatiques, de nerfs, & fouvent d'un genre de vaiffeaux particuliers, appellés Secrétoires & Excrétoires le tout renfermé dans un capfule membraneufe. Il eft de deux fortes de glandes eu égard à leur ftructure & à leur ufage que l'on diftingue en conglobées & en conglomerées : on appelle conglobées, celles qui ne forment qu'un même corps, & qui ne fervent qu'à féparer ou perfectionner la

lymphe. Les glandes conglomerées,
font ordinairement compofées de plufieurs grains glanduleux joints & contenus dans une membrane commune ;
elles fervent à féparer du fang quelqu'humeur particuliere, telles font le
foye, le pancreas, les reins, les glandes falivalles &c.

Les dernieres parties qui font une efpéce particuliere font les vifceres : on
entend par ce mot des parties formées
de la plûpart de celles que nous venons
de nommer, comme de membranes, de
vaiffeaux, de mufcles ; telles font les parties contenues dans les trois cavités du
tronc deftinées aux fonctions vitales ou
naturelles, comme le cerveau, le poumon, le cœur, le foye, l'eftomach, les
inteftins, les reins &c.

La defcription des vifceres fe nomme Splanchnologie ; & c'eft principalement cette partie de l'Anatomie que je
me propofe de vous expofer, Meffieurs,
dans ce cours, de même que tout ce
qui y eft relatif.

Nous ne fçaurions parvenir à l'examen des vifceres qui font tous internes,
fans détruire les parties qui les contiennent, & dont il convient d'avoir une
connoiffance : pour le faire avec ordre

divisons-les toutes en externes & en internes, ou en contenantes & contenues.

Les premieres parties externes sont les tegumens universels & communs à tout le corps, sçavoir, la peau & la graisse.

La peau est une partie membraneuse placée sur toute la superficie de notre corps, elle est ainsi de toutes nos parties la plus grande & la plus étendue : on lui distingue communément quatre portions, eu égard aux différentes substances dont elle est composée, ce sont le cuir ou le derme, le corps mameloné, le corps réticulaire, & l'épiderme. Ces quatre parties ne font néanmoins qu'un même corps, & on ne peut les séparer bien distinctement à l'exception de l'épiderme.

Le cuir ou le derme est ce qui fait principalement le corps de la peau : il est le plus près des chairs, & quoiqu'au-dessous des trois autres parties, nous l'examinerons néanmoins le premier, parce qu'il en est l'origine ou la base. Cette premiere partie ou le derme est un tissu fort serré formé par des fibres particulieres, & parsemé d'un nombre infini de vaisseaux capillaires de toute espece, comme des arteres, des veines, des nerfs & des vaiffeaux féreux, ainfi que nous l'ont appris les Injections, & les defcriptions du célébre Ruifch, qui nous a donné les obfervations les plus juftes fur cette matiére, auffi-bien que Leuvenhoëch.

Les fibres qui forment ce tiffu font de la nature des fibres membraneufes & fi on les appelle nerveufes ou tendineufes, ce ne peut être que par la reffemblance qu'elles ont avec les fibres qui compofent les nerfs ou les tendons.

L'arrangement qui unit ces fibres eft fi irrégulier, qu'il eft impoffible d'en déterminer la direction ; on voit feulement qu'elles fe croifent, qu'elles forment des entrelaffemens de toute maniére, qui rendent la peau capable de prêter en tout fens : de plus elles font élaftiques comme toutes les autres parties de notre corps, puifque la peau, après avoir été diftendue, ne manque pas de revenir à fon état naturel dès que la caufe de dilatation ceffe.

Ces fibres qui font le corps du derme en fe croifant obliquement & irréguliérement, laiffent entr'elles des efpaces, ou des aréoles remplies par autant de vaiffeaux de toute efpéce qui, après quelque chemin & quelques contours dans la peau, se terminent différemment les uns des autres.

Les nerfs qui sont en grand nombre après avoir traversé le derme, composent la seconde partie de la peau que l'on nomme le corps mamelonné, parce que la plûpart forment des espéces de mamellons, dont la figure, la quantité & l'arrangement varient suivant les différentes parties du corps. En général dans la plus grande étendue de la peau où les nerfs ne finissent que par de petits filets confondus avec les fibres cutannées, ils sont en moindre quantité & ne gardent aucun ordre particulier ; mais à la paume de la main à la face interne des doigts, surtout à leurs extrêmités, ils sont plus fins, en plus grand nombre, & plus près les uns des autres ; il sont aussi rangés de maniere qu'ils forment des lignes régulieres qui finissent en spirale à l'extrêmité de chaque doigt. Enfin les nerfs qui aboutissent aux lévres se terminent en de petits poils rangés en maniére de pinceaux extrêmement fins, ce qui rend le sentiment de ces parties fort délicat ; il en est de même de ceux qui sont au gland chez les hommes, & à l'intérieur de la vulve

chez les femmes. Le corps mamelonné formé de cette forte par l'extrêmité des nerfs est de plus parsemé de
toutes les extrêmités des vaisseaux de
la peau, mais plus particuliérement des
vaisseaux blancs ou féreux, ainsi nommés, parce qu'ils ne contiennent que
de la férofité.

Ces vaisseaux font une suite & ne
différent de ceux qui contiennent le
sang, que par leur finesse & leur exi-
guité ; car les injections fines, colo-
rées, injectées par ceux-ci pénétrent
dans les premiers où ils forment une
inflammation artificielle, qui nous donne
une idée de la maniére dont se forment
les inflammations maladives : en effet
les vaisseaux artériels fanguins parvenus jusqu'à la peau, comme à leurs dernieres divifions, se terminent en plusieurs ramifications qui forment en certaines parties, comme aux joues, aux
lèvres, un réseau admirable, dont
la couleur rouge se manifeste au dehors ; dans le reste de la peau, ces ramifications moins nombreuses font encore si fines, que les globules rouges
ne sçauroient y entrer tant qu'elles ne
font point poussées par quelque cause
contre nature : la férofité seule com-

D v

posée de molécules beaucoup plus petites, pénétre facilement dans ces vaisseaux, tandis que le reste du sang continuant sa route dans les autres de ces ramifications artérielles qui peuvent l'admettre, se jette immédiatement dans les extrémités des veines qui leur répondent ; ou bien il traverse dans certains endroits de petites glandes, nommées Sabacées, où il dépose une humeur onctueuse qui retient le même nom de Sabacée ; mais si le sang est plus agité soit par effervescence, soit par le trop de ressort des solides, ou si son retour par les veines est empêché, les globules rouges alors franchissent l'obstacle que leur oppose la petitesse des vaisseaux séreux, elles y entrent, les remplissent, & procurent d'abord un engorgement & une rougeur à la peau, ensuite l'inflammation & la douleur s'il y a de l'irritation.

De plus ces petits vaisseaux séreux sont de deux sortes : les premiers partant des arteres sanguines répondent aux veines, dans ceux-ci la circulation s'accomplit entiérement ; les seconds, sans être joints à d'autres vaisseaux, se terminent & finissent au niveau de la peau par autant de petites

ouvertures qu'on appelle Pores & dont
nous pouvons faire de deux espèces en
les distinguant en pores artériels & pores veineux : les premiers répondent
aux artérioles séreuses, ce sont les pores
exhalans qui fournissent la transpiration ; les autres répondent aux vénules
séreuses, ce sont les pores absorbans.
J'aurai lieu de parler des uns & des
autres dans les fonctions de la peau,
après que je vous aurai fait l'exposition
des deux autres parties, je veux dire
du corps Muqueux, & de l'Epiderme.

Toutes les extrêmités de ces vaisseaux, comme des mamelons nerveux,
des arteres, & veines sanguines ou séreuses qui excédent & qui vont au-delà du derme ne sont pas aisez près les
unes des autres pour se soutenir par
elles-mêmes, elles pourroient être af-
faissées, renversées à la moindre impression des corps exterieurs : or toutes ces
intervalles, tous les interstices sont remplis par une matiere mucilagineuse, assez
épaisse pour faire corps avec ces parties,
& c'est là ce qui constitue la troisiéme
partie de la peau, appellée Corps muqueux, ou Corps réticulaire : Corps
qui est beaucoup plus sensible à la lan-

gue du bœuf, où l'on voit clairement qu'il remplit tous les vuides qui se trouvent entre les mamellons nerveux: ceux qui ont écrits sur les différentes couleurs de la peau, par rapport aux différentes nations, attribuent aux corps muqueux la cause des différences qu'on y remarque, parce qu'étant immédiatement au-dessous de l'épiderme, & l'épiderme étant transparent, c'est sans contestation la couleur de corps muqueux qui se manifeste au dehors; mais on sort d'une difficulté pour tomber dans une autre, car il est aussi difficile d'expliquer d'où provient la couleur variée du corps muqueux; question qui n'a pas encore été bien éclaircie, & sur laquelle je n'ai pas été à même de me satisfaire.

Le corps muqueux est immédiatement recouvert de l'épiderme qui est la plus extérieure, & la derniere partie de la peau de même que la plus légere; elle est cependant celle des quatre qui a le plus occupé les Anatomistes sur sa formation & sa composition.

On a cru, & quelques-uns le pensent encore, que l'Epiderme étoit une pellicule formée par une matiére mucilagineuse transsudant par les pores de la

peau , qui s'est deffechée & qui a pris
corps , soit par l'évaporation de ce qu'il
y avoit de plus humide , soit par le
contact de l'air ou autre corps extérieur.

Ce sentiment , quelque séduisant
qu'il paroisse d'abord , ne s'accorde
point avec l'expérience. 1°. Le Fœtus a un épiderme , on s'en apperçoit même long-tems avant qu'il soit à
terme & dans un tems où l'on peut douter avec raison qu'il se fasse chez lui une
pareille secretion, ou que cette préten-
due humeur pût se deffécher & s'épais-
sir , puisqu'il nage dans de la liqueur.
2°. Cette matiere transudant par les
pores de la peau qui sont innombrables
& très-près les uns des autres ne man-
queroit pas de s'étendre & de les fer-
mer par son exsiccation ; il arriveroit
en ce cas ce qui se fait dans les playes
& les ulceres, ou l'application de quelque médicament trop defficatif , comme des baumes, engendre à la superficie
une pellicule qui ferme tellement l'ouverture des vaisseaux , que la supuration
qui n'est point encore tarie forme au-
dessous un amas de pus qui souleve
cette pellicule & la rend inutile : le
contact de l'air sur une playe fait aussi

souvent le même effet , en desséchant trop promptement la matiére de la suppuration. 3°. Lors même que l'épiderme ainsi formée conserveroit les ouvertures des pores , elle ne seroit point capable de retenir la sérosité qui s'épanche entr'elle & la peau dans les brûlures ou dans l'action des vesicatoires. 4´. Enfin si l'épiderme n'étoit qu'une humeur épaissie , desséchée , elle devroit se disfoudre dans l'eau chaude plus facilement qu'elle ne le fait.

Or pour mieux connoître la structure de l'épiderme , je l'examinerai dans sa formation & dans sa décomposition. Je dis d'abord que c'est une substance membraneuse recouvrant toute la superficie de la peau adhérence à l'extrêmité des vaisseaux dont elle est parsemé ; mai plus particuliérement aux corps muqueux qu'elle n'abandonne point , & avec lequel elle se sépare du reste de la peau par l'eau bouillante ou la macération ; elle s'enléve & se détache de même dans les brûlures & dans l'action des médicamens épispastiques. De cette adhérence , je conçois que l'épiderme est formé par l'expansion de ces vaisseaux principalement des derniers vaisseaux séreux , je m'explique. Les extrêmités des vaiſſeaux qui forment les pores étant parvenues au niveau du corps muqueux s'épanouiſſent à ſa ſurface, ſe joignent les uns avec les autres, s'uniſſent & ſe confondent tellement, que ſucceſſivement la jonction de toutes ces expanſions forme un corps membraneux d'autant plus mince, que les tuniques de ces vaiſſeaux ſont à leur extrêmités très-fines & qu'il y aura immanquablement autant de trous qu'il y a de pores ou d'orifices de ces petits vaiſſeaux : une telle compoſition de l'épiderme n'empêche pas qu'elle ſoit inſenſible , que les injections les plus fines n'y faſſent appercevoir aucun vaiſſeau & qu'elle ſe régénére ſans marque de cicatrice , quoique cela paroiſſe incompatible avec l'origine que je lui donne.

L'épiderme n'eſt pas ſenſible parce qu'il n'entre point de nerf dans ſa compoſition, puiſqu'ils ſe bornent tous au corps muqueux ; il n'y a point de circulation , quoiqu'elle ſoit une continuité de vaiſſeaux , parce que ceux qui la forment ſont à leurs dernieres diviſions & à leur fin , de maniere qu'ils ne rampent point dans cette membrane, ils ſe terminent droit à ſon niveau, &

c'eſt parce qu'il ne s'y fait aucune circulation qu'elle doit ſe reproduire ſans
cicatrice & qu'on peut enviſager ſa réproduction comme l'accroiſſement des
ongles & des poils qui ſe fait également
ſans différence, n'étant les uns & les
autres que de ſimples expanſions des
parties pouſſées à la vérité par la circulation : car il faut une cauſe qui la
produiſe ; mais circulation qui change par la petiteſſe & la fin des vaiſſeaux
incapables d'admettre du liquide dans
des cavités continues & qui n'en reçoivent plus que par des poroſités : car
ces corps ne ſont pas entiérement compactes ni privés d'humeurs quoiqu'ils
ne ſoient pas vaſculeux ; on voit au
contraire que lorſque par des obſtruc-
tions cette ſur-peau devient trop ſéche,
elle dépérit & tombe en forme d'écail-
le. Mais obſervez, Meſſieurs, que
quand je dis que ces vaiſſeaux ne reçoivent du liquide que par des poroſités, je prétends ne parler que des
vaiſſeaux qui doivent compoſer les tuniques de ceux qui forment l'épiderme;
car ceux-ci admettent bien la liqueur
ſéreuſe de la tranſpiration dans leurs
cavités, mais ce paſſage ne regarde
point l'épiderme par rapport à ſon entretien.

La décompofition de l'épiderme confirme également ce que je viens d'a-
vancer fur fa ftructure. Je prends pour
exemple les veſſicatoires.

Lorſque l'on applique fur la peau
quelques médicamens épiſpaſtiques, les
parties dures, roides & pointues des
fels qu'ils contiennent font une impreſ-
fion fâcheufe, non fur l'épiderme,
quoiqu'elle fe préſente la premiere,
parce qu'elle n'en eſt point fuſceptible,
n'ayant aucune fenſibilité ; mais fur les
nerfs qui font au-deſſous en pénétrant
dans les pores ou orifices des petits
vaiſſeaux qui y font les plus expoſés,
elles y cauſent une plus grande affluence
d'eſprits animaux, une tenfion, & en
conféquence une inflammation capable
d'arrêter le cours des liqueurs qui fur-
viennent & de faire redoubler l'oſcillation des folides déja plus tendus, dont
les pulfations violentes caufent la rupture & la féparation de l'épiderme avec les
petits vaiſſeaux qui la forment ; rupture
qui fe fera précifément dans l'endroit
où ces vaiſſeaux commencent à devenir infenfibles & où ils font plus foibles.
Les adhérences une fois détruites,
cette liqueur moins gênée, quoique
toujours vivement pouſſée par la vibra-

tion des folides irrités, s'épanche entre la peau & l'épiderme détaché, elle
la fait foulever en veffie plus ou moins
groffe, felon la quantité de liquide extravafé. Il n'eft pas étonnant que cette
férofité ne pénétre & ne paffe pas au
travers de l'épiderme, quoique criblé
d'une multitude innombrable de pores,
parce que les petits reftes des vaiffeaux
rompus reftans à la furface interne de
l'épiderme flottans & pouffés par la liqueur féreufe, font comme des efpéces
de valvules qui embarraffent & ferment
entiérement chaque ouverture. C'eft
de la même maniére que s'élevent les
veffies produites par le feu dans les brûlures ; mais elles fe forment beaucoup
plus promptement, & d'autant plus
que les parties ignées font un effet plus
vif que les vefficatoires.

Il eft encore quelques particularités
qui appartiennent à tout le corps de la
peau, tels font les plis ou rides, les
trous qui font de plufieurs efpeces, &
enfin fes ufages.

Les plis qu'on voit à la peau font de
trois fortes, les premiers font les moindres, ils confiftent feulement en des
efpéces de rides qui fe coupent les uns
les autres en tout fens, comme on le

voit plus particuliérement fur la main & qui ne font prefque formées que par l'épiderme & le corps muqueux : les feconds font des effets de l'adhérence de la peau à de certains mufcles, comme on le voit au front, au vifage, au fcrotum enfin les troifiémes fe trouvent feulement aux articulations ; ceux-ci font quelquefois formés par l'attache de la peau aux ligamens de l'articulation au moyen de l'expanfion de quelques fibres ligamenteufes , ainfi qu'on le voit à la face interne des doigts & de la main , de même qu'à la plante du pied , d'autrefois ils font fimplement formés par le pli de l'articulation,

La peau eft percée de trois fortes de trous , dont les premiers comme les plus grands, vont au-delà de la peau & communiquent dans quelque cavité ; ainfi font les ouvertures des oreilles , des paupiéres , du nez , de la bouche , de l'anus & des parties de la génération: les feconds font beaucoup plus petits , ce font les orifices des canaux excréteurs des lacunes ou glandes fébacées, que l'on apperçoit plus fenfiblement aux aîles du nez & entre les grandes lévres de la vulve : enfin les troifiémes font fi petits, qu'on ne les apperçoit

qu'avec le microscope ou par la matiére qui en sort. Ce sont les pores innombrables dont toute la peau est persemée,
qui sont destinés les uns à donner paf-
sage aux poils, les autres à la matiére
de la transpiration.

La structure de ces ouvertures est
telle que dans celles de la premiere espéce la peau n'est point coupée, mais
seulement enfoncée, réfléchie & continue avec les parties & les conduits internes qui s'y terminent ; à l'égard des
deux autres espéces, elle n'est pas plus
trouée , si nous l'examinons à la ri-
gueur , puisque ce sont des vaisseaux
qui se terminent au dehors après avoir
passé dans les aréoles ou les interstices
qui résultent des entrelassemens des fibres cutannées.

Les usages de la peau dépendent de sa
situation & de sa structure : par sa situation, elle sert en général d'enveloppe & de défense à toutes les parties
qui sont au-dessous en recouvrant toute
la surface du corps ; l'inspection seule
suffit pour en juger, de même que de
la nécessité à ces parties d'être ainsi recouvertes , & préservées des impressions des corps extérieurs.

Selon sa structure ou sa composition,

la peau est l'organe de la sensation du
tact & de la transpiration , aussi-bien
que de la sueur.

A l'égard du sens du toucher , ce
n'est pas tout le corps de la peau qui
en est l'organe immédiat, car ce ne font
ni ses fibres membraneuses, ni ses vaisseaux , le corps muqueux ou l'épiderme , qui peuvent être affectés par des
objets d'une maniére à les représenter à
l'ame ; ce font donc uniquement les
nerfs de la peau qui ont cette propriété , comme feuls dépendans du cerveau , qui est le rendez-vous de toutes
les sensations ; mais quoique les nerfs
foient la partie essentielle de l'organe ,
toutes ces autres parties de la peau con-
ttibuent à la sensation. Les fibres membraneuses qui font le corps de cette
membrane , forment le siége & le foutien des nerfs en général , comme le
corps muqueux fert à foutenir plus
particuliérement les houppes & les papilles nerveufes , à empêcher leur af-
faiffement en les tenant dans une direction favorable à l'attouchement : les
vaiffeaux par eux-mêmes ne font d'aucun ufage aux nerfs ; mais par leur
fonction ils fourniffent une rofée qui
maintient la foupleffe & la délicateffe

des mamellons ; auſſi le défaut de cette
humeur perſpirante , qui ſuppoſe le deſ-
ſéchement des houpes nerveuſes , rend-
t'il le ſentiment moins exquis. Enfin
ſi l'épiderme n'agit point non plus dans
le ſens du toucher , comme cauſe efficiente , il agit comme cauſe adjointe ;
& ſans lui la ſenſation ne ſe feroit point
auſſi diſtinctement , attendu le trop de
ſenſibilité des nerfs , au lieu que cette
pellicule en les recouvrant , eſt un inter-
médiaire entr'eux & les objets dont
elle modifie l'impreſſion. Cette fonction de l'épiderme eſt évidente , en ce
que, ſi il eſt enlevé, les attouchemens les
plus légers , qui dans un autre cas ne
procureroient que du chatouillement,
excitent au contraire de la douleur. En
conſéquence de cette fonction , ſi cette
membrane n'eſt pas dans ſon état naturel , ſi elle eſt calleuſe ou trop épaiſſe,
ainſi qu'il arrive aux ouvriers qui ont
l'habitude de manier des corps durs, le
tact perd conſidérablement de ſa délicateſſe , attendu que l'impreſſion des
objets ſe paſſe totalement ſur elle , ſans
que les nerfs en ſoient ébranlés. Et ſi
de tous les Arts la Chirurgie eſt celui
qui exige le plus de fineſſe dans ce ſens,
de quelle conſéquence n'eſt-il pas aux

Chirurgiens de ménager leurs mains, &
de ne faire aucun exercice qui puisse,
en altérant la souplesse, & la tenue
de l'épiderme, diminuer la sensibilité
du tact, y ayant peu d'opérations &
de maladies Chirurgicales où il ne soit
utile.

Les nerfs sont les organes immédiats
de ce sens ; mais ils ne le sont pas également
dans toute l'étendue de la peau
avec la même efficacité, ce qui donne
lieu de distinguer le tact universel & le
tact particulier : le tact universel est
par tout le corps, mais il ne produit
qu'un sentiment confus qui peut seulement
nous avertir de la présence d'un
corps, de sa froideur, de sa chaleur &
fort imparfaitement des autres qualités;
aussi celui-ci n'exige aucun arrangement
particulier des nerfs & il suffit pour son
exécution, de leur présence dans le
corps de la peau ; c'est-à-dire, dans
le corps mamelloné ; car c'est où ils se
terminent.

Le tact particulier constitue plus précisément
le sens ; son efficacité dépend
de la structure particuliére des nerfs,
de leur nombre, de leur situation, &
ces qualités ne se trouvent qu'à l'extrêmité
de la face interne des doigts

de la main ; ainfi ce n'eft qu'en cet endroit que réfide le tact particulier : les
nerfs qui s'y portent étant arrivés à
l'extrêmité de chaque doigt, femblent
s'y multiplier par la quantité de filamens nerveux qui les terminent : ceux-
ci ont une figure conique un peu obtu-
fe , on les appelle mamellons , houpes
ou papilles nerveufes ; ils fe portent
tous vers la furface externe de la peau,
rangés parallelement dans ces petits
fillons qui y font tracés,& dans lefquels
ils font comme en referve contre ce
qui pourroit leur nuire ; mais fi l'on veut
faire ufage de ce fens & que l'on y di-
rige fon intention , il furvient une plus
grande affluence d'efprits animaux , ces
mamellons augmentent , ils s'élevent
au niveau de ces Sillons & fe préfentent pour ainfi dire au-devant de l'objet dont on veut juger, ce qui s'accomplit plus exactement lorfqu'on tend le
doigt pour l'y appliquer, car ce mouvement favorife leur érection.

Cette ftructure dans les mamellons
leur donne la faculté d'être mus, ébranlés par les objets , & ils le font différemment felon l'éloignement ou la pro-
ximité d'un corps , fa dureté, fa mol-
lefle, felon le poli ou l'inégal , le mouvement

vement ou le repos , le froid ou le
chaud , enfin felon toutes les qualités
tactiles qui peuvent varier à l'infini , &
dont ces noms ne font que des diſtinc-
tions génériques ; c'eſt enſuite en conféquence de ces agitations variées qu'il
fe fait une impreſſion conforme au *Sen-*
forium commune dont l'ame reçoit la perception , & dont elle fait le diſcerne-
ment. Je me fers de ces mots *Senfo-*
rium commune , par leſquels on entend
le rendez - vous des nerfs & de celui
d'impreſſion de perception de l'ame ,
parce que c'eſt le langage reçu & que
mon deſſein n'eſt point de paſſer les
bornes que me preſcrivent uniquement
les loix du mouvement dans la matiére.
Il eſt certain en effet , qu'une telle explication ne nous donne qu'une idée
confuſe de la maniére dont une ſubſtance matérielle peut ébranler , agiter ,
communiquer quelques mouvemens à
une ſubſtance immatérielle,& de laquelle même nous n'avons qu'une idée ſans
pouvoir la comprendre , mais dans une
ſimple expoſition des parties , je prétends ſeulement expliquer les changemens qui tombent ſous nos fens & qui
n'affectent que la matiére.

Quoique le tact particulier ne s'exé-

Tome I.   E

cute bien parfaitement qu'à l'extrêmité
des doigts de la main ; il est cependant d'autres parties du corps , ou sans
être aussi par fait , il est plus vif que
dans le reste de la peau , telles sont la
face inférieure du pied , le bord des
lévres , le gland chez les hommes , la
face interne des grandes lévres & de
toute la vulve chez les femmes ; les
nerfs se terminent en ces parties par des
papilles beaucoup plus fines que les mamellons des doigts,& si elles se trouvent
abondantes & recouvertes d'une épiderme extrêmement fine, il n'est pas sur-
prenant qu'elles soient susceptibles d'une
titillation, c'est-à-dire , d'une légére &
douce agitation à la moindre impression de quelqu'objet , ce qui nous donne cette sensation agréable que l'on appelle chatouillement dont la volupté
vénérienne est une espéce des plus fortes , & ce qui nous prouve que cette
sensation ne dépend que de la finesse de
ces mamellons , de leur quantité & de
leur exposition favorable , c'est que
cette même impression qui n'a produit
jusqu'à un certain degré que du chatouillement , continuée trop long-tems
ou augmentée , cause alors un sentiment douloureux , & la douleur ne

dépend que d'une impreffion trop vive
& d'une diftenfion trop forte dans les
nerfs ; ainfi rien n'approche plus de la
douleur que le chatouillement, comme
l'éprouvent tous les jours les perfonnes
qu'un prurit incommode oblige de fe
foulager par des frictions quelquefois fi
fortes , qu'elles excorient la peau &
caufent de la cuifon.

Je vous ai dit , Meffieurs , que le
fecond ufage de la peau relatif à fa compofition , eft d'être l'organe de la tranfpiration comme de la fueur , & c'eft
parce que la plûpart des Anatomiftes
fuppofent une diftinction entre ces deux
évacuations que je vais vous expofer
leur méchanifme , & tâcher de vous
convaincre qu'elles font effentiellement
les mêmes.

Notre corps n'eft dans fon état de
perfection , qu'autant que la circulation fe fait réguliérement , & ce
mouvement circulaire ne fçauroit être
continuel , que les humeurs qui y font
foumifes ne deviennent trop atténuées,
qu'elles ne fortent de leur état naturel
& de ce degré de confiftence convenable pour fe conferver, pour fournir des
fécrétions récrémentitielles , louables ,
pour opérer la nutrition & les autres

fonctions. Celles qui commencent ainsi à changer, doivent être séparées de la masse du sang & portées hors du corps. Il en est de même des humeurs qui ne sçauroient atteindre ce premier degré de perfection, telles que les parties du chyle impures trop fluides, trop aqueuses pour faire corps avec le sang & se changer en sa substance, telle est donc la matière de la transpiration : elle est composée de la partie du sang la plus légere, la plus affinée, soit de celle qui a été atténuée par la circulation ou de celle qui procéde immédiatement du chyle : elle doit par conséquent nous paroître comme une sérosité subtile contenant tous les principes du sang comme du sel, du soufre, de la terre noyés dans beaucoup de phlegme & le tout extrêmement subtilisé au point que cette humeur s'exhale insensiblement en manière de vapeurs de toute la surface du corps.

Quand je vous dis, Messieurs, qu'elle s'exhale, je ne prétends point vous faire entendre que la transpiration cutannée soit simplement une évaporation inorganique, telle que celle qui s'éleve de la surface de tous les corps même des inanimés, pour peu qu'ils

foient capables de renfermer des liquides & qui eft plus confidérale encore
dans les végétaux : Celle - ci dépend
fimplement, dans les corps qui s'élevent
de terre , de la chaleur & de la preffion de l'athfmopheres fur les racines &
fur la bafe ; dans ceux qui en font féparés du mouvement intérieur de l'air
dans le corps même. Mais chez nous ,
comme chez tous les animaux, la tranfpiration eft une fonction auffi parfaite
que toutes les autres ; ce font des humeurs qui fe féparent conftamment &
réguliérement du fang par des vaiffeaux
propres au moyen de la circulation ,
dans le tems qu'elle les pouffe du centre à la circonférence ; & c'eft de là
que l'on peut tirer le principe de toutes les variations que l'on y obferve.

Cette fécrétion peut fe faire fans le
fecours d'aucuns de ces organes ordinairement établis pour filtrer des humeurs particuliéres , je veux dire , des
glandes ; auffi n'en découvre-t-on aucune dans la peau qui y paroiffe defti-
née. En effet , comme il ne s'agit point
ici d'une humeur particuliere , mais
feulement de la partie du fang la plus
fine, il fuffit dès-lors pour fa filtration
qu'elle rencontre des vaiffeaux affez

fins, pour ne laisser passer aucune des autres parties du sang comme les petits vaisseaux blancs de la peau , qui sont les dernieres ramifications des vaisseaux sanguins , & qui ne paroissent des vaisseaux blancs , que parce qu'ils ne peuvent plus admettre les parties rouges trop grossiéres eu égard à leur diamétre : leurs extrêmités qui se terminent en dehors , forment cette multitude prodigieuse de pores dont elle est criblée & qui sont des ouvertures si fines, que le Microscope seul peut les rendre visibles ; aussi la petitesse de ces orifices, & la ténuité de l'humeur qui en sort rendent cette évacuation imperceptible , c'est pourquoi on l'appelle transpiration insensible , ou transpiration cutannée , pour la distinguer d'une pareille excrétion dont le poumon est l'organe, & que l'on nomme transpiration pulmonaire.

Les pores qui fournissent la transpiration ou les pores exhalans, sont indubitablement ceux qui répondent aux arteres, puisque le courant de la liqueur artérielle est d'être porté du centre à la circonférence, de maniére qu'ils différent par cet usage des autres pores qui répondent aux veines , ceux-ci ne doi-

vent être capables que d'admettre les
fluides du dehors au-dedans toujours
conformément à la circulation, qui dans
les veines se fait de la circonférence au
centre ; ces derniers seront donc des
pores absorbans, & c'est par eux que
les bains & les médicamens topiques
produisent leurs effets, que les vapeurs
nuisibles ou salutaires peuvent pénétrer
dans nos corps indépendamment de la
respiration, que les maladies conta-
gieuses peuvent se communiquer par
des attouchemens : la peau étant semblable par cette structure à la surface
des parties internes dans lesquelles nous
voyons de pareils exemples naturels ou
contre nature de la résorbtion des humeurs, soit de celles qui s'y séparent
sans cesse par les pores exhalans pour
lubrefier les parties, soit de celles qui
se trouvent épanchées par maladie dans
la poitrine, le péricarde, l'abdomen &
qui est repompée par la plévre, le péricarde, le péritoine ou les visceres eux-
mêmes, car ces faits se trouvent dans
nos Observations pathologiques.

Cette évacuation, quoiqu'insensible, est cependant la plus abondante,
comme nous l'apprenons par les expériences du fameux Sanctorius : une telle

quantité dépend & de l'étendue de
l'organe puiſqu'elle ſe fait dans toute
l'étendue de la peau & de ſa continuité , puiſque dans l'état naturel elle doit
être réguliere & continuelle; mais cette
régularité eſt d'autant plus ſujette à des
variations , qu'une fonction dont l'organe eſt auſſi expoſé que la peau aux
impreſſions de l'air, au changement du
chaud & du froid, ne peut que ſouffrir
bien des altérations qu'une infinité d'autres dérangemens peut encore produire , comme la conſtitution naturelle des
ſolides & des fluides , le tems ou la
qualité du régime , le tems & l'eſpéce
d'exercice , les agitations de l'ame , le
ſommeil. Ecoutons ſur ce ſujet notre
docte Boeraave qui , en parlant de l'u-
tilité de la tranſpiration dans les Inſti-
tuts de Médecine nous dit , paragra-
phe CCCCXXX. *Ce qui procure , conſerve ,
augmente & rétablit la tranſpiration ,
c'eſt la vigueur des fibres des vaiſſeaux &
des viſceres , l'exercice du corps continué
juſqu'au commencement d'une ſueur légére , l'uſage moderé des plaiſirs de l'amour
réglé par les forces du corps & non excité
par le libertinage de l'eſprit , un ſommëil
de ſept à huit heures ayant le corps bien
couvert & non trop accablé de couvertures,*

la joye modérée, la jeunesse, des alimens solides, légers qui ont fermenté, qui ne font point gros & qui soient assaisonnés de peu d'aromates, un air pur, serain, sec, pesant, froid ; comme au contraire il dit à la section suivante, *ce qui la diminue, l'empêche ou la dérange, c'est toutes les choses contraires à celles-là, ainsi que la trop grande augmentation de toutes les autres excrétions.*

Selon les unes ou les autres de ces causes la transpiration peut donc être diminuée, totalement suprimée ou bien augmentée : par exemple, elle sera diminuée ou suprimée par la lenteur de la circulation, par lépaississement & la visquosité du sang ou par l'érethisme, la crispation des solides, comme il arrive dans les convulsions & les frayeurs subites ; elle peut l'être aussi par le resserrement des solides & l'épaississement des fluides tout ensemble, ainsi qu'il arrive par le froid : ces dérangemens font la source d'un nombre infini de maladies qui demanderoient toutes pour leur guérison d'une part, le rétablissement de cette fonction & de l'autre l'évacuation des humeurs retenues contre nature, mais dont les accidens & les simptômes présentent souvent des

E v

indications particuliéres & demandent un traitement différent : d'autrefois la tranſpiration eſt ſupprimée par la révulſion de cette humeur & ſa dérivation ſur quelqu'autre partie , c'eſt ainſi que l'on tranſpire moins lorſque l'on urine beaucoup , dans la diarrée , dans des hydropiſies , dans des grandes ſupurations & autres.

Cette fonction peut auſſi être augmentée & la tranſpiration deviendra plus abondante par l'efferveſcence du ſang ou ſon agitation , par ſa diſſolution qui forme des ſueurs collicatives , par le trop de force des ſolides qui pouſſeront les humeurs avec trop de véhémence , ou par leur relâchement qui., en laiſſant les vaiſſeaux plus dilatés , laiſſeront facilement ſortir trop de ſéroſités.

La tranſpiration ainſi augmentée par l'une de ces cauſes , mais particuliérement par l'exercice ou la chaleur ne ſera plus inſenſible. La ſéroſité qui n'étoit auparavant qu'une vapeur , paroîtra ſenſiblement ſur la peau en maniére de gouttes plus ou moins abondantes ; telle eſt la ſueur qui n'eſt autre que la même tranſpiration devenue ſenſible , ſe filtrant par les mêmes

organes, de la même maniére , & compofée de la même matiére , ou tout au
plus y a-til très-peu de différence dans
ces circonftances , comme par exemple,
que les vaiffeaux , quoique les mêmes ,
font plus dilatés , les pores plus ouverts , foit parce que les humeurs plus
raréfiées par la chaleur occupent plus
d'efpace , ou qu'elles font pouffées avec
plus de force ; en conféquence les humeurs qui fortent ne font point fi fubtiles , ce qui contribue , auffi-bien que
leur quantité à les rendre perceptibles.
Ce font donc toujours les mêmes vaiffeaux qui tranfpirent & qui fuent : de
là l'inutilité de cet amas prodigieux de
glandes miliaires que les Auteurs ont
fuppofé , ou qu'ils ont crû entrevoir
dans le corps de la peau , & qui , felon eux , étoient deftinées à la fécrétion de la fueur , de forte que , fi l'exiftence de ces glandes eft équivoque ,
pour ne pas dire entiérement fauffe , fi
d'ailleurs leur fonction paroît totalement inutile , je me crois bien fondé
à croire que mes obfervations ne m'ont
point trompé , & que , fi je n'en ai jamais découvert , c'eft que réellement il
n'y en a aucune de cette efpéce. Ceux
qui pour étayer l'exiftence de ces glan-

des en ont donné pour preuves ces petites puſtules miliaires qui viennent à la
peau, ne ſont pas mieux fondé ; car
celles-ci ne ſont produites que par l'obſ-
truction des pores & des derniers vaiſſeaux ſéreux qui cauſe un engorgement,
& forment ces petites tumeurs.

Il eſt à la vérité des glandes qui ſe
manifeſtent en de certains endroits de
la peau & dont on ne peut doûter ;
mais elles ſont d'une autre ſorte, on
les appelle glandes ſébacées, & la liqueur qu'elles fourniſſent ſe nomme
auſſi humeur ſébacée. On trouve de ces
glandes dans tous les endroits où il y a
du frottement, ou qui ont beſoin d'ê-
tre tenus ſouples & humides ; ainſi on
en trouve à la peau de la tête principalement derriére les oreilles, dans le
conduit auditif externe, aux aîles du
nez, ſous les aiſſelles, aux aines, au
tour de l'anus, au prépuce & à la couronne du gland, & chez les femmes
aux environs des grandes lévres, des
nimphes & de l'uretre,

L'humeur ſébacée qui en ſort eſt
onctueuſe, ce qui la rend plus propre
à maintenir les parties qu'elle humecte
ſouples, gliſſantes, & à empêcher qu'elles ne s'excorient par le frottement au-

quel elles font expofées ; c'eft elle qui en fe mêlant avec la fueur la rend graffe, lui donne de l'odeur & tache le linge. Lorfque cette humeur féjourne en quelque part, les parties féreufes s'évaporent, les plus fulphureufes s'alkalifent de maniére qu'elle s'épaiffit & forme une matiére défagréable par la mauvaife odeur qui en exhale : celle qui eft dans le conduit de l'oreille externe eft un peu différente, c'eft une matiére plus épaiffe, jaunâtre & fort amere, onla nomme le Cerumen, ou l'humeur Cérumineufe, parce qu'elle reffemble prefque à de la cire, elle eft la feule qui ait un nom particulier.

Les ongles & les poils ont encore lieu dans cette démonftration, comme parties dépendantes de la peau.

Les ongles font connus de tout le monde par leur figure, leur nombre & leur fituation ; il n'en eft pas de même de leur origine ou production & de leur accroiffement, ces circonftances font plus obfcures.

Leur fubftance approche parfaitement de celle qui compofe la corne de la plûpart des animaux quadrupedes, & il y a apparence qu'ils font formés dès la premiére conformation,

comme les os , les cartilages & toutes
les autres parties qui dépendent les
unes des autres & qu'ils font toujours
une fuite , une propagation du fyftême
général des fibres.

On voit fans peine que les ongles
naiffent de la peau ; mais ce n'eft pas à
tout le corps de la peau qu'ils doivent leur origine , ce n'eft qu'à quelques-unes des parties qui la compofent , comme du corps mameloné , du
corps muqueux , ou de l'épiderme.

Lorfque par la macération on enleve
l'épiderme , les ongles fe détachent &
la fuivent ; ce qui avoit d'abord fait
croire qu'ils en étoient fimplement
une production , mais cela paroiffoit
encore douteux. On obferva enfuite
que le corps muqueux fe levoit avec
l'épiderme , on ne balança pas à attribuer au corps muqueux la génération
des ongles , & c'eft le fentiment de
prefque tous ceux qui en ont écrit.

Lorfque l'on examine néanmoins ces
parties préparées par la macération , on
voit que le corps muqueux & l'épiderme joints enfemble ne font pas adhérens à l'extrêmité même de l'ongle ,
ils vont un peu au-delà , de forte que
le bord ou l'extrêmité interne qui eft

la racine paroît dépendre de quelqu'autre partie ; or c'eſt le corps mamelloné qui eſt au-deſſous du corps muqueux & de l'épiderme , c'eſt donc avec ce corps que l'ongle eſt uni , & c'eſt de lui qu'il tire ſon origine : l'expérience nous le prouve.

Nous avons dit que l'épiderme n'a point de vaiſſeaux & n'eſt point ſenſible, que le corps muqueux n'eſt qu'une ſubſtance mucilagineuſe parſemée ſeulement des vaiſſeaux du corps mamelloné ; on ne ſçauroit cependant arracher un ongle ſans cauſer de la douleur & effuſion de quelques goutes de ſang , ce qui ne peut provenir que du corps mameloné ; ſçavoir , la douleur par la dilacération des nerfs & l'effuſion de ſang par la rupture des vaiſſeaux ; il eſt vrai que lorſque l'on coupe les ongles on ne cauſe ni douleur ni épanchement de ſang ; la raiſon en eſt, que les vaiſſeaux entrent dans la racine de l'ongle par leurs dernieres diviſions & leur extrêmités,ils y ſont ſi fins, qu'ils n'ont bientôt plus de cavité & que le liquide le plus délié peut ſeulement y pénétrer par des poroſités autant qu'il eſt néceſſaire pour leur nutrition & leur accroiſſement. Quant au corps muqueux

& à l'épiderme , ils ne font que cou-vrir la naiffance ou la racine de l'ongle, ils fervent ainfi à l'affermir en formant aux environs un petit contour ou un bourlet extrêmement ferré.

Cette expofition doit nous perfua-der que les ongles font une continuité des fibres qui ont formé les ongles & les vaiffeaux fanguins du corps mamel-loné, que ces fibres naturellement join-tes & ferrés dès la premiére conforma-tion , forment un corps plus dur que les autres parties & dont l'ufage eft de fervir d'arc-boutant & d'apui à l'extrê-mité de chaque doigt.

Les poils font les derniéres parties qui appartiennent aux tegumens , ce font les moindres, mais elles ne font pas les plus fimples dans leur expofition.

Les poils fe manifeftent évidemment comme des filets extrêmement déliés qui fortent & s'étendent plus ou moins au-delà de la peau , felon les différen-tes parties où ils naiffent.

Nous avons à obferver dans les poils leur tems , leur différence , leur fub-ftance, leur accroiffement , leur nour-riture, leur couleur & leur ufage : par rapport à leur tems , nous apportons les uns en naiffant , tels font les che-

veux, les fourcils & les cils, les autres,
quoique formés, ne paroissent qu'à un
certain âge & marquent la puberté,
comme les poils du pénil, des aisselles
& de la barbe qui sont les plus remar-
quables. Il en paroît encore principalement chez les hommes en bien d'autres parties comme aux oreilles, dans
les narrines & dans presque toute l'é-
tendue de la peau ; mais ces derniers
ne sont que des especes de poils folets
qui sont moins forts & plus courts que
les autres.

De tous les poils les cheveux sont les
plus considérables, ce sont les plus
forts, les plus longs & ceux qui présentent le plus de variations : ainsi ce
sont eux que nous examinerons en les
prenant à leur racine.

Lorsque l'on fait une incision au cuir
chevelu, on voit que chaque cheveu
tire son origine d'un petit corps ovale
& blanchâtre que l'on nomme Bulbe
ou Oignon situé dans le corps même de
la peau : à certains endroits ces bulbes
excédent la peau du côté interne & se
trouvent placés sur le corps adipeux
lorsqu'il s'en trouve comme à la barbe, aux fourcils, aux aisselles, aux
pénil & au scrotum ; ailleurs ils sont

plus fuperficiels & s'enlevent aifément par la macération avec l'épiderme.

Les bulbes ou oignons capillaires examinés au Microfcope , paroiffent comme de petites veffies formées d'une membrane affez épaiffe eu égard à leur volume & pleines d'un fuc vifqueux approchant de la nature du fang. Chaque veffie reçoit des vaiffeaux de toute efpece qui y dépofent , fans doute, ce fuc pour être la matiére nourriciere des poils , & il eft probable qu'il y a auffi des filets de nerfs par la douleur que nous fentons lorfqu'on les arrache , parce qu'on ne fçauroit les tirer fans déplacer leur racine & caufer au nerf un tiraillement douloureux ; le poil n'eft point fenfible par lui-même puifqu'on le coupe fans douleur , mais il l'eft par fa correfpondance avec les nerfs qui vont à fa racine.

C'eft par l'extrêmité de ces efpeces de glandes ou bulbes que les poils fortent & percent le tiffu de la peau ; ils s'étendent de là plus ou moins en longueur felon les différentes parties , car il y en a qui après un certain tems ne croiffent point , d'autres au contraire croiffent toujours. Les cils & les fourcils une fois bien formés ne croif-

fent plus ou très-peu ; les poils des aif-
felles & des parties fecrettes ont auffi
une longueur déterminée & ne croiffent point au-delà à moins qu'on ne les
coupe , de forte que nous n'avons que
la barbe & les cheveux qui n'ont point
de borne.

Les poils au-delà de leur racine con-
fervent pendant quelques lignes de chemin & plus ou moins felon leur efpéce
une legere cavité , qui répond à celle
du bulbe remplie par une fubftance
mollaffe imbibée du fuc qui eft dans
la capfule & parfaitement comparable
au fœtu que l'on trouve dans le canon des plumes , après quoi cette cavité diminue & s'efface ; tout le refte
du poil ne paroît enfuite qu'une fubftance homogene dont le dedans eft po-
reux , & le dehors un peu plus folide
en eft comme l'écorce.

Ne foyez point étonnez , Meffieurs ,
fi je ne parle point des vaiffeaux que
quelques Auteurs attribuent aux poils ,
je n'ai jamais penfé qu'il y en eût , &
j'ai été confirmé dans mon opinion par
l'autorité de M. Chirac, qui a fait fur
cette matiére des expériences que je
n'ai pas eu lieu de faire & qui dònnent
à fon fentiment beaucoup d'autorité :

il eſt vrai que les poils , comme toutes les autres parties, reçoivent du ſang la matiére de leur nourriture & de leur accroiſſement ; cela eſt prouvé par la maladie appellée *Plica-polonica* ; mais elle ne prouve pas qu'il y ait des vaiſſeaux , parce que l'on peut l'expliquer d'une autre maniére.

Le ſuc contenu dans la capſule de la racine y eſt dépoſé par les extrêmités des vaiſſeaux qui y aboutiſſent ; ce ſuc paſſe d'abord dans cette ſubſtance mollaſſe qui ſe trouve intérieurement au commencement du poil , de là il pénétre la ſubſtance poreuſe du poil par tranſudation ſeulement , c'eſt-à-dire, en s'inſinuant dans les pores qui ſe préſentent & les parcourt juſqu'à ſon extrêmité , ce qui ſuffit pour leur accroiſſement & leur nourriture.

Mais s'il eſt vrai que les poils ſoient privés d'arteres , ils le ſeront ſans doute également des veines; & que deviendra dès-lors, me dira-t-on , cette liqueur qui s'y porte par tranſudation : cette difficulté s'évanouit en obſervant qu'elle n'y aborde qu'en très-petite quantité parce qu'elle n'eſt plus également ſoumiſe aux loix & à la force de la circulation, que de cette petite quantité une partie eſt employée à l'accroiſſement ou ſeulement à la nourriture des poils, tandis que le reſte qui ſera le plus fluide s'exhale par leurs extrémités ou par les pores collateraux. Que la tranſcolation du ſuc nourricier dans les poils de cette maniére ne paroiſſe point impoſſible, car elle eſt aidée 1°. par la force élaſtique & ſiſtaltique des parties qui en environnent la racine, comme la capſule elle-même & les filets de la peau où elle eſt contenue. Ces agens étoient indiſpenſablement néceſſaires pour la progreſſion d'une humeur qui doit parcourir des eſpaces où elle eſt gênée, puiſque ce ne ſont que des poroſités aſſez ſerrées.

Ne pouvons-nous pas conclurre de cette ſtructure que dans les cadavres où les ſolides ſont entiérement privés de mouvement, il ne doit ſe porter aucune matiére nourriciere dans les poils & qu'ils ne ſçauroient croître comme on le penſe vulgairement. M. Chirac même, cet Auteur d'ailleurs ſi reſpectable, n'eſt pas éloigné de ce ſentiment & pour franchir ces difficultés, pour expliquer l'accroiſſement des cheveux après la mort, il a recours à la putréfaction.

Après la mort, dit notre Auteur dans

fa Thefe fur les poils, *la putréfaction
excite un mouvement inteftin dans les liqueurs capable indépendamment des folides de faire avancer le fuc nourricier dans
les poils & de les faire croître.* Qu'il me
foit permis de dire ici que deux chofes
démontrent le faux de ce fentiment outre l'expérience du contraire que j'ai
obfervé très - fouvent : 1°. la putréfaction doit changer la nature des liqueurs & les rendre incapables des fonctions qu'elles exécutoient auparavant.
2°. pour qu'une partie fe nourriffe &
s'accroiffe, il ne fuffit pas que la matiere nourriciere s'y porte, il faut de
plus que la partie jouiffe de la vie,
qu'elle foit animée afin qu'elle foit capable de retenir & de retirer quelqu'a-
vantage de la matiére qui pourroit lui
être diftribuée ; c'eft donc dans les
corps animés feulement que les liqueurs
auront la faculté de nourrir le poil &
d'en augmenter la longueur, & cette
augmentation eft toujours proportion-
née à la quantité plus ou moins abondante des fucs, ou au tiffu plus ou
moins ferré de la fubftance même du
poil ; car c'eft de ces circonftances que
dépendent les différences que nous
avons obfervé dans leur longueur.

Cette méchanique de l'entretien des poils est parfaitement semblable à celle de la végétation des plumes & des plantes : dans les unes & dans les autres le suc nourricier n'a point de vaisseaux particuliers, & si l'on dit qu'il y en a dans les plantes, c'est moins des vaisseaux réels que des cavités formées par la continuité de plusieurs pores qui se joignent, se suivent & forment des espéces canaux.

La frisure & la couleur des cheveux présentent encore quelques difficultés, la frisure ne peut dépendre que de la contexture de la peau, ou de celle du cheveu même ; si la peau est extrêmement serrée, que les pores plus étroits n'ayent pas une direction égale & unie, alors les poils qui ont de la peine à sortir font diverses inflexions, de même qu'une plante qui croit entre des pierres & les courbures qu'ils prendront à leur passage pourront se continuer jusqu'à son extrêmité ; au lieu que si les pores sont assez ouverts & directs le poil sortira en droite ligne & sera lisse dans toute sa longueur ; mais ces obstacles ne causeront tout au plus que cette espéce de frisure qui rend les cheveux crepus comme ceux des Maures ;

quant à celle qui ne vient qu'à l'extrêmité des cheveux & qui les rend bou-
clés , il y a plus lieu de penser qu'elle
est produite par les directions différentes des porosités des poils mêmes , qui
obligeant le suc nourricier à se porter
inégalement & plus d'un côté que d'un
autre, peuvent leur donner des courbures variées & les rendre ainsi frisés.

La couleur dépend & du poil & de
l'humeur qui y passe ; les cheveux seront blonds lorsque leur substance sera
diaphane , que les pores placés les uns
vis-à-vis des autres laisseront facilement
passer les rayons de lumiére , au contraire ils paroîtront bruns lorsque leur
substance sera plus ou moins compacte : la couleur de l'humeur qui y
passe doit aussi y apporter du changement , & nous sçavons qu'elle peut être
naturellement plus claire ou plus foncée.

Dans les vieillards c'est par une autre cause que nous les voyons blanchir ;
on a pensé long-tems que cette couleur venoit uniquement de leur desse-
chement, cependant ce n'en est point
la seule cause , car des cheveux coupés
depuis long-tems ne manquent pas de
se dessécher, il ne changent néanmoins

pas

pas de couleur. Il est certain que lorsque l'on avance en âge , toutes les parties se-desséchent & les poils n'en sont
pas exemts ; par ce desséchement tout
est plus resserré & particuliérement la
peau de même que les parties qui en
dépendent ; s'il en est ainsi , pourquoi
ne penserions-nous pas que la matiére
qui se portoit auparavant librement
dans les poils , ne peut plus y passer
avec la même liberté , qu'il n'y aborde
que la portion du sang la plus séreuse ,
la plus subtile , la moins colorée , qui
ne peut par conséquent donner aux
cheveux aucune couleur , ce qui , joint
au desséchement , nous les fait voir
blancs.

Les poils paroissent plus utiles chez
les brutes que chez les hommes , néanmoins nous devons être persuadés qu'ils
ont chez nous des usages qui sont même différens selon les différentes parties ; les cheveux servent d'ornement
& de couverture à la tête ; les sourcils outre l'ornement empêchent encore la sueur du front de tomber sur les
yeux , on croit aussi qu'ils sont utiles
en quelque chose à la vûe ; les cils servent à diminuer ou à rabattre les rayons
d'une lumiere trop éclatante : les poils

du nez , des oreilles en défendent l'entrée aux insectes : la barbe sert à distinguer au premier abord l'homme de la femme : les poils des parties secrettes marquent la puberté par leur naissance , & peut-être l'Auteur de la Nature veut-il , quand nous sommes en état de le connoître , nous marquer que ces parties doivent être cachées : enfin tout notre corps est garni de poils plus ou moins apparens , mais dont l'utilité n'est pas assez reconnue pour leur attribuer aucun usage marqué.

L'on demande assez communément pourquoi les femmes n'ont pas de la barbe comme les hommes ; cette question quoique peu intéressante mérite cependant un éclaircissement , & nous verrons avec un peu d'attention que les uns ne diffèrent des autres que du plus au moins : en effet, à l'aide d'un microscope, il n'est point de teint si beau & si uni qui ne paroisse couvert de poils; toute la difficulté se réduit donc à décider pourquoi le poil follet qui garni le visage des femmes n'est pas aussi fort, aussi considérable que chez les hommes : la plûpart de ceux qui ont voulu répondre à cette question n'ont donné que des raisons fausses dont la plus absurde a été

de dire que chez les femmes le flux menf-
truel emporte l'humeur qui chez les
hommes fournit la matiére de la barbe ;
c'eft ainfi que l'on pouvoit raifonner
dans un tems où l'on croyoit que les
poils n'étoient que des parties excré-
menticielles, c'eft-à-dire, formées par
les excrémens ou les impuretés du fang ;
mais nous penfons maintenant que les
poils font formés comme toutes les autres parties dès la premiére conformation, & en conféquence j'imagine que
dès ce tems les uns font deftinés à être
plus gros que les autres, parce que réguliérement à certaines parties les bulbes ou oignons d'où ils fortent font
plus ou moins gros ; de forte que fi les
bulbes qui font au vifage des femmes
font naturellement moindres que ceux
des hommes, les poils feront auffi plus
petits. Quant à la premiére caufe de
cette différence, nous ne pouvons que
l'attribuer aux loix de la nature felon
lefquelles on trouve dans les parties de
différentes efpéces, des variations ex-
preffes qui ne dépendent nullement du
hazard.

La defcription des poils renferme
encore des fingularités que le tems ne
me permet pas de détailler plus ample-

ment : nous avons vû ce qu'il y a d'essentiel & nous en avons vû assez pour reconnoître que l'intelligence suprême est aussi admirable dans les moindres choses, qu'elle l'est dans les plus grandes.

Finissons enfin l'histoire des Tégumens universels & passons à la seconde enveloppe générale également comprise sous ce nom de Tégument commun, je veux dire le corps graisseux qui se présente immédiatement au-dessous de la peau.

Le corps graisseux est composé de deux parties, 1°. d'une substance membraneuse que l'on nomme la membrane Adipeuse, 2°. d'une matiére grasse, oleagineuse qui est la graisse proprement dite.

La membrane Adipeuse est un tissu de plusieurs lames ou feuillets extrêmement fins, formant par des entrelassemens variés & sans ordre des espéces de cellules irréguliéres, communiquant les unes avec les autres par des pores qui ne sont que les interstices de fibres de ces membranes.

Ces cellules sont plus ou moins grandes, plus ou moins serrées, plus ou moins abondantes selon les différentes parties , ou plûtôt selon les différens besoins. Lorsque ce tissu se trouve seul & sans graisse , il forme ce que l'on appelle le tissu cellulaire , mais pour peu que le sujet ait de l'embonpoint , il se trouve rempli par la graisse , c'est-à-dire , par un suc gras, onctueux , de la nature de l'huile quoique plus solide.

Ce suc est composé de tous les principes que contiennent les autres liqueurs , mais les parties sulphureuses y abondent & en déterminent la qualité ; c'est aussi par l'exaltation de ces principes sulphureux qui ont de grandes dispositions à s'alkaliser que la graisse change facilement , qu'elle laisse exhaler une odeur forte & rance lorsqu'elle a été gardée quelque tems hors du corps sans préparation.

Les cellules graisseuses sont garnies de vaisseaux sanguins comme toutes les autres parties , & c'est par les pores ou l'extrêmité des petites arteres que la partie du sang la plus huileuse s'échape, comme par transudation pour remplir les cellules, où elle prend par sa fixité une certaine consistence ; elle y séjourne jusqu'à ce qu'elle se dissipe , soit en sortant avec la transpiration , ou la sueur ensuite de quelqu'exercice violent, ou d'une chaleur exceſſive (car en général la graiſſe diminue plus en été qu'en hyver) ſoit en rentrant dans la circulation ce qui ſe fait par des voyes ſemblables à celles qui l'ont dépoſée, c'eſt-à-dire, par les pores des petites veines ſanguines qui abſorbent & repompent ces ſucs. Ces voyes toutes ſimples qu'elles paroiſſent doivent ſuffire pour fournir la graiſſe, ou pour l'abſorber, ſans multiplier les organes & admettre des glandes ou des vaiſſeaux graiſſeux uniquement deſtinés à la circulation de cette humeur.

Le corps graiſſeux ainſi compoſé ſe trouve au-deſſous de la peau dans preſque toute l'étendue du corps à l'exception de certaines parties où elle eût incommodé, comme ſous la peau des paupieres, des oreilles, de la verge ; de plus il y en a dans l'interſtice de pluſieurs muſcles, autour des gros vaiſſeaux qui ne ſont couverts que de la peau, comme aux aînes, aux aiſſelles, dans tous les endroits où ſont des cavités à remplir, comme aux joues & où les mouvemens des parties ſont fréquens ainſi qu'il arrive aux muſcles de l'œil, autour des articulations ; on en trouve auſſi dans les cavités intérieures, mais il n'y en a point dans le crâne , fort peu dans la poitrine où il n'y a presque que le cœur qui en soit entouré ; l'abdomen seul est l'endroit où elle est la plus abondante : en effet l'épiploon , le méfentere en font quelquefois garnis à l'excès , le tissu du péritoine qui envelope les reins en contient toujours beaucoup ; c'est la graisse de ces parties qui dans les animaux est plus solide & qu'on appelle l'Axonge , mais qui dans l'homme ne préfente que peu de différence dans sa confistence.

S'il y a des endroits privés de graisse, quelques-uns où il y en a peu , d'autres où il y en a beaucoup ; cette différence ne peut venir que de la quantité, ou de la privation de ce tissu qui forme la membrane adipeuse , car la matiére de la graisse étant dans le sang , circule également par tout le corps ; mais elle ne s'en fépare que lorsqu'elle rencontre des pores pour lui donner passage & de ces cellules disposées à la recevoir.

Nous pouvons ajoûter que la graisse fe trouve même dans les cavités des os ; car la moëlle & le fuc moëlleux font également composés de cellules membraneufes pleines de fuc gras, onctueux, & cette composition reifemble parfaiment à celle du corps graiſſeux.

La graiſſe a nombre d'uſages dont la plûpart ſont relatifs aux différentes parties où elle ſe trouve : celle qui couvre preſque toute l'étendue du corps adoucit le contact violent des corps extérieurs & modere les impreſſions du froid ; par cette raiſon les gens maigres ſont plus ſenſibles, ils craignent beaucoup plus les coups, les chûtes & le froid ; elle ſert auſſi à rendre l'extérieur du corps uni, poli & plus beau en rempliſſant les cavités que laiſſent les os ou les chairs, ce qui ſe remarque plus chez les femmes à qui le Créateur ſemble n'avoir rien épargné de tout ce qui pouvoit exciter & flatter le goût des hommes : celle qui ſe trouve dans les interſtices des muſcles en adoucit les mouvemens, elle en remplit les vuides & les tient aſſez écartés pour que dans des contractions fortes & réiterées, ils ne ſe frottent rudement ; ou elle maintient dans un état de ſoupleſſe continuelle ceux qui ſe meuvent ſans ceſſe, comme les muſcles des yeux & le cœur.

Celle qui eſt dans l'abdomen ſert de couſinet ou de couverture aux inteſtins, à l'eſtomach, aux autres viſceres;

elle adoucit auſſi le frottement continuel de ces parties & elles les rend plus gliſſantes.

Ces uſages de la graiſſe qui ſont particuliers aux différentes parties où elle ſe trouve, ne ſont pas les ſeuls qu'elle poſſéde : nous lui en connoiſſons de généraux qui s'étendent à tout le corps, comme de tempérer l'acrimonie des humeurs en rentrant dans le torrent de la circulation, de ſervir même en certains cas à fournir au ſang une matiére qui tienne lieu de nourriture dans de longues abſtinences : ces uſages ſont ſi néceſſaires & ſi marqués que les perſonnes maigres ſupportent moins les abſtinences, qu'elles ſont plus ſujettes aux dartres, aux demangeaiſons de la peau, aux rhumatiſmes, principalement les vieillards dont le ſang eſt plus ſouvent dénué de ce baume. Dans l'abdomen ou les rameaux de la veine porte ſont entourés de graiſſe ſoit à l'épiploon, ſoit au méſentere, les extrêmités de ces veines ne manquent pas d'abſorber beaucoup des ſucs onctueux qui en ſe mêlant avec le ſang, ſervent à réparer la quantité de matiére qui s'en eſt ſéparée dans toutes les glandes inteſtinales, & contribuent peut-être beaucoup à la formation de la bile; puifque c'eft la veine porte qui tranf- met dans le foye la matiére de cette fécrétion, & que la bile eft comme la graiffe compofée de beaucoup de par- ties fulphureufes.

Je ne vous parlerai point, Meffieurs, de ces tégumens que les anciens comp- toient outre la peau & la graiffe, com- me du pannicule charnu, c'eft-à-dire, de cette membrane mufculeufe que l'on croit être dans quelques animaux qua- drupedes & par laquelle la peau fait des mouvemens de tréfaillemens propres à la délivrer des infectes; on eft con- vaincu qu'il n'exifte point dans l'hom- me, car fi la peau de la tête & du vifa- ge a la faculté de fe froncer & de for- mer des rides au gré de notre volonté, c'eft par le moyen de certains mufcles particuliers & cutannés, tels que les mufcles frontaux, occipitaux ou peau- ciers qui fe bornent à ces parties & que l'on ne trouve point ailleurs.

Outre ce troifiéme tégument ils en admettoient un quatriéme qu'ils appel- loient la membrane commune des muf- cles. L'exiftence de cette partie n'eft pas mieux fondée que celle du panni- cule charnu. On voit, il eft vrai,

dans quelques endroits du corps plusieurs muscles recouverts par une même
membrane, comme au bras, à la cuisse,
à la jambe, mais ce n'est alors que l'expansion de certaines aponevroses telles
que celles du biceps & du fascialata.

Les muscles sont couverts & entourés de membranes, mais qui sont particulieres à chacun d'eux & qu'on ne
sçauroit prendre pour un tégument
commun à tout le corps. On ne doit
donc comprendre sous ce nom que la
peau & la graisse.

Telle est en général, Messieurs, la
définition de toutes les parties externes & internes du corps humain ; telles
sont les bornes qui leur sont prescrites,
leurs divisions, l'histoire en un mot
de toutes les parties contenantes communes que j'ai appellé des Tégumens
universels : nous entrerons insensiblement dans l'intérieur de ce même corps,
& je tâcherai de vous conduire par gra-
dation à l'examen de tous les objets
qu'une machine aussi admirable nous
présente.

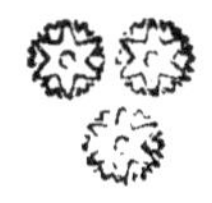

III. DÉMONSTRATION

Des Enveloppes ou Parties contenantes, particuliéres à l'Abdomen.

LEs objets généraux que je vous ai jufqu'à préfent expofé, Meſſieurs, embraſſent non-ſeulement le corps humain entier ou pluſieurs de ſes parties enſemble : ils ont encore un rapport néceſſaire avec les viſceres dont nous nous propoſons l'examen.

Vous vous rapellez ſans doute les diviſions que je fis dans ma derniére démonſtration ; j'y diſtinguai les parties que je conſiderois eu égard à leur ſituation externe en contenantes, & eu égard à leur poſition interne en contenues : vous vîtes que les contenantes ſont de deux ſortes, ou communes ou particuliéres. Je me ſuis attaché à vous décrire les premiéres, c'eſt-à-dire, les communes appartenantes à tout le corps de maniére à vous en donner une idée vraie & des notions d'autant plus certaines, que ces même: parties une fois déterminées ne souffrent pas de variations ; mais il n'en est pas ainsi des enveloppes particuliéres, propres à diverses parties : elles présentent toujours quelque chose de singulier & elles différent essentiellement les unes des autres, vû les différens visceres qu'elles recouvrent & les cavités qu'elles tapissent ; nous ne pouvons donc les envisager chacunes que séparément & à mesure que l'ordre de la dissection l'exigera de nous & nous y conduira. Celui que tous les Démonstrateurs se sont prescrits, demande que nous débutions par découvrir les parties qui subissent le plus promptement les effets de la corruption ; commençons donc par l'abdomen & par les visceres qu'il renferme.

Le bas ventre ou l'abdomen comprend toute cette étendue qui est entre la poitrine & le bassin ; elle se divise antérieurement en plusieurs régions auxquelles j'ai assigné des noms dans la division générale que j'en ai fait & qu'il seroit inutile de répéter ici ; l'abdomen forme intérieurement une cavité ovalaire qui est bornée supérieurement par le diaphragme, inférieurement par les os du baſſin, poſtérieurement par les muſcles & les vertebres des lombes, tandis que les parties laterales & antérieures ne le font que par les muſcles qui lui appartiennent.

Toute cette cavité eſt recouverte de la peau & de la graiſſe, c'eſt à-dire, des envelopes communes à tout le corps; mais au-deſſous de celles-ci on trouve des enveloppes qui lui font particuliéres, & ces enveloppes font des muſcles & le péritoine.

Les muſcles font dix, cinq de chaque côté qui retiennent leur nom & de la direction de leurs fibres, ou de leur forme & de leur ſituation : on nomme le premier le grand oblique, l'oblique externe ou l'oblique deſcendant ; le ſecond le petit oblique, l'oblique interne ou aſcendant ; le troiſiéme le tranſverſal ; le quatriéme le muſcle droit ; enfin le cinquiéme eſt le piramidal ; ce dernier n'exiſte pas toujours, quelquefois il n'y en a qu'un, d'autrefois il manque entiérement, auquel cas on compte ſeulement ou neuf ou huit muſcles à l'abdomen.

Ces muſcles étant pairs & également ſitués d'un côté comme de l'autre, ne font ſéparés antérieurement que par

une ligne blanche qui femble leur fervir de point fixe , & qui s'étend depuis
le cartilage xiphoïde jufqu'au pubis.
J'en parlerai plus au long après la defcription des mufcles , parce que c'eft
d'eux ou de leur aponevrofe qu'elle eft
formée.

Le grand oblique ou l'oblique externe eft un mufcle fort large ayant
peu d'épaiffeur fur-tout à fa partie antérieure où il eft aponevrotique ; il
s'attache fupérieurement aux côtes, inférieurement au baffin & fe termine antérieurement à la ligne blanche.

Les attaches fupérieures de ce mufcle font les plus compofées ; elles fe
font aux fept ou aux huit dernieres côtes
par fept & quelquefois huit portions de
fibres féparées qu'on appelle les dentelures , ou les digitations du grand oblique. Ces dentelures font triangulaires
& la pointe du triangle eft terminée
par un petit tendon à l'exception des
deux plus inférieures qui font prefque
quarrées & qui ne font point tendineufes à leur extrêmité.

La premiére dentelure en commen-
çant par la partie poftérieure , parce
qu'on leve ordinairement ce mufcle de
ce côté ; cette premiére, dis-je , s'at-

tache au bord inférieur de la cinquiéme ou derniére fauſſe côte & ſe borne au
petit cartilage qui la termine.

La ſeconde communique avec une
dentelure du muſcle dentelé poſtérieur
& inférieur ; elle s'attache à la partie
oſſeuſe de la quatriéme fauſſe côte à un
pouce au-delà de ſon cartilage.

La troiſiéme s'attache à la troiſiéme
fauſſe côte environ deux doigts au-delà
de ſon cartilage : ces trois premiéres
ſont recouvertes par le muſcle grand
dorſal avec lequel elles communiquent.

La quatriéme dentelure s'attache à
la ſeconde fauſſe côte un peu plus loin
du cartilage que la précédente ; la cinquiéme à la premiére fauſſe côte, &
celle-ci au lieu de s'éloigner du cartilage ainſi que les précédentes, commence à s'en approcher de même que
les ſuivantes.

La ſixiéme ſe termine à la derniére
des vrayes côtes, la ſeptiéme à la ſixiéme, & lorſqu'il y en a huit comme il
ſe voit ſouvent, la huitiéme eſt plus
mince, elle s'attache en partie au ſternum & en partie au cartilage de la cinquiéme des vrayes côtes ; celle-ci communique avec quelques fibres du grand

pectoral ; mais toutes les autres au-des-
fus de la deuxiéme , je veux dire , les
troisiéme, quatriéme, cinquiéme , fixiéme & feptiéme , communiquent avec
le mufcle grand dentelé dont il fe détache de femblables appendices qui entrant les unes dans les intervalles des
autres reffemblent à des doigts entre-
laffés , ce qui les a fait appeller des Digitations.

Les fibres de toutes ces dentelures
fe réuniffent pour fe porter de haut en
bas, & de derriére en devant jufqu'à
la partie antérieure où elles fe terminent en une aponevrofe.

La partie poftérieure de ce mufcle
au-deffous des dentelures n'eft pas confidérable ; elle n'eft que de la largeur
de trois ou quatre travers de doigts ,
c'eft-à-dire, de l'efpace qui eft entre la
derniére fauffe côte , & la crête de l'os
des iles ; elle n'a point d'attache fixe
& eft feulement recouverte par le grand
d'orfal.

La partie inférieure du grand oblique a deux attaches , l'une charnue ,
l'autre aponevrotique. La partie charnue s'attache à toute la bafe externe de
la crête de l'os des iles jufqu'à fon épine
antérieure & fupérieure , par des fibres

un peu tendineufes , de-là le mufcle devenant aponevrotique fe porte juf- qu'au pubis ; c'eft dans ce trajet que le bord inférieur de l'aponevrofe eft fort épais & forme un efpéce de bourlet que l'on a long-tems diftingué de l'a- ponevrofe fous le nom de Ligament de Poupart ou de Fallope , qui ne paroît cependant être autre chofe que le bord même de l'aponevrofe , mais où les fi- bres font en plus grand nombre & plus ferrées ; car du refte , elles ne différent en rien des autres fibres aponevrotiques dont on ne peut les féparer fans une défunion réelle.

Ce prétendu ligament ou ce bord de l'aponevrofe, laiffe en-deffous un vuide depuis l'épine fupérieur de l'os des iles jufques aux pubis ; on nomme cet in- tervalle l'arcade cruralle, parce qu'au- deffous paffent les vaiffeaux cruraux compofés d'une artere , d'une veine & d'un nerf qui fe portent à la cuiffe. La fuite de l'aponevrofe continue de s'atta- cher au pubis , mais d'une maniére fin- guliére. Les fibres aponevrotiques fe féparent à un pouce au deffus du pubis & laiffent une ouverture longitudinale que l'on appelle l'anneau du grand obli- que ; la partie fupérieure de cette fente

n'eſt pas ſeulement formée par la ſéparation des fibres, elle eſt de plus fortifiée par quelques filets aponevrotiques
qui ſe détachent de l'un & de l'autre
côté & par quelques fibres du faſcia-
lata, leſquelles bornent & affermiſſent
cette ouverture qui, ſans ce ſecours,
s'étendroit quelquefois beaucoup plus,
ſur-tout dans les hernies, auſſi eſt-ce
ce bourlet qui fait le plus ſouvent l'é-
tranglement de l'inteſtin qui donne lieu
à l'opération. Cet anneau donne paſſage
aux vaiſſeaux ſpermatiques dans l'homme & au ligament rond ſeulement dans
les femmes, chez qui il eſt beaucoup
plus petit & un peu plus bas, ce qui les
rend bien moins ſujettes aux hernies inguinales.

Les parties de l'aponevroſe qui ont
formé cette ouverture, ſe terminent
par deux eſpéces de bandes aponevrotiques que l'on nomme les piliers de
l'Anneau, qui ayant, comme l'ouverture, une ſituation oblique, peuvent
être diſtingués en antérieur & poſtérieur, ou en ſupérieur & inférieur.

Le pilier inférieur s'attache à la partie antérieure de l'os pubis, du même
côté près de la ſimphiſe & à la ſimphiſe
même où il joint le pilier inférieur du

muscle oppofé. Le pilier fupérieur
paffe par-deffus la fimphife & s'attache
à l'os pubis du côté oppofé, de maniére qu'il fe croife par-deffus la fimphife avec le pilier fupérieur de l'autre
muscle grand oblique, leurs fibres même fe confondent & paffent les unes
dans les intervalles des autres.

La partie antérieure de ce muscle
fe termine différemment, les fibres
charnues deviennent toutes aponevrotiques fur le devant & forment une
aponevrofe inégale plus large en bas &
plus étroite en haut, laquelle aboutit
tout de fon long à la ligne blanche depuis le cartilage xiphoïde jufqu'au pubis. Cette aponevrofe eft fortifiée à fa
face poftérieure par un feuillet aponevrotique du petit oblique, qui lui eft fort
adhérent, & ces deux parties forment
enfemble la portion antérieure de la
guaine du muscle droit ; obfervons que
les fibres charnues qui dépendent des
deux premiéres dentelures en commen-
çant par le bas, ne contribuent point
à la formation de cette aponevrofe,
car elles font encore toutes charnues
lorfqu'elles fe terminent à la crête de
l'os des iles.

Le petit oblique ou oblique interne

eſt directement au-deſſous du premier
dont il diffère par la grandeur & par la
direction de ſes fibres qui vont de bas
en haut, ce qui fait appeller oblique
aſcendant, à la différence du premier
que j'ai appellé oblique deſcendant.

Les connexions de ce muſcle ſont inférieurement avec les os du baſſin, ſupérieurement avec les côtes, antérieurement avec la ligne blanche ; la partie poſtérieure étant comme celle du
grand oblique ſans attache ſolide, & ſi
quelques Anatomiſtes ont dit que l'un
& l'autre touchoient de ce côté aux
apophiſes tranſverſes des vertébres des
lombes, cette erreur prouve leur peu
d'exactitude, puiſqu'on voit diſtinctement que les bords ſupérieurs de ces
muſcles ſe croiſent obliquement à quelques diſtances des vertébres lombaires
dont ils ſont ſéparés par l'aponevroſe
du muſcle tranſverſe.

L'oblique interne naît inférieurement
de toute la crête de l'os des iles depuis
la tuberoſité qui eſt près de l'os ſacrum
juſqu'à l'épine antérieure & ſupérieure :
de là toutes les fibres vont en s'épanouiſſant obliquement de bas en haut
& de derriere en devant ; les premiéres
ou les plus ſupérieures montent juſques

aux côtes, de sorte que la partie supérieure de ce muscle s'attache au rebord cartilagineux de toutes les fausses côtes & des deux dernieres des vrayes : les plus inférieures se portent plus transversalement de la partie postérieure à l'antérieure pour s'attacher au pubis, & toutes les autres se portent en haut & en devant où elles se terminent en une aponevrose qui s'étend depuis le dessus du pubis jusqu'au dessus du sternum. Cette aponevrose est double dès son commencement, c'est-à-dire, composée de deux lames ou feuillets, dont l'un est antérieur, & l'autre postérieur ; le premier est adhérent à la face postérieure de l'aponevrose du grand oblique, le second contracte une pareille adhérence avec la face antérieure de l'aponevrose du muscle transversal. Cette duplicature forme ainsi une guaine dans laquelle est contenu le muscle droit audelà duquel ces deux lames se joignent, elles se confondent & se terminent à la ligne blanche.

Avant que la structure de ce muscle fût parfaitement connue, on imaginoit qu'il avoit comme le grand oblique à sa partie inférieure, un anneau ou une ouverture pour le passage des vaisseaux spermatiques.

On s'eſt convaincu pleinement depuis que le cordon ſpermatique & le ligament rond paſſe ſimplement ſous le
bord inférieur de ce muſcle ſans qu'il y
ait aucune diviſion dans ſes fibres : il
ſort de cet endroit, il eſt vrai un trouſſeau de fibres charnues qui accompagne
le cordon ſpermatique, mais c'eſt ce
qui forme le muſcle Cremaſter, lequel
en s'écartant du petit oblique de plus
en plus au lieu de s'en rapprocher, ne
ſçauroit faire l'ouverture ou l'anneau
prétendu : d'ailleurs chez les femmes
qui manquent entiérement de ce muſcle
cremaſter, on voit à n'en pas douter,
que le ligament rond qui tient la place
du cordon ſpermatique par ſa ſituation,
n'eſt point engagé dans les fibres du
petit oblique.

Le troiſiéme muſcle de l'abdomen ou le tranſverſal eſt ſitué au-deſſous des deux premiers tranſverſalement eu égard à la direction de ſes
fibres.

Ce muſcle a ſes connexions avec les
parties voiſines de quatre côtés, poſtérieurement avec les vertébres lombaires, ſupérieurement avec les côtes, inférieurement avec les os du baſſin &
antérieurement avec la ligne blanche.

Les attaches poſtérieures ſont les plus
fortes, elles ſont auſſi les plus compoſées & elles ſe font d'une maniére dont
nous n'avons pas d'exemple dans aucun
autre muſcle ; le tranſverſal eſt charnu
dans tout ſon corps ou ſa partie moyenne, & il ſe trouve aponevrotique antérieurement & poſtérieurement.

L'aponevroſe poſtérieure eſt formée
par deux lames, une externe & une interne : la lame interne eſt encore compoſée de deux feuillets, enſorte que
cette aponevroſe a trois attaches ſolides ; la premiére ſe fait par la premiére
lame qui eſt la plus conſidérable, la
plus externe & qu'on appelle auſſi poſtérieure, parce que les autres ſont en
devant ; elle s'attache légérement à
l'extrêmité des apophiſes épineuſes des
vertébres des lombes ſeulement par
quelques fibres, & ſe joint avec la pareille aponevroſe du muſcle oppoſé ;
de ſorte que ces deux aponevroſes paroiſſent n'en faire qu'une qui eſt un
peu vacillante ſur les apophiſes : de la
ſeconde lame aponevrotique qui eſt
double, comme je viens de le dire, le
premier feuillet eſt attaché à l'extrêmité des apophiſes tranſverſes des vertébres lombaires à leur partie poſtérieure

rieure ou externe ; le fecond feuillet
s'attache à la partie interne ou antérieure des mêmes apophifes : on voit
par cette ftructure qu'il doit exifter un
intervalle entre chacune de ces lames,
lefquelles font remplies par des mufcles;
ainfi ce font le mufcle facrolombaire &
l'épineux des lombes qui fe trouvent
envelopés comme dans une guaine entre la premiere & la feconde lame,
tandis que le mufcle quarré des lombes qui s'attache à l'extrêmité des apophifes tranfverfes, eft contenu dans la
duplicature que forment les deux feuillets de la feconde lame ; c'eft ainfi que
M. Vinflou a décrit la ftructure de ce
mufcle par rapport à fes attaches, &
c'eft à lui que nous devons ces connoiffances auffi exactes.

Les trois feuillets aponevrotiques
différent chacun en grandeur, le premier eft le plus grand, il eft auffi le plus
fort foit par fa propre compofition,
foit parce qu'il fe trouve fortifié par
l'aponevrofe du grand d'orfal & une
partie de celle du dentelé poftérieur inférieur, lefquels fe confondent & s'u-
niffent tellement, qu'il eft impoffible
au fcalpel le plus délicat & le mieux
conduit, de féparer exactement les

aponevroses de ces trois muscles sans en intéresser quelqu'une; ainsi toutes les fois qu'on veut préparer séparément l'un ou l'autre de ces muscles, on sacrifie une partie de l'aponevrose des autres. Le second feuillet est moins grand que le premier ; mais le troisième est si leger que l'on a été long-tems sans l'appercevoir, tous les Anatomistes n'en conviennent même pas encore ; c'est cependant un point de fait sur lequel nos sens ne nous sçauroit tromper. Enfin la réunion de ces trois portions d'aponevroses en forme une plus forte qui s'étend en devant de la largeur de deux ou trois travers de doigts, & à laquelle succéde la partie charnue du muscle qui est la plus considérable.

Les attaches supérieures du transversal qu'on peut appeller latérales, sont à la partie interne & cartilagineuse des deux derniéres vrayes côtes, & de toutes les fausses assez près des attaches du premier muscle du diaphragme, ce qui a fait croire à quelques Auteurs que le transversal en étoit une continuation ; mais outre que les fibres n'en sont pas dans la même direction, on voit sensiblement qu'elles sont séparées & nullement continues.

Inférieurement il s'attache à toute
la lévre interne de la crête de l'os des
iles, il paſſe derriére le ligament de
fallope & ſe termine au bord ſupérieur
du pubis ; c'eſt à cet endroit que l'on
avoit cru entrevoir à ce muſcle un écartement de ſes fibres pour le paſſage des
vaiſſeaux ſpermatiques ; il en eſt néanmoins de celui-ci comme du petit oblique : le cordon ſpermatique paſſe ſimplement au-deſſous, & en conſéquence
de ces obſervations, on ne prononce
plus les anneaux des muſcles de l'abdomen, mais on dit ſeulement l'anneau,
parce qu'en effet il n'y en a qu'un de
chaque côté dépendant du grand oblique.

Tout le muſcle tranſverſal ſe porte
en devant où il dégénére en une aponevroſe plus large dans le milieu du
muſcle qu'aux extrêmités ; elle s'étend
depuis le cartilage xiphoïde juſqu'au
pubis, & ſe termine à la ligne blanche : dans toute cette étendue elle eſt
adhérente par ſa face antérieure au feuillet aponevrotique poſtérieur du petit
oblique, & contribue ainſi à fortifier la
guaine du muſcle droit, qui eſt le quatriéme que nous avons à examiner.

Le muſcle droit tire ſon nom de ſa

direction, qui n'eſt point oblique ou tranſverſale comme celle des muſcles précédens, mais qui va en droite ligne depuis le ſternum juſqu'au pubis, tout le long de la ligne blanche ; nous obſervons qu'il eſt plus large & plus mince à ſa partie ſupérieure qu'à la partie inférieure qui eſt plus étroite & plus épaiſſe ; & en conſéquence de cette différence, il s'attache ſupérieurement par quatre appendices ou eſpéces de digitations quelquefois peu diſtinctes, dont la premiére tient au ſternum & au cartilage de la cinquiéme vraye côte, la ſeconde au cartilage de la ſixiéme, la troiſiéme à celui de la ſeptiéme, & la quatriéme au cartilage de la premiére fauſſe côte. La partie inférieure n'a qu'une ſeule attache qui ſe fait par des fibres tendineuſes très-courtes, & aſſez fortes au bord ſupérieur de l'os pubis où ces deux muſcles ſont fort près l'un de l'autre, à la différence de la partie ſupérieure, où ils laiſſent entr'eux un intervalle de deux travers de doigt. Tout ce muſcle a un pouce ou deux au-deſſous de ſes attaches ſupérieures, entre dans la guaine aponevrotique dont nous avons parlé, formée par les deux aponevroſes du petit oblique , & la partie supérieure qui est hors de cette guaine , n'est recouverte que par l'aponevrose de l'oblique externe qui est même très-mince en cet endroit.

La moitié supérieure de ce muscle est comme partagée par trois & quelquefois par quatre lignes blanchâtres formées par des fibres tendineuses , nous les appellons les intersections ou les énervations du muscle droit ; ces lignes ne sont pas également transversales ; elles forment des inflexions irréguliéres & ondoyantes ; elles ne pénétrent pas non plus le muscle dans toute son épaisseur , car elles ne paroissent point à la face postérieure , on les voit seulement en devant , où la guaine contracte avec chacune une adhérence difficile à séparer.

On a nommé muscle piramidal le cinquiéme & dernier de ceux de l'abdomen par rapport à sa figure qui, d'une base un peu large , se termine en pointe & imite une petite piramide.

Il est situé à la partie antérieure & inférieure du muscle droit ; dans cette position il s'attache par sa base à la lévre externe du pubis , d'où il monte à côté de la ligne blanche en diminuant de largeur, jufqu'à la hauteur de quatre à cinq travers de doigt ou environ ; car cette longueur n'eſt pas conſtante ; dans ce trajet il ſe détache quelques fibres tendineuſes qui vont à la ligne blanche. La partie ſupérieure finit par un tendon qui fait la pointe de la piramide, & qui s'attache plus fortement à la ligne blanche ; ce muſcle eſt enfermé dans une guaine aponevrotique particuliére à lui ſeul, & cette même guaine eſt contenue dans celle du muſcle droit ; ce que n'expliquent pas bien tous les Auteurs, dont la plûpart diſent ſimplement, que le piramidal eſt enfermé dans la guaine du muſcle droit.

Tel eſt l'état le plus ordinaire où l'on trouve ces muſcles, un de chaque côté, mais qui varie en bien des maniéres ; ſouvent l'un des deux eſt plus long ou plus large, & c'eſt preſque toujours le droit, quelquefois auſſi il n'y en a qu'un qui eſt alors plus conſidérable & qui ſe trouve ordinairement du côté gauche ; il peut arriver auſſi qu'ils manquent entiérement, dans ce cas, la partie inférieure du muſcle droit eſt plus épaiſſe & plus forte.

Les trois premiers muſcles du bas ventre, le grand oblique, le petit obli-

que & le tranſverſe ſe terminent, comme je l'ai dit, à cette ligne blanche qui
regne au milieu de l'abdomen, depuis
le cartilage xiphoïde juſqu'au pubis &
dont il faut connoître la ſtructure.

Ce n'eſt point une partie ſéparée des
muſcles, elle n'eſt au contraire qu'une
continuation de leurs fibres : lorſque
ces muſcles ſont parvenus à la ligne
verticale qui ſépare notre corps en deux
parties égales, les fibres aponevrotiques d'un côté ſe rencontrant avec celles du côté oppoſé, s'uniſſent tellement & forment nn nœud d'union ſi
ſerré dans toute leur longueur, qu'il
eſt impoſſible de voir préciſément s'il
ſe forme ſimplement une jonction ou
une continuité des mêmes fibres d'un
côté à l'autre; cette union a donné
lieu à quelques Auteurs de les regarder tous comme des muſcles digaſtri-
ques, mais dont le ventre ou la partie
charnue, par exemple du côté droit,
pourroit ſe mouvoir indépendamment
du côté gauche, & comme la ſtructure
de cette jonction eſt ſi ſerrée, & ſi
compacte, cet endroit reçoit moins de
ſang, il eſt plus blanc, ce qui l'a fait
appeller la ligne blanche: Pluſieurs Anatomiſtes la diſtinguent encore en deux

parties , ils appellent la partie supérieure jufqu'à l'ombilic, la bande blanche , parce qu'elle eft plus large que
la partie inférieure ; cette diftinction
cependant paroît de fi peu de conféquence, qu'on peut fe difpenfer de multiplier les termes & les divifions anatomiques déja trop communes , & qu'il
feroit au contraire plus à propos de les
fimplifier.

C'eft au milieu de la ligne blanche
que nous voyons le nombril , ou l'ombilic ; confidérons-le par rapport aux
changemens dont il eft fufceptible en
deux tems différens , avant & après la
naiffance : avant la naiffance , c'eft-à-
dire, dans le fœtus , c'eft une ouverture
qu'on appelle l'anneau ombilical, deftiné pour le paffage des vaiffeaux qui
forment le cordon ombilical & qui fortent ou qui rentrent dans l'abdomen
du petit fujet.

Cette ouverture eft pratiquée dans
les aponevrofes d'une maniére particuliére : les fibres aponevrotiques fe
replient fur elles-mêmes , s'entrelaf-
fent & forment un bord que l'on compare au bord des paniers d'ofiers ; quelque tems après la naiffance l'ombilic
n'eft plus un anneau , il n'eft autre

chofe qu'une cicatrice, dans laquelle fe trouvent compris la peau, les vaiffeaux ombilicaux & les fibres aponevrotiques qui fe font refferrées par la contraction alternative des mufcles qui, avant la naiffance, étoient privés de mouvement. Cette cicatrice n'eft jamais fi folide que le refte de la ligne blanche, c'eft pourquoi elle donne fouvent lieu à des hernies, en permettant la fortie de l'épiploon ou de l'inteftin ; maladie que l'on nomme Exomphale, qui arrive plus fréquemment chez les femmes dans la groffeffe & chez les enfans, avant que la cicatrice ou cette réunion foit parfaite & bien folide.

Nous avons peu de parties dans la Myologie ou le jeu, le méchanifme & les ufages foient auffi admirables & auffi compofés que dans les mufcles de l'abdomen ; & je ne fçaurois vous les rendre bien intelligibles fans une récapitulation abrégée de la fituation de tous ces mufcles.

Les deux tranfverfes font les premiers du côté de l'abdomen & les feuls qui entourent cette cavité en entier, ils font aponevrotiques antérieurement & poftérieurement, tout le milieu étant charnu & leur direction tranf-

G v

verfale ; les petits obliques font au-devant des tranfverfes, ils font charnus en plus grande partie , & aponevrotiques feulement fur le devant où ils le font plus en haut qu'en bas ; les grands obliques font après les petits , ils différent de ceux-ci en ce qu'ils font plus aponevrotiques en bas qu'en haut & qu'ils ont une direction contraire ; les mufcles droits font fur le devant de l'abdomen, précifément à l'endroit où les mufcles ne font qu'aponevrotiques , puifqu'ils font enfermés dans leurs aponevrofes ; enfin les piramidaux font au bas des mufcles droits : ces mufcles fe compenfent donc les uns les autres en épaiffeur , parce que dans l'endroit où l'un d'eux n'eft qu'aponevrotique , l'autre fe trouve charnu ; c'eft par cette ftructure que les compreffions fe font dans tous les points de l'abdomen, & qu'elles fe font également.

Les fonctions de ces mufcles font de deux fortes ; les premieres font communes & réfultent de l'action combinée de tous ; les fecondes font particuliéres en ce qu'elles dépendent feulement de l'action feparée d'un ou de plufieurs de ces mufcles.

Les ufages communs font les plus

étendus comme ils font les plus confi-
rables ; car les mufcles de l'abdomen
compris tous enfemble fervent d'abord
par leur difpofition à contenir tous les
vifceres de cette cavité : dans leur action ils fervent à la refpiration en deux
maniéres ; en premier lieu , ils font
fonctions de mufcles expirateurs en tirant les côtes en bas par leur contraction,ce qui doit diminuer la capacité du
thorax , ainfi ils font de cette maniére
les antagoniftes du diaphragme & des
autres mufcles infpirateurs : en fecond
lieu , par cette même contraction ils
compriment tous les vifceres flottans
au-deffous , & les obligent de repouf-
fer le diaphragme en haut , ce qui rend
encore la cavité de la poitrine moins
ample. & acheve l'expiration. A ce
mouvement fuccéde une infpiration ,
l'air entre & dilate de nouveau la poitrine , le diaphragme s'aplanit , il repouffe les vifceres & ces mufcles , jufqu'à ce que par une nouvelle expiration ils recommencent leur jeu & leur
compreffion fur toutes les parties qui y
font expofées : or c'eft par cette alternative de mouvement que ces mufcles
contribuent à toutes les fonctions qui
s'opérent dans l'abdomen ; ils fervent

à la digeftion , à la chilification en
comprimant à plufieurs reprifes l'eftomach & les inteftins, ce qui procure
aux alimens qui y font contenus ce mouvement de trituration fi néceffaire pour
leur diffolution ; par cette même action le chyle eft exprimé, & féparé des
alimens groffiers, il enfile les orifices
des veines lactées & parvient dans le
canal thorachique , tandis que le réfidu des alimens, trop groffier pour paffer dans les veines lactées , fuit la route
des inteftins & fort par l'anus : il n'eft
perfonne qui ne s'apperçoive alors de
la force & de l'action de ces mufcles de
même que pour l'éjection de l'urine.

Cette même compreffion rend plus
faciles & plus abondantes toutes les
fécrétions qui fe font dans l'abdomen,
foit par l'agitation des glandes où elles
fe font , foit parce que le mouvement
des liqueurs eft accéleré dans tous les
vaiffeaux de ces parties qui y font expofés : ce dernier ufage eft d'autant plus
effentiel, que la circulation dans l'abdomen fe fait dans des parties lâches &
flottantes , que les ramifications de la
veine porte n'ont point de valvules , &
que cependant elles charient par mille
& mille contours un fang plus groffier,

plus épais qu'en aucune autre partie ;
je dis plus épais , parce qu'il a été dépouillé dans le pancreas de l'humeur
pancréatique , dans l'eſtomach du ſuc
gaſtrique, & dans toute l'étendue des inteſtins de l'humeur inteſtinale; c'eſt de là
que viennent ces engorgemens fréquens
de la veine porte , qui rendant la circulation plus difficile & plus lente, changent
la régularité des ſecrétions, qui cauſent
des varices dont on nomme Hemorroï-
des celles qui arrivent aux derniéres
branches de cette veine du côté de l'a-
nus, ou qui donnent lieu à des eſpéces de
douleurs que l'on confond ſouvent avec
les coliques. C'eſt ce dont M. Sthal a
parfaitement traité dans un ouvrage qui
a pour titre : *De vena portæ porta malorum.*

Telle eſt l'action ordinaire de ces
muſcles, action qui n'eſt point forcé &
qui ſe fait continuellement ; mais il
leur arrive en certains cas des contractions plus violentes , & plus fortes :
dans les accouchemens la ſortie du fœtus , de même que l'expulſion du placenta dépendent en plus grande partie,
de la force avec laquelle ils agiſſent.
Une autre occaſion non moins remarquable eſt dans l'acte vénérien où l'éja-

culation est d'autant plus vive, que la
contraction de ces muscles est plus forte ; c'est par cette raison qu'il arrive
plus facilement des hernies dans ces
deux cas, comme des exomphales dans
le premier, & des hernies inguinales
dans le second.

Les usages particuliers des muscles
de l'abdomen, je veux dire, ceux qui
ne dépendent que d'un ou de plusieurs
d'entr'eux ; ces usages, dis-je, ne sont
pas en aussi grand nombre : ils n'ont
lieu que lorsqu'ils s'agit de procurer à
notre corps certaines attitudes ; ainsi
lorsqu'un homme est suspendu par le
bras, & que dans cette situation il prétend se soutenir, ou s'élever, alors
presque tous les muscles du corps se
contractent, mais particuliérement les
muscles obliques, & encore plus les
muscles droits de l'abdomen, qui alors
attirent le bassin vers la poitrine, parce qu'il se trouve être la partie la plus
mobile ; au lieu que la poitrine étant
retenue par les bras, sert de point fixe
à leur action : au contraire si un homme debout veut s'abbaisser, ou qu'é-
tant couché sur le dos il veuille se le-
ver, le bassin alors est retenu fixe par
tous les muscles des parties inférieures,

& ceux de l'abdomen par leur contraction attirent le thorax , qui dans ce
cas, eſt la partie la plus mobile. Quand
on eſt aſſis , & que par conſéquent le
baſſin eſt fixe , ſi on veut tourner le
corps de quelque côté, comme à droite , alors le muſcle grand oblique du
côté gauche & le petit oblique du côté
droit qui ſe trouvent tous deux dans la
même direction , portent le thorax de
ce côté, & ainſi de même pour le porter
à gauche lorſqu'on panche le corps laté-
ralement , les muſcles grands & petits-
obliques de ce même côté y contribuent.

Les muſcles droits ſemblent agir en
particulier ſur l'eſtomach , & le duodenum par leurs parties ſupérieures ; &
on conjecture que c'eſt eu égard à cet
uſage qu'ils ſont en cet endroit appla-
tis , & garnis d'interſections tendineuſes qui empêchent que leurs fibres ne ſe
diviſent & ne s'écartent, ce qui auroit
pû arriver lorſque l'eſtomac eſt trop
plein ; de plus par ces interſections le
gonflement que cauſe leur contraction
ſe trouve ſéparé en trois points différens , au lieu qu'il ſe feroit fait dans
un ſeul comme dans tous les autres
muſcles , ce qui auroit fait une com-

preffion inégale & capable d'incom-
moder les parties fur lefquelles ils ont
à agir.

Les mufcles droits ont encore un
ufage dont je penfe que perfonne n'avoit
fait mention avant M. Garangeot, qui a
fi bien décrit le méchanifme de tous ceux
de l'abdomen ; il dit donc que lorfqu'ils
font contractés & tendus , ils fervent à
modérer l'action des obliques & des
tranfverfes en foutenant une partie de
leurs efforts , parce qu'ils font envelopés dans les aponevrofes que forment
ces mufcles précifément dans l'endroit
où il fe terminent & où aboutit leur
force.

A l'égard des mufcles piramidaux ,
je ne crois pas qu'ils ayent part dans aucun de ces ufages ; le feul qu'on leur
attribue eft de comprimer la veffie pour
aider l'éjection de l'urine ; cet ufage
néanmoins paroît bien foible & ne peut
avoir lieu que lorfqu'elle eft extrêmement pleine ; mais ce qui favorife cette
conjecture , c'eft qu'on ne voit pas
d'autre partie qui foit expofée à leur
action & que lorfqu'ils manquent, les
mufcles droits font plus forts dans l'endroit qui répond à la veffie , c'eft-à-
dire , à leur partie inférieure : M. Ni-

chols explique leur action fur la veffie par une autre conjecture ; il prétend que l'effort de leur contraction fe paffe fur la ligne blanche jufqu'à l'ombilic & qu'en tirant à eux l'ombilic, l'oura-que qui s'y termine, fe relâche & don-ne à la veffie la liberté de fe contrac-ter pour fe vuider totalement. Enfin il eft encore une infinité d'ufages & de maniéres d'agir de ces mufcles ; il fe peut faire, par exemple, qu'ils ne fe contractent qu'en partie, c'eft-à-dire, que la portion fupérieure ou inférieure de quelques-uns agiffe feul ou avec quelqu'autre & produife autant de chan-gement & de mouvement différens, mais que l'on ne peut fuivre plus particulié-rement, & que l'on peut d'ailleurs rap-porter à quelques-uns de ceux que je viens d'expofer.

Les ufages de ces mufcles & leurs effets font, comme vous venez de le voir, Meffieurs, des plus compofés & des plus effentiels, puifqu'ils concou-rent à la perfection de la plûpart des fonctions vitales, naturelles, ou ani-males. Je vais vous expofer mes foi-bles idées fur le principe admirable de leur mouvement, en vous dévoilant, s'il eft poffible, leur méchanifme ; &

fi vous tranfportez les idées que je
vous en donnerai à tous les autres mufcles du corps, vous aurez une connoiffance exacte des caufes, & de l'action
mufculaire univerfelle, car ces caufes
n'ont rien de diffemblable dans les uns
& dans les autres.

Les mufcles font des parties orga-
niques capables de fe mouvoir & de
mouvoir les parties qui leur répondent médiatement ou immédiatement ;
quoique pris féparément on doit les en-
vifager toujours comme des faiffeaux
de fibres fimples entourés de membranes, & parfemés de nerfs, d'arteres &
de veines, le tout dans une difpofition
finguliere d'autant plus digne de nos recherches, que cette ftructure feule peut
nous donner des raifons fatisfaifantes
fur leur jeu ; je remonte en conféquence à la nature de la fibre même, & ces
premiéres connoiffances font d'autant
plus importantes que ce n'eft point effentiellement le mufcle qui fe meut ;
mais chacune de fes fibres fe contracte ;
& c'eft de leur accord ou de l'enfemble
de leur mouvement que réfulte l'action
de toute la maffe mufculeufe : elles ne
font cependant point d'une nature particuliére, les fibres des mufcles font

femblables en principes aux fibres membraneufes, & aux fibres offeufes ; en effet
quelle différence obfervons-nous entre
leurs extrêmités tendineufes ou aponevrotiques & les membranes ? celles qui
s'inférent aux os ne paroiffent-elles pas
fe confondre, ou plûtôt être continues
avec les fibres offeufes mêmes : ce font
donc en général les parties les plus
fimples de notre corps & compofées
fimplement des premiers principes élémentaires , difpofés de maniére que
leur affemblage forme des filets extrêmement déliés : c'eft la cohéfion plus
ou moins intime de ces principes qui
donne aux fibres la qualité de fibres offeufes , mufculeufes , membraneufes ;
comme c'eft enfuite l'arrangement & la
difpofition même des fibres qui forme
des mufcles , des membranes &c.

La fibre mufculeufe eft la moins compacte, elle eft en même tems la plus élaf-
tique : de ce qu'elle eft moins compacte,
je prétends qu'il y a plus de vuide entre
fes élémens , & foit que les intervalles
en foient occupés par la matiére fubtile , l'air , les efprits animaux , ou le
fang , foit que toujours vuides ils foient
feulement difpofés à recevoir & à fe
remplir de l'une de ces matiéres dans

certain tems & au gré de nos volontés ;
c'eſt ſurquoi j'aſſeois toute la théorie de
l'action des muſcles , ce qui vous paroîtra plus ſenſible à meſure que j'examinerai le cours de ces matiéres &
comment elles y parviennent.

L'amas de fibres qui forme un muſcle eſt touiours entouré d'une légere
membrane folliculeuſe , qui pénétre &
qui forme des cloiſons dans l'intérieur
d'où réſulte des faiſſeaux de fibres, qui
dans quelques-uns, comme aux feſſiers ,
repréſentent autant de petits muſcles ;
ces faiſſeaux ſont eux-mêmes remplis
par ce tiſſu cellulaire; ainſi par décroiſ-
ſance , il n'y a pas juſqu'à la derniére
fibre qui n'en ſoit entourée , de maniére qu'elles ſont toutes ſéparées , ou
tout au moins qu'elles ne ſe touchent &
ne ſe frottent point immédiatement :
cette ſtructure change dans les extrêmités du muſcle ; la tiſſure des fibres
devient plus compacte , elles ſont auſſi
entr'elles plus ſerrées , au point qu'elles
paroiſſent ne former qu'un même corps
dans lequel on ne ſçauroit les ſéparer
ſans intéreſſer leur ſubſtance , comme
on peut le faire dans le corps du muſcle , & la membrane du muſcle recouvre ſeulement cette partie , ſans y for-

mer de cloifons entre les fibres.

Eu égard aux différences , on diſtingue communément dans un muſcle trois parties , le corps & les deux extrêmités : le corps qui eſt la partie moyenne ſe nomme auſſi le ventre du muſcle, attendu qu'il eſt toujours d'un volume plus conſidérable ; les extrêmités ſe nomment Tendons lorſque les fibres raſſemblées ne préſentent qu'un corps rond comme un cordon , & aponevroſes lorſque par leur aſſemblage elles s'épanouiſſent en maniére de membranes.

Il eſt néanmoins quelques muſcles qui ne ſont pas ſoumis à cet ordre général , par exemple , il eſt des muſcles creux & des muſcles pleins , les premiers comme le cœur , l'eſtomach , les inteſtins , la veſſie ſont conſtruits de maniere , que les fibres finiſſent ſouvent où elles ont commencé , la plûpart n'ont que des tendons communs ou elles n'en ont point étant charnues dans toute leur étendue.

Des muſcles pleins, c'eſt-à-dire , de ceux dont les fibres exactement raſſemblées ne laiſſent entr'elles aucune cavité ſenſible , quelques - uns ont un tendon dans leur milieu à chaque ex-

trêmité duquel ils font charnus , tels
font les digaftriques ; quelqu'autres ont
plufieurs corps charnus , qui d'un côté
fe terminant par un tendon commun ,
donnent lieu de les appeller Biceps ,
ou Triceps : il eft encore quelques circonftances felon lefquelles on donne
aux mufcles des noms particuliers : lorfque les fibres ont toutes une même direction , ce font des mufcles fimples
ainfi que le couturier , le fterno-maf-
toïdien &c. Si , au contraire , elles
ont des arrangemens particuliers par lefquelles elles fe croifent , elles fe portent
obliquement , ou à contre fens les unes
des autres , ce font des mufcles compofés comme le facro-lombaire , le deltoïde , & entre ceux-là on appelle mufcles Penniformes , ceux dont les fibres
rangées parallelement le long d'un tendon mitoyen imitent le ravinage d'une
plume : felon la pofition ou la direction du mufcle même, eu égard à la ligne
verticale du corps, on les appelle droits,
obliques , tranfverfes , antérieurs , pof-
térieurs , latéraux , internes , externes ; felon le volume , grands , moyens,
petits , vaftes , grêles , longs , courts ;
felon leurs ufages particuliers , extenfeurs , fléchiffeurs ; releveurs , abaif-

feurs, adducteurs ; & lorfque plufieurs
concourent à une même action , ce
font des mufcles congéneres , comme
on appelle antagoniftes ceux qui leur
font oppofés dans leurs fonctions : ces
derniers noms fe donnent indiftinctement à tous les mufcles felon la maniére dont on les confidere ; car fi les
fléchiffeurs font antagoniftes des congéneres extenfeurs , ceux-ci à leur tour
font également les antagoniftes des fléchiffeurs. Enfin on nomme encore les
mufcles différemment felon leur figure , nous en avons de trapefe , de
rhomboïde , de rond , quarré , dentelé,
deltoïde &c. mais le plus grand nombre tire leurs noms de leurs attaches aux
os , nous trouvons en effet feulement
dans les parties fupérieurs les frontaux,
les occipitaux , les vertébraux , les in-
tercoftaux , les fouclaviers , les fterno-
coftaux , les fternomaftoïdiens , les
hyoïdiens , les thyroïdiens , tous ceux
du larinx , du pharinx , ainfi de beaucoup d'autres. Reprenons maintenant
la ftructure interne du mufcle.

Les fibres fimples qui le compofent
effentiellement , ne forment quant à
elles feules tout au plus que la moitié
de fon corps ; les arteres , les veines ,

les nerfs en font une plus grande partie, & les liqueurs qui circulent dans
les canaux en augmentent encore le
volume.

Nous voyons facilement l'entrée de
ces vaisseaux dans le muscle, nous les
suivons de même pendant un certain
trajet, & jusqu'à ce que les derniéres
ramifications d'une finesse bien au-dessus de ce que peuvent découvrir nos
sens nous abandonnent à des conjectures : nous sommes certains, par exemple, que les arteres par un nombre infini de subdivisions entourent & garnis-
sent entiérement toutes les fibres mus-
culeuses, que leurs extrémités se terminent en autant de petites veinules où
le sang passe immédiatement pour circuler dans les veines, & que ce nombre
de vaisseaux capillaires forment des plexus admirables plus abondans dans le
ventre du muscle que par-tout ailleurs,
ce qui rend cette partie la plus rouge
& la plus chargée de sang que toutes
les autres de notre corps : mais ne pouvons-nous pas penser que quelques-unes
de ces ramifications artérielles pénétrent & se perdent dans la fibre même
pour fournir à son accroissement, & à
sa nutrition, en répandant dans son

tissu

tiſſu par extravaſion une matiére analogue à ſa ſubſtance , ſans quoi, comment
des liqueurs ſans ſortir de leurs canaux
pourroient-elles faire accroître & nourrir une fibre que les vaiſſeaux ne font
qu'entourer.

Ce n'eſt que dans le ventre du muſcle , dans l'endroit où les fibres ſont
moins compactes & moins ſerrées que
l'on découvre cette abondance de vaiſſeaux , au lieu qu'ils ſont en très-petit
nombre dans le tendon ou l'aponevroſe ; auſſi ces parties ſont-elles naturellement blanches & très-peu ſanguines.

Les nerfs qui ſe portent aux muſcles
ne préſentent pas moins de difficulté
pour ſuivre leur terminaiſon ; ils différent des arteres en ce qu'ils ne répondent à aucun autre vaiſſeau , ils ſe perdent entiérement dans le muſcle , & il
eſt à croire qu'après s'être ramifiés prefque à l'infini, ils ſe terminent en la ſubſtance même des fibres, non pour cela
que j'attribue l'origine des fibres aux
nerfs , comme ont fait les premiers
Anatomiſtes à qui cette vérité s'eſt découverte , parce que la continuité de
toutes les parties ne permet pas de pen-
ſer que les uns puiſſent être le principe
des autres ; d'ailleurs quelle différence

n'y a-t-il pas par rapport au volume entre les nerfs & les mufcles.

Comme il eft démontré que les nerfs contiennent quelque fluide fpiritueux, on a penfé enfuite de cette découverte que ces efprits aboutiffent dans le corps même de la fibre qui termine le rameau nerveux , qu'ils s'épanchent dans les intervalles qui font néceffairement dans la fibre mufculeufe , attendu qu'elle eft, comme il eft vrai, la moins compacte, que fes principes élémentaires moins ferrés laiffent des vuides , & ce font fans doute ces efpaces , les feuls que l'on puiffe imaginer , que des Auteurs nous ont donné fous le nom de petites veficules ; c'eft en conféquence qu'ils nous repréfentent les fibres des mufcles toutes veficulaires , il y a en effet lieu de le croire. Mais quoiqu'ils ayent établi fur cette ftructure réelle la théorie de leur mouvement mufculaire , il s'y trouve des difficultés & des doutes qui m'ont engagé à d'autres réflexions.

Telle eft , par exemple , en abrégé l'explication qu'en donne M. Senac : après avoir établi d'abord que les fibres mufculaires font intérieurement une chaîne de veficules qui communiquent entr'elles , il fuppofe que dans l'état

ordinaire elles ne font point gonflées,
mais qu'elles fe gonflent lorfqu'il s'y
détermine par les nerfs qui y aboutiffent une certaine quantité d'efprits animaux, que ces veficules ne fçauroient
fe gonfler qu'elles ne s'élargiffent &
qu'elles ne diminuent en longueur à
proportion de ce qu'elles augmentent
en largeur, que par cette diminution
la fibre fe trouve racourcie & le mufcle
en total par conféquent, ce qui en fait
la contraction : fon fyftême eft établi
fur la comparaifon de cette expérience
phyfique, par laquelle en gonflant d'air
plufieurs veffies communiquantes, on
fouleve des poids confidérables, & fur
le méchanifme par lequel une corde
mouillée s'accourcit & devient capable
d'une certaine force : il dit encore que
le mufcle n'augmente pas de volume
malgré ce gonflement, parce que les
veficules comprimant les vaiffeaux fanguins privent le mufcle du fang qui y
étoit deftiné, ce qui fait une diminution dans fa maffe, & il tâche de répondre aux autres difficultés comme fur
l'énorme quantité de fluides nerveux
qui femble néceffaire pour cette action,
fur ce qu'il devient enfuite de la contraction & fur la célérité de ce mécha-

nifme. Cependant malgré les efforts &
la fagacité de l'Auteur, ces derniéres
difficultés paroiffent inexplicables, &
ce fyftême ingénieux qui, juſques - là
ne préfente rien qui ne puiffe fe concilier avec les difpofitions de l'économie
animale, n'eft plus capable de lever les
doutes qui réfultent de ces dernieres
queftions, nous ne devons donc point
y borner nos recherches.

Cette fonction, il eft vrai, eft une
des plus abftraites de la Phyfiologie,
& elle paroît même d'autant plus au-
deffus de nos lumiéres, qu'elle entraîne
avec elle l'explication, non-feulement
de ce qui fe paffe dans le mufcle, ce qui
eft déja fort obfcur, mais même de ce
qui fe paffe dans le cerveau, de l'action
véritable des nerfs, de la nature des
efprits animaux, de leur cours, de leur
détermination, des effets de notre volonté, fur la matiére. Avouons - le,
Meffieurs, ce font autant de points qui
exerceront encore long-tems notre génie qui fe trouve, comme dans une
terre étrangere lorfqu'il perd de vûe
la matiére, & lorfque nos fens ne lui
fuffifent plus.

Nous pouvons en effet nous flatter
de pofféder & d'avoir découvert ce qui

nous a été fenfible : nous fçavons par des expériences répétées les conditions néceffaires pour le mouvement mufcu-laire & quelles font les loix de ce mou-vement ; un mufcle n'eft en état de fe mouvoir qu'autant que la fonction des nerfs & des arteres fe trouve libre. Que l'on coupe, ou que l'on lie un nerf, le mufcle auquel il appartient devient auffi-tôt paralitique ; que l'on faffe éga-lement une ligature à l'artere, fi le mufcle ne tombe pas dans une paralifie auffi parfaite & auffi prompte, fon mou-vement devient au moins fort impar-fait & il s'abolit enfin totalement. On entrevoit de là, qu'il y a quelque diffé-rence dans la fonction & la néceffité de ces deux genres de vaiffeaux, car dans la privation du fang, le mufcle n'eft pas réellement paralitique, mais il ceffe de fe mouvoir, parce que la partie fe meurt faute de ce qui doit y entretenir la vie & la maintenir difpofée à l'action, au lieu que dans la privation des efprits animaux, c'eft l'agent même du mou-vement qui eft détruit : d'ailleurs la circulation du fang eft foumife à des loix que nous connoiffons parfaitement, & nous fçavons qu'il n'y arrive aucun changement dans le tems de l'action des

H iij

muscles, le poulx est toujours le même ;
ce n'est point l'impétuosité, ni une plus
grande abondance de sang qui peut la
produire, au contraire, puisque, comme on l'a fort bien observé, le muscle
dans sa contraction pâlit & diminue de
volume, ce qui nous est une preuve
qu'il contient alors moins de sang.

Nous devons conclure en conséquence, que la circulation du sang dans le
muscle est nécessaire, seulement pour le
maintenir disposé à se mouvoir, qu'elle
n'est point la cause efficiente du mouvement, mais la cause adjointe ; il n'en est
pas de même des nerfs, nous les regardons comme les principaux agens
du mouvement musculaire, non encore
par eux-mêmes, mais par les esprits
animaux qu'ils conduisent vers la partie
à mouvoir.

Si nous observons l'état ordinaire
& naturel d'un muscle, nous verrons
que sa plus forte contraction n'est point
un mouvement nouveau créé par les
nerfs, mais seulement une augmentation du mouvement actuel qui le pos-
séde ; en effet nos muscles sont toujours en contraction, & si notre corps
ou quelqu'un de nos membres peut être
dans l'inaction, c'est que les muscles se

contrebalancent les uns les autres avec des forces égales , ou proportionnées ; il régne alors entr'eux par leur réfistance réciproque , un équilibre qui ne fe détruit que lorfque ce mouvement naturel de contraction augmente dans quelqu'un d'eux ; ainfi le mufcle qui fe contracte pour mouvoir une partie , doit en premier lieu vaincre la réfiftance de fon antagonifte , en fecond lieu foulever , ou remuer la partie à mouvoir ; & fi cette partie eft retenue par quelqu'autre réfiftance , comme par celle d'un poids à enlever , fon mouvement doit augmenter à proportion du poids , faute de quoi fon action eft inutile.

Plufieurs Auteurs ont entrepris d'évaluer la force de contraction d'un mufcle; mais nous n'aurons jamais fur ce fujet que des calculs fort imparfaits , par le défaut de pouvoir en aprétier exactement toutes les circonftances. Auffi entre plufieurs qui fe ffont appliqués au même ouvrage, n'en voyons-nous pas deux dont les fentimens foient conformes.

Cette difpofition actuelle & continuelle du mufcle à fe mouvoir , fuppofe une caufe toujours préfente dans fes fibres qui eft leur élafticité naturelle : pour que ce mouvement augmente il

H iv

faut une cauſe étrangere qui ſoit tou-jours prête & qui puiſſe y être déter-minée au gré de notre volonté : or cette nouvelle cauſe ſe trouve dans les nerfs au moyen du fluide nerveux qui y eſt déterminé du cerveau, & qui l'eſt différemment ſelon la ſtructure des par-ties, ou ſelon l agitation qui ſuit notre volonté.

C'eſt, par exemple, ſelon la ſtruc-ture des parties que les eſprits animaux ſe portent, & font mouvoir ſans inter-ruption les muſcles dont les mouve-mens ſervant aux fonctions vitales ou naturelles ne ſont point ſoumis au gré de notre volonté, tandis que les autres mouvemens que nous ſommes maîtres de produire, d'accélerer, de retarder ou de finir, dépendent de leurs influx nouvellement excité & plus ou moins prompt, abondant, ou continu, ſe-lon que nous y donnons lieu.

Le premier mobile de cette déter-mination ne peut être que dans le cer-veau, puiſqu'il eſt le principe des nerfs & l'organe ſécrétoire de leur fluide ; mais je ne m'arrêterai point à cette circonſtance, encore moins à expli-quer pourquoi les eſprits ſe portent plutôt dans le nerf d'un muſcle qui doit mouvoir une telle partie, que dans tout autre ; je pense que l'Anatomie nous feroit d'un foible secours à cet égard , ainsi je me propose seulement d'examiner ce qui se passe dans le muscle même.

Après ce que je viens de dire de la disposition des muscles à se mouvoir , il est certain que si nous connoissions parfaitement la nature des corps à ressort , en quoi consiste , par exemple ; cette élasticité innée de la fibre , nous trouverions plus facilement comment cette même élasticité peut être augmentée , & comment le muscle se contracte ; mais nous n'avons encore sur ce sujet aucune connoissance assurée , la matiére subtile est toute notre ressource. Tâchons avec ce secours de former un systême , sinon infaillible , au moins le plus vraisemblable.

Quelle structure que nous supposions dans un corps élastique , nous ne le trouverons jamais capable de ressort par lui-même , & nous ne pouvons imaginer d'autre cause de l'élasticité que le ressort de l'air contenu : nous ignorons , il est vrai , comment l'air lui-même est élastique , mais nous sçavons qu'il l'est : des expériences de Physi-

H v

que multipliées, nous ont appris qu'elles sont les loix, la force & la propriété de son ressort, & ces connoissances nous suffisent pour en expliquer les effets dans les autres corps.

L'air doit être d'autant plus élastique, qu'il est plus simple, plus pur, plus homogêne; telle est cette matiére subtile qui remplit dans l'Univers des espaces impénétrables à l'air grossier; telle est la matiére du feu élémentaire.

Son universalité, & en conséquence le défaut de vuide dans l'Univers font qu'elle est toujours comprimée, toujours disposée, par conséquent, à faire effort contre les parties qui la contiennent; ainsi cette premiere disposition est en général la même par-tout; mais elle opere des effets divers, selon la structure des corps qui la renferment. A l'égard des muscles, nous pouvons penser que les fibres musculaires moins compactes qu'aucun autre, ont intérieurement des petits espaces (que nous avons appellé vesicules) uniquement remplis par la matiére subtile, que cette matiére y est comprimée de maniére qu'elle fait sans cesse effort par son ressort naturel pour se dégager; ce dé-

faut de liberté eſt augmenté par les attaches du muſcle qui le tiennent toujours un peu tendu : dans cette ſituation de la fibre tirée par les deux extrêmités, les petites veſicules s'allon-
gent & diminuent de capacité en largeur ; le fluide compreſſible céde,
mais ſans perdre de ſon reſſort ; il en
fait au contraire d'autant plus d'effort
contre tous les parois des veſicules
muſculaires, qui ne changent & ne prê-
tent cependant point à ces efforts,
parce qu'un muſcle eſt toujours contre-
balancé par un autre, ou par quelqu'autre réſiſtance : or pour qu'un muſcle
l'emporte ſur un autre, il faut que cette
élaſticité dans les fibres augmente,
afin qu'elles puiſſent indépendamment
des réſiſtances qu'elles ont à vaincre,
ſe racourcir & ſe contracter.

La maniere dont cette élaſticité peut
être augmentée au point de faire perdre au muſcle conſidérablement de ſa
longueur, eſt donc l'unique objet ſur
lequel doivent porter nos recherches ;
& nous ne voyons dans la ſtructure du
muſcle que les nerfs, capables de cette
action.

En ſuppoſant comme je l'ai déja dit,
que les derniers filets nerveux ſe chan-

H vj

gent en la fubftance même des fibres mufculeufes, il paroît conftant que les cavités poreufes des nerfs communique & s'abouchent avec ces petites veficules des fibres ; celles des nerfs font occupées par les efprits animaux, & celles des fibres du mufcle par la matiére fubtile, & cela de maniere, que cette matiere faifant toujours effort de toute part, occupe les porofités les plus voifines des nerfs, qui font par conféquent à leurs extrêmités, en repouffant un peu les efprits animaux autant feulement que peut le permettre leur quantité, leur poids & la force qui les retient dans leurs tuyaux.

Tel eft l'état ordinaire qui eft maintenu par un jufte équilibre entre ces fluides : mais qu'arrive-t-il dans l'action d'un mufcle ? Je fuppofe que l'on convienne généralement de l'exiftence des efprits animaux, de leur détermination & de la néceffité de leur influx à la partie qui doit être mue : or fi ce fuc nerveux eft déterminé en plus grande abondance dans un mufcle, il doit pouffer & chaffer en avant le fluide qui le repouffoit lui-même ; j'entends la matiere fubtile, qui fe trouvant ainfi comprimée, porte fes efforts contre les

parois des veſicules muſculaires ; celles-
ci deviennent plus pleines qu'à l'ordinaire , elles ſe dilatent , augmentent
en largeur ſelon la comparaiſon que j'ai
déja cité de pluſieurs veſſies continues
dans leſquelles une certaine quantité
d'air introduit, leur fait perdre de longueur à proportion de ce qu'elles prennent en largeur. C'eſt par le même
méchaniſme que la fibre muſculaire ſe
racourcit , au moyen de quoi tout le
muſcle devenant plus court , fait effort
contre les parties où il prend ſes attaches , il attire & fait mouvoir celle qui
lui préſente le moins de réſiſtance, qui
eſt dans ce cas le point mobile , tandis
que l'autre eſt le point fixe.

Ne pouvons-nous pas alors comparer le muſcle à un levier , dans le milieu duquel nous trouvons la puiſſance ,
le point d'appui dans ſon attache fixe,
& la réſiſtance dans ſon attache mobile : la même comparaiſon peut également être appliquée au membre mû
dans le muſcle fléchiſſeur par exemple , & la puiſſance , tandis que nous
trouvons d'un côté le point d'appui &
de l'autre la réſiſtance.

Ce ſyſtême paroît être le même à
l'égard de la ſtructure muſculeuſe que

celui des veficules dont j'ai parlé en premier lieu ; mais il ne préfente pas les mêmes difficultés, fur-tout, eu égard à cette quantité d'efprits animaux néceffaires, qui dans ces exercices violens & continués en occafionneroit bien-tôt la difette, ni fur ce que ces mêmes efprits deviennent après l'action du mufcle, puifqu'ils ne fortent pas de leurs canaux & qu'ils n'agiffent que par compreffion fur la matiére fubtile, qui les repouffe à fon tour par fon propre reffort, dès que la caufe qui les avoit excité vient à ceffer.

Que l'on ne s'imagine pas cependant avec cette réferve des efprits animaux que nous devions être exemts de laffitude après des mouvemens fréquens ; nous éprouvons le contraire tous les jours ; mais on comprendra qu'elle procéde moins alors de la privation de la matiére que je fuppofe être le principal agent du mouvement, que de ce que les parties folides qui la contiennent foit nerveufes, ou mufculeufes par des dilatations trop répétées fe relâchent, & que privées du même ton, elles ne préfentent plus la même force qui en comprimant cette matiére, maintenoit fon reffort & fon elafticité,

Telle est , Messieurs , la maniére dont je conçois que le mouvement musculaire est opéré ; je ne présente ce sentiment néanmoins qu'à titre de conjecture , car quelque vraisemblable qu'il me paroisse , une matiére aussi abstraite ne permettra jamais de décider affirmativement.

DU PERITOINE.

Les muscles de l'abdomen étant enlevés nous découvrons le péritoine , celui-ci est la derniére des enveloppes particulieres aux visceres du bas ventre; & nous remarquerons que sa structure veritable & sa disposition réelle , ont été long-tems ignorées , ou non aussi parfaitement connues , qu'elles le sont de nos jours , parce qu'elles sont extrêmement compofées.

Le péritoine est simplement une membrane d'un tissu assez fin qui tapisse & qui garnit toute la cavité de l'abdomen de même que les parties qui y sont contenues. Le nombre de toutes les circonvolutions qu'il forme empêche de déterminer au juste sa figure ; tout ce que je puis en dire , c'est que je l'envisage comme une espèce de sac fermé

de toute part , mais qui eft fort irrégulier , puifqu'il forme des plis & replis , des prolongemens , des enfoncemens, des cavités dans lefquelles font
les vifceres.

Le péritoine a fes connexions de
tous les côtés de l'abdomen avec les
parties qui bornent cette cavité , c'eft-
à-dire , qu'il eft adhérent fupérieurement au diaphragme principalement au
centre aponevrotique , à l'exception
néanmoins de l'endroit où le foye eft
attaché ; car cette jonction eft immé-
diate & le péritoine n'y intervient point:
inferieurement il touche les mufcles
iliaques & releveurs de l'anus ; poftérieurement il joint les vertébres des
lombes & les mufcles pfoas , & dans
tout le refte de l'abdomen il eft recouvert par les mufcles tranfverfes , où il
contracte antérieurement avec leurs
aponevrofes une adhérence auffi forte
qu'avec le centre nerveux du diaphragme.

Cette membrane eft fimple , elle eft
unique , & n'eft compofée que d'une
feule lame dont je diftingue la face externe & la face interne ; celle-ci eft
polie, douce au toucher , & cette qualité étoit néceffaire, parce que c'eft de

ce côté que se passent tous les frottemens ; vous en conviendrez, Messieurs,
dans un moment. La face externe au
contraire n'est point aussi unie, c'est
par elle seule que le péritoine adhére
aux parties qui le recouvrent, aussi est-
elle garnie de plusieurs filets ou filamens lâches qui sortent de son corps,
& qui forment un tissu folliculeux bien
différent du péritoine par sa consistan-
ce, quoiqu'il n'e soit point une partie
séparée, ce qu'il faut observer exactement, soit dans la dissection, soit dans
la description qu'en ont fait les anciens
Anatomistes, qui le prenant pour une
membrane particuliére, comptoient
deux lames au péritoine distinguées selon eux en externe & en interne.

Ce tissu folliculeux ou cellulaire ne
se rencontre pas également dans toute
la face externe du péritoine ; il diminue ou il augmente selon le plus ou le
moins d'espace qui est entre lui & les
parties voisines ; dans les endroits où
le péritoine est si adhérent qu'on ne peut
presque l'en séparer comme au centre
nerveux du diaphragme, à l'aponevrose antérieure des transverses, dans
ces endroits, dis-je, on peut avancer
qu'il n'y en a point ; car dans les sujets

les plus gras, chez qui ce tiſſu eſt plus
apparent, on n'y en découvre point, &
les adhérences ſont auſſi fortes ; dans
les endroits où le péritoine joint ſeulement les parties, & dont on ne peut le
ſéparer comme à la partie charnue du
diaphragme & des muſcles tranſverſes,
il y a un peu de ce tiſſu folliculeux ;
mais il y en a beaucoup entre le péritoine & les reins qui en ſont envelopés,
au-devant de l'aponevroſe poſtérieure
des tranſverſes, au-deſſus des muſcles
iliaques, dans le fond du baſſin.

Dans tous les replis & les enfoncemens que forme le péritoine pour entourer les viſceres, il s'y trouve auſſi
plus ou moins conſidérable, ſuivant
que les adhérences y ſont plus ou moins
fortes : il y en a beaucoup entre les
deux lames du meſentere ; il y en a
moins entre le péritoine & le foye, entre le péritoine & l'eſtomac ou les inteſtins & ainſi des autres parties.

Ce tiſſu cellulaire ne différe point de
celui qui forme ailleurs la membrane
adipeuſe, ſi ce n'eſt qu'il eſt plus mince
& plus délicat, il fait auſſi la même
fonction, car pour peu que le ſujet ſoit
gras, c'eſt lui qui ſert de réſervoir à la
graiſſe, principalement autour des reins

& dans le méfentere , elle àbonde le plus dans ces parties parce que , comme je l'ai dit , les cellules de ce tiffu font plus abondantes , ou plus confidéra-bles.

Le tiffu cellulaire dont nous parlons , ne garnit pas feulement la face externe du péritoine , il fe prolonge encore en de certains endroits pour accompagner quelque partie : nous comptons cinq prolongemens ou productions de cette efpéce , il y en a deux de chaque côté , dont le premier s'étend depuis le péri-toine jufqu'au deffous de l'arcade cru-rale ; celui-ci eft ordinairement rempli de graiffe & fert à entourer les vaiffeaux cruraux qu'il accompagne de cette maniére jufqu'à la cuiffe. Le fecond prolongement eft plus confidérable , fpécialement chez les hommes où il ac-compagne les vaiffeaux fpermatiques ; car il eft de peu de conféquence chez les femmes , où il ne fuit que le liga-ment rond ; pour cet effet le tiffu cel-lulaire , après avoir quitté le péritoine à la partie inférieure de l'abdomen, for-me une efpéce de canal membraneux appellé tunique vaginale ; elle enve-lope les vaiffeaux fpermatiques qui en étoient entourés dès leur origine , mais

non point auffi parfaitement. Tout cet
affemblage, c'eft-à-dire, la tunique
contenant les vaiffeaux ou le ligament
rond paffe fous le bord des mufcles tranfverfes & petits obliques, enfile l'anneau
de l'oblique externe, & defcend chez
les hommes jufques dans le fcrotum où
cette tunique entoure & fe termine au
tefticule fans y contracter d'adhérence,
fi ce n'eft à l'endroit où les vaiffeaux
entrent dans le tefticule ; elle forme là
une efpèce de cloifon qu'il eft effentiel
d'obferver par rapport aux hydrocelles
qui peuvent être au-deffus, ou au-deffous de cette cloifon ; chez les femmes
ce prolongement accompagne & fe perd
avec le ligament rond.

Ce font les endroits par où ces prolongemens s'étendent au-delà des bornes
de l'abdomen qui font les fiéges les plus
ordinaires des hernies ; car le péritoine, en fuivant le premier, donne lieu
par fa dilatation jufqu'au-deffous de
l'arcade crurale à la hernie crurale, &
en paffant avec le fecond prolongement
par l'anneau, il facilite la hernie ingui-
nale ; obfervons néanmoins que le péritoine ne forme ces prolongemens
contre nature, ou ces facs herniaires,
que parce qu'il eft pouffé lui-même par

les parties qui forment la hernie enfuite de quelqu'effort , ou de quelque
contraction trop violente des mufcles
abdominaux.

Le cinquiéme & dernier de ces prolongemens eft fitué dans le milieu du
fond du baffin ; le tiffu cellulaire pour
le former quitte le peritoine au-deffus
de la Veffie , il fe prolonge derriére
elle , & vient embraffer fon col & le
commencement de l'uretre jufqu'à fon
paffage au - deffous de l'os pubis , car
on ne l'apperçoit pas plus loin.

La furface interne du péritoine dif-
fere totalement de l'externe , on ne
peut l'appercevoir qu'en ouvrant ce fac
membraneux lui-même ; on voit alors
que cette membrane eft, comme je l'ai
dit , liffe & polie , qu'elle recouvre &
enveloppe plufieurs parties telles que
le foye , la veficule du fiel , l'eftomac,
tous les inteftins , la ratte & le pancreas.

Ces enveloppes fe font de maniére
qu'aucun des vifceres n'eft contenu
dans la cavité que forme le péritoine ;
chacun d'eux eft logé dans des enfoncemens des replis pratiqués du côté
externe ; enforte que s'il étoit poffible
de féparer le péritoine de toutes les

parties qu'il renferme , on auroit une grande membrane ou une espéce de vessie membraneuse qui ne seroit ouverte d'aucune part & que l'on auroit fait que déplisser.

Il vous semblera peut-être que le péritoine devroit être percé pour l'entrée de l'œsophage, de la veine cave, des vaisseaux ombilicaux , pour la sortie du rectum ou de l'uretre ; il n'est cependant rien de moins vrai ; ces parties ne font que passer entre les duplicatures de cette membrane ; la veine cave même n'est contenue que dans le tissu cellulaire , aussi-bien que l'aorte & toutes ses divisions.

L'intelligence d'une telle structure ne peut-être facile , qu'autant que nous examinerons de quelle maniere se font ces duplicatures, dont les principales se trouvent à la partie postérieure.

Le péritoine au-dessous du diaphragme & au-devant de vertébres de lombes , fait un enfoncement considérable en devant où il forme une duplicature , connue sous le nom de mésentere , dont les deux lames jointes par le tissu cellulaire ne renferment que les glandes & les vaisseaux mésenteriques ; à l'extrêmité ou dans le fond de cette duplicature, il se fait un écartement de ces deux lames en maniére de tuyau dans lequel est logé tout le canal intestinal ; à la partie supérieure le péritoine forme un écartement plus considérable, parce qu'il renferme l'estomac depuis l'orifice supérieur, c'est-à-dire, depuis le diaphragme, & c'est le même repli qui se rencontre avec celui des intestins du côté opposé, c'est-à-dire, du côté droit ; le péritoine ne joint point le diaphragme dans l'endroit où le foye est adhérent, mais il fait un pli autour de cette adhérence, il s'enfonce en dedans il contient dans la cavité qui en résulte le foye, la vésicule du fiel, les canaux hépatiques, cistiques, & forme le capsule de Glisson qui enveloppe le sinus de la veine porte, l'artere, les nerfs hépatiques & le canal biliaire ; du côté gauche au-dessous de l'estomac, une autre duplicature formée pour le pancréas & les vaisseaux spléniques, se prolonge & se termine autour de la ratte ; dans les femmes il se trouve un repli de plus entre la vessie & le rectum ; qui sert à entourer la matrice, & ce sont les parties latérales de ce dernier qui forment les ligamens larges de l'utérus ; l'épiploon lui-même

n'eſt qu'une ſuite du péritoine ; c'eſt-
à-dire de la portion qui a recouvert l'e-
ſtomac & l'inteſtin colon.

Toutes les autres parties de l'abdomen ſont derriére le péritoine & ſeulement dans le tiſſu cellulaire, comme
les capſules attrabilaires, les reins, les
ureteres, l'aorte, la veine cave, les
vaiſſeaux ſpermatiques & la veſſie qui
n'eſt recouverte de la vraye lame qu'à
la partie ſupérieure.

Ce n'eſt qu'après des connoiſſances
auſſi exactes & auſſi certaines de la
ſtructure & de la ſituation de cette
membrane que l'on s'eſt enhardi à pratiquer des ouvertures, des inciſions aux
reins, ou aux parties voiſines & à la veſſie, ſans craindre de pénétrer dans le
ventre, en obſervant les précautions &
la prudence requiſe, puiſqu'on peut les
faire ſans ouvrir le péritoine ; pluſieurs
obſervations de pratique nous confirment le ſuccès de pareilles opérations,
ſoit pour des abſcès dans les reins, ſoit
pour l'opération de la taille au haut
appareil.

Le péritoine forme intérieurement
d'autres eſpèces de replis qui ſont autant de ligamens deſtinés à tenir quelques-uns des viſceres en ſituation ; ils
ſont.

font toujours formés par des duplicatures, mais dont les deux lames font
fi étroitement unies qu'il eſt difficile
de les féparer : tels ſont les deux ligamens du colon, l'un à droite, l'autre à
gauche, les deux ligamens latéraux du
foye & le ligament moyen ou falſiſor-
me qui renferme la veine ombilicale ;
on peut mettre au même rang les deux
replis formés pour accompagner ou contenir les deux arteres ombilicales ; ces
deux replis, de même que celui où eſt
la veine ombilicale, ont chacun la figure d'une petite faux dont la pointe
eſt du côté de l'ombilic.

Nous remarquerons auſſi que les anciens mettoient ces vaiſſeaux entre les
deux lames du péritoine dont ils le
croyoient compoſé ; mais depuis qu'on
s'eſt convaincu qu'il n'y a point deux
lames, on a reconnu qu'ils ſont feulement en dehors dans les duplicatures de
la vraye lame.

Toutes les parties internes font pour-
vûes de quelqu'humidité, principalement celles qui font expoſées à des fro-
temens ; or comme tous les viſceres de
l'abdomen font continuellement agités
par les mouvemens de la reſpiration, &
que les frottemens qu'ils font entr'eux

se passent sur le péritoine qui les recouvre, il a fallu que cette membrane fût sans cesse humectée, sans quoi n'eût-elle pas été exposée au desséchement, à l'inflammation, à l'excoriation & autres dangers. On apperçoit même sensiblement l'humidité dont elle est pourvûe, mais il n'est pas aussi facile de découvrir quelles sont les sources de cette liqueur.

La plûpart des Anatomistes admettent dans le corps du péritoine des glandes destinées à la filtrer, & parce que ces glandes ne paroissent point dans l'état naturel, ils se fondent sur ce qu'on voit quelquefois dans des sujets morts de maladie chronique, des petits corps blanchâtres qu'ils ont pris pour autant de glandes obstruées : cette opinion conjecturelle ne peut être refutée que par d'autres conjectures, mais qui paroissent plus vraisemblables.

Il est en effet plus simple de penser, & c'est l'opinion de M. Vinslou, que cette humidité s'échappe par transudation de l'extrêmité, ou des pores des vaisseaux artériels de toutes les parties à peu près comme la transpiration cutannée, insensible, dont elle ne paroît pas différer, & pour laquelle je n'ai point admis de glandes, mais seulement la finesse des vaisseaux qui ne donnent passage qu'à la portion des humeurs la plus tenue.

Cette liqueur se filtre sans cesse, & celle qui est superflue est aussi continuellement absorbée, apparemment par de semblables pores à ceux qui l'ont fourni, avec cette différence que ces derniers pores absorbans répondent à des veines, & les premiers où les pores exhalans répondent à des arteres. La résorbtion de cette humeur & son reflux dans la masse du sang, est assez prouvé par l'injection d'eau chaude dans l'abdomen des animaux vivans chez qui elle disparoît entiérement peu d'heures après.

Cette membrane a des vaisseaux de toute espéce, dont peu lui font particuliers, mais qui dépendent & font des séries de ceux des différentes parties où elle se trouve, ainsi elle participe aux vaisseaux du méfentere de l'estomac, du foye, de la rate, de la matrice, des muscles de l'abdomen & autres.

Le péritoine aussi merveilleusement disposé que je viens de le décrire, doit certainement avoir des usages bien essentielles : le tissu cellulaire sert en gé-

I ij

néral à unir la vraye lame avec toutes les parties qu'elle touche ; dans quelques endroits où ce tiſſu eſt plus conſidérable , il garnit des vuides & tient des parties en ſituation ; cet uſage ſe continue même juſqu'au dehors de l'abdomen par les prolongemens qui accompagnent les vaiſſeaux cruraux & ſpermatiques.

La vraye lame du péritoine ſert d'envoloppe & de membrane commune , après que tous les viſceres dont elle unit les ſurfaces & rend les frottemens plus doux, elle ſert à les maintenir en ſituation par différens ligamens auſſi variés dans leur figure , que dans leur grandeur ; ce qui eſt d'autant plus néceſſaire , que toutes ces parties ſont flotantes , & ne ſont ſtables que par les adhérences & les attaches de cette membrane.

DE L'EPIPLOON.

L'examen des parties externes de l'abdomen ſe borne au péritoine ; mais pour donner à cette démonſtration une juſte étendue , permettez, Meſſieurs, que je découvre les parties internes ou contenues dont nous commencerons l'examen.

Le péritoine entiérement ouvert nous laiſſe merveilleuſement étonné à la premiére inſpection de l'ordre & de l'arrangement des viſceres ; arrange-ment toujours conſtant en général dans tous les ſujets, quoique les circonvo-lutions variées des inteſtins paroiſſent ne point avoir de régularité.

Examinons-en d'abord la poſition, & ſans déranger aucunement les parties : nous voyons ſupérieurement du côté droit le foye & la veſicule du fiel, du côté gauche l'eſtomac à l'extrêmité & au-deſſous duquel eſt la ratte ; en bas de l'eſtomac eſt une membrane graiſ-ſeuſe qui eſt l'épiploon ; on peut le le-ver pour voir l'inteſtin colon qui com-mence du côté droit au-deſſus de l'os des iles où finit le cœcum, il remonte ſous le foye, il traverſe au-deſſous de l'eſtomac juſqu'au côté gauche pour s'enfoncer ſous les autres inteſtins : de-puis ce contour du colon juſqu'au baſ-ſin ſont les inteſtins grêles ; l'inteſtin jejunum compoſe les circonvolutions ſupérieures qui répondent à la région ombilicale, tandis que la région hy-pogaſtrique eſt remplie par l'inteſtin ileum : quelquefois on voit le fond de la veſſie qui ſurmonte les os pubis lorſqu'elle se trouve pleine ; & telles sont les parties qui s'offrent à nos regards à l'ouverture de l'abdomen , tous les autres visceres étant cachés par ceux-là. Reprenons maintenant le détail de ces parties , selon l'ordre dans lequel elles se présentent.

L'épiploon en Latin *omentum* , est une membrane graisseuse que l'on voit à l'ouverture de l'abdomen flotante sur une partie des intestins depuis le fond de l'estomac jusques environ le commencement de la région hypogastrique : cette grandeur varie cependant & quelquefois il se trouve replissé , & n'occupant que l'espace de trois à quatre travers de doigt au-dessous de l'arc du colon, d'autrefois il s'étend si bas, qu'il passe par l'anneau du grand oblique ou même par l'arcade crurale, & donne lieu à la hernie que l'on nomme Epiplocelle.

Quoique l'épiploon paroisse extrêmement mince & délié, il est cependant composé de deux lames exactement jointes dans certains endroits, & qui s'écartent en d'autres ; dans les écartemens il y a un tissu cellulaire trèsfin qui est rempli de graisse , & c'est ce qui forme les bandes graisseuses innombrables qui font fans ordre , qui fe croifent en tout fens de maniére à former entr'elles des quarrés , des triangles , des lofanges , & une infinité d'autres figures irréguliéres.

Dans les fujets amaigris par des longues maladies , l'épiploon eft prefque entiérement dépourvû de graiffe ; mais dans les fujets qui ont de l'embonpoint elle eft fouvent exceffive au point , qu'on a vû quelquefois l'épiploon du poids de cinq à fix livres , quoique dans l'état le plus naturel, il n'en pefe environ qu'une.

Cette membrane ainfi compofée forme une efpéce de fac ou de bourfe applatie , à laquelle on peut diftinguer une partie antérieure , une poftérieure , deux parties latérales , une entrée & un fond.

Le feuillet antérieur eft attaché à toute la grande courbure de l'eftomac , le feuillet poftérieur qui eft au-deffous ne paroît que lorfque l'on a renverfé l'épiploon de bas en haut ; on voit alors qu'il eft attaché à l'inteftin colon le long de la bande ligamenteufe de cet inteftin qui eft oppofée au mefocolon.

Comme le fac qui forme l'épiploon eft applati de la partie antérieure à la postérieure, les parties latérales en sont comme les angles ou les comissures ; celle du côté gauche est attachée à l'extrêmité du pancréas, à la scisure de la ratte, & à la grosse extrêmité de l'estomac où elle soutient les vaisseaux courts qui vont de la ratte à l'estomac : la partie latérale droite est attachée au ligament qui unit le colon avec le duodenum, à ces deux intestins & à la capsule de Glisson jusqu'au foye : l'intervalle qui regne entre la partie antérieure, la postérieure & les parties latérales forme l'entrée du sac, & le fond est formé par le redoublement de cette membrane, qui de la partie antérieure se porte à la postérieure, mais il est une observation à faire sur cette partie.

Lorsqu'on a ouvert le sac épiploïque on voit que le fond ne s'étend pas jusques au bas de l'épiploon, comme cela est dans une bourse, ou un sac à quoi nous l'avons comparé, on voit au contraire qu'il se forme une adhérence à la moitié environ du corps de l'épiploon, cette adhérence termine la cavité & le reste flotte sur les intestins. Or si l'on examine attentivement cette structure, & que l'on se rappelle que l'épiploon est composé de deux lames membra-

neufes unies par un tiffu cellulaire, on
s'aperçoit que la lame interne forme
feule le fond, & que c'eft elle feule qui
le borne, tandis que la lame externe
quitte l'interne, fe prolonge fur les inteftins & forme une efpéce d'appendice
au fac épiploïque qui s'étend quelquefois affez bas pour former des hernies,
comme je vous l'ai déja dit.

Pendant une longue fuite de tems
on n'a connu que le feul épiploon dont
je viens de faire la defcription ; mais il
en eft un autre que M. Vinflou a le premier démontré publiquement, il l'appelle le petit épiploon, & depuis ce
tems on a nommé le premier, grand
Epiploon.

Le petit eft compofé comme le
grand, de deux lames membraneufes
très-minces, garnies de bandelettes
graiffeufes, mais bien moins confidérables ; il eft attaché d'une part à toute
la petite courbure de l'eftomac, c'eft-
à-dire, à tout l'intervalle qui eft entre
les deux orifices, & de l'autre part il
s'attache à la partie concave du foye,
depuis la capfule de Gliffon jufques au
bord du petit lobe.

Par la fituation & les attaches de ces
deux membranes, il paroît qu'il y a en-

I v.

tr'elles une grande cavité formée en
haut par le petit épiploon, & l'estomac en devant & en bas par le grand
épiploon, sur le derriere par le mesoco-
lon & le colon , & de chaque côté par
les connexions laterales du grand épiploon. Il reste néanmoins une petite
ouverture ovale appellée l'anneau épiploïque pratiquée du côté droit entre
les attaches du grand & du petit épiploon , & formée en partie pas le lobe
de Spigelius.

Le grand épiploon semble être une
membrane particuliere indépendante
d'aucune autre partie ; il n'est cependant , comme vous l'avez déja vû ,
Messieurs , qu'une continuation du péritoine , qui après avoir envelopé l'estomac se prolonge pour le former de
même que celui qui vient du colon &
des autres parties d'où cette membrane
prend naissance ; on peut s'assurer de
cette structure par des dissections particulieres dans lesquelles , en souflant
dans le tissu cellulaire du péritoine qui
recouvre l'estomac , on voit que l'air
pénétre entre les deux lames qui forment le feuillet antérieure du grand
épiploon , & la même expérience peut
se faire à l'égard du petit épiploon ;

mais on ne doit pas s'attendre à voir
l'air parcourir librement ces membranes , parce que le tiffu cellulaire y eft
rare ou bien rempli de graiffe , & qu'elles font fort adhére****s entr'elles.

Les épiploons ont beaucoup de vaiffeaux fanguins & limphatiques , les
nerfs y font rares , auffi ces membranes
ne font-elles pas bien fenfibles: le petit
épiploon reçoit des ramifications des
vaiffeaux coronaires ftomachiques foit
des arteres foit des veines ; le grand
épiploon en reçoit de plufieurs côtés ,
les arteres du côté droit lui viennent de
1'hépatique qui eft elle-même une branche de la cœliaque , on les nomme Gaftro-épiploïques droites , parce qu'elles
fe diftribuent de ce côté à l'eftomac &
à l'épiploon ; les arteres du côté gauche viennent de la fplenique fous le
nom de Gaftro-épiploïques gauches
par la même rai on : de plus, il lui vient
plufieurs branches des méfentériques ,
principalement de celles qui appartiennent à l'inteftin colon. Les veines fe
rendent toutes dans la veine porte fous
le même nom que les arteres dont elles
fuivent à peu près le même trajet ; tous
ces vaiffeaux , arteres & veines communiquent par plufieurs anaftomofes, com-

me les coronaires ftomachiques avec
les vaiffeaux courts, avec les gaftro-épiploïques, & celles-ci avec les méfentériques. .

Les vaiffeaux limphatiques que quelques Auteurs y ont obfervé fe jettent
dans les principales branches de la veine porte, & les nerfs ne font que quelques filets dépendans du plexus hépatique & ftomachique.

L'épiploon a des ufages bien marqués & bien effentiels : les inteftins
étant continuellement preffés par les
mufcles de l'abdomen, cette membrane
graiffeufe & mollette les préferve des
impreffions trop rudes qu'ils auroient à
fouffrir, elle fournit en même tems un fuc
gras, huileux qui adoucit les frottemens
de toutes ces parties ; mais ces ufages
ne paroiffent qu'accidentels & feule-
mᵉnt dépendant de fa fituation : fa principale fonction paroît être de féparer
du fang une partie de l'humeur qui doit
former la bille pour être portée par les
ramifications de la veine porte jufques
dans le foye, peut-être auffi que le fang
qui vient d'être dépouillé de beaucoup
de férofités par toutes les fécrétions
qui fe font dans le bas ventre, a befoin
de retrouver au moyen de l'épiploon,

des parties huileuses capables de le rendre plus fluide , & de prévenir les engorgemens qui pourroient en conséquence de son épaisseur se former dans le foye.

Mais je m'apperçois, Messieurs, que bien loin de m'abandonner inconsidérément à tous les détails que me suggérent les piéces que j'entrevois , il seroit tems de mettre des bornes à cette démonstration ; tenons-nous-en donc aujourd'hui à la description que j'ai fait de toutes les parties qui sont extérieures aux visceres : ceux qui servent à la digestion & à la chilification , feront l'objet principal de notre premiere assemblée.

IV. DÉMONSTRATION

Des Organes de la digestion.

L'ACTION combinée, le mouvement conftant & fuivi auquel l'homme doit fon exiftence & fa vie, ne peuvent que détruire fans ceffe les parties folides & fluides qui y font expofées, ou les altérer de maniere , que parvenues de leur état naturel à un état contre-nature & devenues conféquemment inutiles ou nuifibles , elles porteroient le trouble dans l'œconomie animale , fi pas un méchanifme admirable , & par un ordre furprenant & merveilleux elles n'étoient alors expulfées hors du corps , qu'elles ne font plus capables d'entretenir , & auxquelles elles ne peuvent que préjudicier ; mais cette même déperdition de fubftance d'où dépend la confervation & la fanté du corps , en opéreroit fans doute la ruine , fi d'une autre part elle n'étoit heureufement réparée.

Tel eft, Meffieurs, l'effet des alimens que nous prenons & qui acquiérent les conditions qui les rendent analogues aux parties qu'ils doivent remplacer , & l'état de perfection qui leur est nécessaire au moyen des différentes préparations qu'ils subissent par la mastication, la digestion , la chilification & la sanguification.

Il est nombre de visceres destinés à l'exécution de ces diverses fonctions : ceux de la mastication , & de la déglutition ne sçauroient avoir lieu dans cette démonstration , parce qu'étant hors de l'abdomen , ils m'écarteroient de l'ordre que je me suis prescrit ; je me bornerai donc , Messieurs , à l'examen des visceres qui sont renfermés dans le bas ventre , & nous fixerons aujourd'hui notre attention sur l'estomac, les intestins , le mesentere , les veines lactées , le réservoir du chyle , les vaisseaux, les glandes , & autres parties qui en dépendent.

DE L'ESTOMAC.

L'estomac aussi nommé le ventricule, est une poche membraneuse située à la partie supérieure de l'abdomen , entre le diaphragme & les intestins , où il occupe la plus grande partie de l'épigaſtre & de l'hypocondre gauche ; ſa figure approche aſſez de celle d'une cornemuſe , auſſi le compare-t-on ordinairement à cet inſtrument , quoi qu'on y puiſſe remarquer quelque différence.

L'irrégularité de ce viſcere ne permet pas d'en avoir une connoiſſance parfaite , ſi l'on n'en examine chacune des parties en particulier : j'en conſidérerai donc la ſituation , les courbures, les ſurfaces , les extrêmités, les orifices , & je ſerai d'autant plus exact à leur aſſigner des poſitions juſtes , que mon deſſein eſt d'éviter de tomber dans des erreurs à l'égard des noms qu'on donne à chacune de ſes parties par rapport à leur ſituation.

L'eſtomac eſt poſé de maniére qu'il n'eſt ni perpendiculairement , eu égard à notre corps , ni horiſontalement ; ſa ſituation eſt oblique en tout ſens , elle approche ſeulement un peu plus de l'horiſon lorſqu'il eſt rempli d'alimens : les deux courbures ſont inégales , il y en a une grande & une petite ; celle-ci eſt courbée en dedans , elle comprend l'eſpace qui eſt entre les deux orifices ; la grande courbure forme au contraire une rondeur , elle s'étend

auffi depuis un orifice jufqu'à l'autre ,
mais en-delà & à l'oppofé de la petite
courbure : on peut dire que la petite
eft fupérieure lorfque l'eftomac eft vuide mais pour peu qu'il foit rempli , elle
devient poftérieure , & la grande eft
alors antérieure. On a même obfervé
dans les fujets maigres que l'on pouvoit fentir à travers des tégumens &
des mufcles le battement de l'artere
gaftro-épiploïque qui regne le long de
la grande courbure , ce qui prouve
qu'elle eft antérieure.

Les furfaces de l'eftomac comprennent tout l'efpace qui eft entre les deux
courbures ; elles font deux , dont l'une
eft antérieure , l'autre poftérieure lorfque l'eftomac eft vuide , & deviennent
fupérieures & inférieures lorfqu'il eft
plein , ayant toujours égard à un peu
d'obliquité.

La premiére regarde le diaphragme
& les mufcles abdominaux ; la feconde
regarde le mefocolon & les vertebres des
lombes ; des deux extrêmités de l'eftomac , l'une eft dans l'hypocondre gauche près de la ratte , c'eft la plus confidérable ; c'eft pourquoi on l'appelle
la groffe Extrêmité , ou le cul de fac
de l'eftomac ; la feconde eft nommée la

petite Extrêmité , parce qu'elle eſt
moins conſidérable ; elle eſt contenue
dans l'épigaſtre près de l'hypocondre
droit au-deſſous du petit lobe du foye
dans une ſituation plus baſſe que la premiére & un peu inclinée de devant en
arriére ; ce que l'on obſerve mieux , ſi
l'on examine l'eſtomac à l'ouverture de
l'abdomen , ſans l'avoir dérangé de ſa
ſituation naturelle.

Le ventricule a deux orifices , un de
chaque côté ſitués entre les extrêmités & la petite courbure , & diſtans l'un
de l'autre d'environ quatre à cinq pouces ; on les peut diſtinguer en ſupérieur & inférieur , parce que la petite
extrêmité , étant plus baſſe , l'orifice
qui lui répond doit-être auſſi plus bas.

L'Orifice ſupérieur eſt regardé comme l'entrée de l'eſtomac attendu qu'il
répond , ou plutôt qu'il eſt la ſuite de
l'œſophage , c'eſt-à-dire , de ce canal
membraneux & charnu qui répond au
pharinx , comme le pharinx répond à
la bouche ; ainſi c'eſt par cette route
que les alimens parviennent dans l'eſtomac : l'œſophage deſcend le long de la
partie antérieure des vertébres du col
& du dos , depuis le pharinx juſqu'au
diaphragme qu'il traverſe par une ou-

verture qui n'eſt qu'un écartement des fibres du muſcle inférieur, & c'eſt directement au-deſſous que l'œſophage ſe termine à l'eſtomac, en forme l'orifice ſupérieur; celui-ci eſt recourbé & fait un angle ſaillant du côté des vertébres, parce que l'eſtomac étant ſitué obliquement, & l'œſophage perpendiculairement, il doit ſe faire un angle à l'endroit où ſe fait le changement de direction de ces parties.

L'endroit de cet orifice eſt fort épais parce qu'il eſt garni de beaucoup de fibres charnues, & qu'en dedans la membrane interne de l'œſophage y forme des plis & des rides entre leſquelles ſont des eſpéces de glandes qui filtrent cette humeur glaireuſe, dont ce paſſage eſt continuellement humecté.

L'orifice inférieur eſt placé à la petite extrêmité, & ſert d'iſſue aux alimens qui ſortent après la digeſtion pour ſuivre le canal inteſtinal, parce qu'il ſe trouve continu avec le premier des inteſtins ; il en eſt néanmoins diſtingué par un retréciſſement circulaire qui détermine la fin de l'eſtomac.

Cet endroit de l'orifice eſt auſſi plus dur, on y ſent un bourlet circulaire qu'on nomme le Pilore, terme qui ſignifie Portier : ce n'eft autre chofe qu'un paquet de fibres charnues formant intérieurement un mufcle fpincter qui ne ferme pas entiérement cette ouverture , mais qui fert à la retenir & empêcher que les alimens ne fortent trop facilement, ce qui eft d'autant plus néceffaire que cet orifice étant incliné, les matieres contenues dans l'eftomac ont naturellement de la pente à y paffer & fortiroient avant que d'être digerées, comme il arrive lorfque ce mufcle eft relâché dans cette maladie que nous appellons Lienterie. Le pilore eft antérieurement recouvert par la membrane veloutée , qui en cet endroit eft garnie de plufieurs rides longitudinales, & de lacunes deftinées de même qu'à l'orifice fupérieur , à fournir fans ceffe une liqueur muqueufe pour humecter & lubrefier ce paffage.

Après avoir vu ce que nous préfente la conformation extérieure du ventricule , pénétrons dans fa ftructure, & examinons les parties qui entrent dans fa compofition.

L'eftomac eft formé par la jonction ou l'union de quatre membranes ou tuniques différentes , qui font la membrane commune , la charnue , la nerveuſe, & la mamelonée ou la veloutée.

Nous appellons la premiére la membrane commune, parce qu'elle n'eſt qu'une continuation du péritoine, qui, après avoir recouvert le diaphragme, ſe prolonge ſur l'eſtomac en ſuivant l'orifice ſupérieur. J'ai dit ailleurs que c'étoit une continuation de cette tunique qui formoit l'épiploon, ce qui paroît plus vraiſemblable que de dire comme un anatomiſte moderne, que l'épiploon au contraire eſt une membrane particuliere qui fournit la premiere envelope à l'eſtomac.

La face interne de cette premiere tunique eſt comme tout le reſte du péritoine, garnie de tiſſu cellulaire, qui paſſe même entre les fibres charnues de la ſeconde, & ſe prolonge juſques deſſus la nerveuſe : c'eſt dans ce tiſſu que rampent tous les vaiſſeaux de l'eſtomac, qui forment des reſaux merveilleux entre ces tuniques. Les anciens, qui comptoient cinq membranes à l'eſtomac, en faiſoient une particuliere de ce tiſſu cellulaire, mais qui ne mérite pas d'être diſtinguée de la premiére dont il dépend.

La ſeconde membrane de l'eſtomac eſt muſculeuſe; je veux dire, compoſée

de fibres charnues, qui laiſſent entre
elles dans pluſieurs endroits des intervalles remplis par le tiſſu cellulaire dont
je viens de parler : ces fibres ne ſuivent
pas toutes une même direction , auſſi
en compte-t'on de deux ſortes , ſçavoir , de circulaires & de longitudinales , eu égard à la longueur de l'eſtomac.

Les fibres circulaires ſe trouvent plus
conſidérables & plus ſerrées le long de
la petite courbure , depuis un orifice
juſqu'à l'autre ; de là elles s'étendent
de chaque côté ſur les faces de l'eſtomac juſqu'à la grande courbure , où
elles ſe perdent les unes dans les autres.
L'orifice ſupérieur ſe trouve entouré
à la partie interne , c'eſt-à-dire du côté
de la petite courbure , par un trouſſeau
particulier de ces fibres , leſquelles en
s'épanouiſſant ſe portent ſur la groſſe
extrêmité du ventricule , où elles forment des lignes concentriques qui ſe
terminent en ſpirale au centre de cette
extrêmité.

Les fibres charnues du ſecond plan
ſont longitudinales , puiſqu'elles s'étendent ſelon la longueur de l'eſtomac :
elles entourent d'abord le côté externe
de l'orifice ſupérieur au-deſſus de la

groſſe extrêmité du ventricule, à con-
tre-ſens des circulaires, qui ſont de
l'autre côté de cet orifice ; de-là elles
s'épanouiſſent ſur les deux ſurfaces ſupérieures & inférieures, en croiſant
obliquement les circulaires juſqu'à la
petite extrêmité, où elles deviennent
imperceptibles à deux ou trois pouces
près du pilore ; par cet arrangement
l'orifice ſupérieur ſe trouve entouré de
ces deux bandes ou paquets de fibres
charnues qui ſe croiſent, qui rendent
cet orifice fort épais, & qui lui tiennent lieu d'un muſcle ſphincter capable
d'empêcher que dans de certains mouvemens les alimens ne reſſortent facilement par cette ouverture : de plus,
elles trouvent par cette diſpoſition un
point fixe, une eſpece de point d'appui pour agir avec plus de force ſur
le reſte de l'eſtomac.

On peut obſerver en examinant la
ſeconde tunique, que les fibres circulaires les plus voiſines de la petite extrêmité ſemblent aboutir à deux eſpéces
de bandes ligamenteuſes ou tendineuſes qui ne ſe voyent pas facilement,
mais qui n'exiſtent pas moins, & qui
s'étendent une ſur chaque ſurface de
l'eſtomac, depuis le pilore juſqu'à trois

ou quatre travers de doigt au-delà : ces ligamens ou ces tendons paroissent avoir pour usage de tirer l'orifice inférieur par l'action des fibres charnues qui s'y terminent, & de le tenir plus disposé à laisser sortir les alimens digérés.

Nous appellons la troisiéme tunique nerveuse du nom que les anciens anatomistes lui ont donné, parce qu'ils appelloient nerveux tout ce qui paroît blanchâtre, ou qu'ils la croyoient effectivement composée de nerfs. Nous sommes à présent convaincu qu'elle est simplement membraneuse, & que s'il entre dans sa composition quelques rameaux de nerfs, ils ne font point le corps de cette tunique. Elle est assez unie du côté externe, où elle est couverte d'un reseau de vaisseaux sanguins & nerveux ; mais intérieurement elle est garnie d'un leger tissu folliculeux qui soûtient une multitude de petits organes sécrétoires, qui méritent plutôt le nom de lacunes que de glandes, & qui font destinés à filtrer le suc gastrique : c'est par ce tissu qu'elle est adhérente à la membrane veloutée, qui est la quatriéme & la derniére tunique : elle est appellée mamelonée ou veloutée,

Veloutée, parce qu'elle n'eſt qu'une ſubſtance fougueuſe ou cotoneuſe qui ſoûtient tous les canaux excréteurs des lacunes, dont la troiſiéme tunique eſt parſemée. Ces deux derniéres tuniques ſont ſi adhérentes, qu'il eſt impoſſible de les ſéparer, & qu'on ne les diſtingue que par la différence de leurs ſurfaces : on peut même ne point en faire deux membranes diſtinctes, car la quatriéme ne paroît être ſimplement que le tiſſu ſpongieux de la troiſiéme.

Elles ſont auſſi toutes deux beaucoup plus amples que les deux premiéres qui les contiennent ; cette diſproportion leur fait faire quantité de plis ou de rides qui paroiſſent dans l'intérieur de l'eſtomac rangés en tout ſens, excepté auprès des orifices, où elles ſont en long & paralléles les unes avec les autres : enfin cette derniére membrane eſt toujours humectée par un ſuc viſqueux ou glaireux, qui n'eſt autre que le ſuc gaſtrique ou le ſuc ſtomacal ; c'eſt celui qui eſt ſéparé du ſang par ce nombre de lacunes que j'ai dit être dans la troiſiéme membrane.

Le ventricule eſt pourvu de beaucoup de vaiſſeaux de toute eſpece, c'eſt-à-dire, ſanguins, nerveux &

lymphatiques ; les vaiſſeaux ſanguins ſont des artéres & des veines, les artéres lui viennent de la cæliaque ; ce ſont l'artére coronaire, les gaſtro-épiploïques droites & gauches, la pilorique & les vaiſſeaux courts.

La coronaire ſtomachique part immédiatement de la cæliaque, ſe porte près de l'orifice ſupérieur, à qui elle donne quelques rameaux ; elle s'étend le long de la petite courbure par deux branches qui s'anaſtomoſent près de l'orifice inférieur entre elles, & de plus avec des rameaux de la pilorique : les ramifications qui partent de ces deux branches s'avancent ſur chaque ſurface de l'eſtomac, où elles rencontrent les diviſions des gaſtro-épiploïques.

L'artére pilorique eſt une petite branche qui ſe détache de l'hépatique, qui ſe diſtribue au pilore en communiquant avec la précédente.

La gaſtro-épiploïque droite eſt auſſi une branche de l'hépatique plus conſidérable qui joint l'eſtomac vers le pilore, & s'étend tout le long de la grande courbure. La gaſtro-épiploïque gauche ſort de la ſplénique près de l'extrêmité du pancréas ; elle s'avance encore le long de la grande courbure, où elle s'anaſtomoſe avec la pareille du côté droit ; de ſorte que ces deux artéres paroiſſent ne faire qu'un même canal, qui donne des ramifications de pluſieurs côtés ; celles d'en haut communiquent ſur les ſurfaces de l'eſtomac avec la coronaire ; celles d'en bas ſe diſtribuent à l'épiploon, c'eſt pourquoi on les appelle gaſtro-épiploïques, & celles-ci communiquent avec les méſentériques.

Les derniéres artéres ſont une couple de petits rameaux nommés vaiſſeaux courts, qui partent de la ſplénique près de la rate, & ſe diſtribuent à la groſſe extrêmité de l'eſtomac, où ils ſe joignent avec les vaiſſeaux voiſins.

Les veines de l'eſtomac ſe rendent toutes à la veine-porte, mais en ſuivant différentes routes ; les unes vont dans la grande meſeraique, les autres dans la ſplénique, quelques-unes dans le ſinus même : elles répondent aux ramifications des artéres, & ont de même entre elles pluſieurs anaſtomoſes ; ainſi tous ces vaiſſeaux, par un nombre de communications réciproques, forment par pluſieurs arcades ou areolles des reſeaux entre les tuniques de l'eſtomac, comme entre la premiére & la

seconde, entre la seconde & la troisiéme.

Ce nombre de vaisseaux plus que
suffisant pour la nourriture de ce viscére
étoit nécessaire pour fournir à la sécrétion du suc gastrique, & leurs anastomoses si multipliées paroissent utiles
pour que la circulation puisse se faire
toujours avec la même liberté, indépendamment de la gêne que quelques-
uns de ces vaisseaux pourroient souffrir
par la présence des alimens, ou les
changemens de situation du ventricule
lui-même dans différentes attitudes du
corps.

Les nerfs stomachiques dépendent
de la huitiéme paire, qui s'y distribue
presque toute entiére; car elle descend
le long de l'æsophage par deux cordons, qui forment autour de l'orifice
supérieur un plexus nommé plexus
stomachique, ce qui rend cet endroit
extrêmement sensible. De ce plexus
plusieurs filets se portent sur la petite
courbure jusqu'à l'orifice inférieur, &
se distribuent entre les différentes tuniques; ces filets nerveux se joignent
à de pareilles branches des plexus hépatiques & méfentériques dépendans
des nerfs intercostaux, ce qui établit

pluſieurs communications, & ce qui conſtitue la ſympathie qui regne entre ces deux paires de nerfs, que l'on nomme à cet effet nerfs ſympathiques. Enfin, les vaiſſeaux lymphatiques du ventricule ſe jettent ou dans la veine porte, ou dans le canal thorachique.

Les uſages de l'eſtomac ſont de recevoir les alimens liquides ou ſolides dont nous uſons, de les retenir auſſi long-tems qu'il eſt néceſſaire pour qu'ils ſe diſſolvent, & que le chyle puiſſe s'en extraire & s'en ſéparer dans les inteſtins : c'eſt ce changement ou cette diſſolution des alimens que nous appellons la digeſtion, dont l'eſtomac eſt, comme nous le voyons, le principal organe, ainſi que j'aurai lieu de vous l'expoſer, Meſſieurs, après que nous aurons examiné celles des autres parties qui concourent à cette fonction.

DES INTESTINS.

Les parties continues à l'eſtomac ſont les inteſtins, qui étant compris tous enſemble, forment ce que l'on appelle en général le canal inteſtinal ; ainſi avant que de leur aſſigner aucune diviſion, on les regarde comme un

long tuyau membraneux qui s'étend
fans interruption depuis le pilore jufqu'à l'anus ; & comme l'eftomac eft
continu avec l'æfophage, celui-ci avec
le pharinx & la bouche, il réfulte que
depuis la bouche jufqu'à l'anus les alimens ne parcourent toujours qu'un
feul & même canal, mais qui a plus
ou moins de capacité, qui change de
figure, de ftructure & d'ufage felon
les différens endroits.

Le canal complet eft tel, qu'il a
dans fa mefure ordinaire fept fois la
longueur du fujet tout entier, en le
comptant depuis le pharinx jufqu'à
l'anus. Vous comprenez, Meffieurs,
qu'une auffi grande étendue d'inteftins
ne fçauroit être contenue dans l'abdomen fans un arrangement particulier ;
auffi font-ils pliés, recourbés, rangés
en différentes manieres, & leurs circonvolutions, quoique conftantes,
font fort irrégulieres : de plus, ils font
maintenus dans leur fituation, non-feulement par les parois de l'abdomen où
ils font contenus, mais encore par des
attaches membraneufes très-folides
formées par le méfentére.

La compofition du canal inteftinal
eft par tout à-peu-près la même ; il eft

formé comme l'eſtomac par l'union de
quatre membranes ou tuniques, qui
font également la membrane commune,
la muſculaire, la nerveuſe & la veloutée.

La membrane commune eſt une continuation du méſentére, dans l'extrêmité duquel les inteſtins ſe trouvent
comme dans une gaîne : le tiſſu cellulaire qui eſt entre les deux lames du
méſentére, ſe prolonge auſſi ſous cette
premiére membrane, & a été nommé
par Ruiſch tunique cellulaire ; mais
j'ai déja dit que nous n'en ferons point
une membrane particuliére.

La ſeconde tunique eſt nommée muſculaire, parce qu'elle eſt compoſée de
fibres charnues, dont les directions
différentes nous en montrent de deux
fortes. Les premiéres ſont longitudinales, elles s'étendent ſelon la longueur des inteſtins : les ſecondes, qui
ſont au-deſſous, ſont appellées circulaires. Dans les premiers inteſtins, qui
ſont les plus minces, on ne découvre
pas facilement ces deux plans de fibres,
on les voit mieux dans les derniers ou
dans les gros inteſtins, qui étant plus
épais, ont auſſi ces fibres plus fortes.
C'eſt dans ceux-ci que M. Hofman a
obſervé que les fibres circulaires étoient

continues & formoient des fpirales autour du canal : cette difpofition paroît
encore plus conforme à leur effet qui
eft de produire dans toute la longueur
des inteftins une contraction alternative que nous appellons mouvement
périftaltique.

La troifiéme tunique, ou la tunique
nerveufe, eft compofée de même que
la troifiéme membrane de l'eftomac,
& n'eft formée que par des fibres membraneufes ou aponevrotiques, qui ne
méritent le nom de nerveufes que par
leur reffemblance.

La quatriéme eft la membrane mamelonée ou veloutée ; elle n'eft qu'une
fubftance cotoneufe très - molle &
adhérente à la troifiéme tunique, dont
elle ne paroît pas devoir être diftin-
guée. Ces deux derniéres font plus
amples que les deux premiéres, & par
cette inégalité de capacité elles forment dans la concavité des inteftins des
plis qu'on nomme valvules conniventes,
lefquelles paroiffent comme de petits
croiffans ou des fegmens de cercle flottans du côté concave, placés fort irréguliérement & plus abondamment
en des endroits que dans d'autres.

On trouve le long du canal inteftinal

des petits corps glanduleux placés entre la troifiéme & la quatriéme tunique,
dont les canaux excréteurs s'ouvrent
dans la cavité des inteftins au travers
de la fubftance veloutée : ces petites
glandes font ordinairement du côté de
la petite courbure, c'eft-à-dire de
l'endroit qui les affujettit au méfentére, & leur arrangement varié en
montre de deux fortes : les unes épar-
fes à de certaines diftances & difpofées
çà & là, ont été décrites par Bruner,
& en conféquence nommées glandes
folitaires de Bruner : les autres entaf-
fées par paquets plufieurs enfemble,
ont auffi retenu le nom de celui qui les
a découvert, & on les appelle glandes de Peyer : malgré cette différence,
toutes paroiffent n'avoir qu'un feul &
même ufage ; elles filtrent & fourniffent cette matiére muqueufe dont nous
voyons toujours l'intérieur des inteftins humecté : nous la nommons fuc
inteftinal, & celui-ci ne paroit pas
différer beaucoup du fuc gaftrique,
au moins lui reffemble-t'il entiérement
par fa confiftence, fa vifquofité ; &
fans doute, il eft auffi une liqueur active
propre à opérer quelques effets fur les
alimens, comme d'en achever la diffo-

lution. Un autre effet plus évident du
suc intestinal, & qui résulte de sa consistence visqueuse, est de garnir le duvet des intestins & l'extrêmité des nerfs,
non pas assez pour toucher les pores
des veines lactées qui doivent absorber
le chyle, parce que dans l'état ordinaire ce suc n'est point aussi épais que
nous le trouvons dans les cadavres ;
mais il les enduit assez pour les défen-
dre de l'irritation que pourroit y produire l'acreté de la bile, & quelquefois des alimens : Il ne peut néanmoins les en garantir que jusqu'à un
certain point ; car la bile devenue trop
acre, cause indépendamment de cette
précaution, la colique ou la diarrhée ;
& l'on sçait que les substances purga-
tives ne procurent l'excrétion des matiéres, qu'en irritant l'intérieur des parois des intestins : de plus cette humeur
entretient la membrane veloutée glis-
sante & dans un état de souplesse qui
facilite la descente & l'expulsion des
excrémens.

Telles sont, Messieurs, les géné-
ralités des intestins ; mais quoique le
canal intestinal soit, comme je l'ai dit,
sans interruption depuis le commencement jusqu'à la fin, il souffre néan-

moins plufieurs divifions marquées chacune par quelque particularité, & néceffaires dans la pratique pour déterminer au jufte l'endroit où un inteftin
peut être affecté, ou peut avoir reçu
une bleffure.

On divife d'abord ce long canal en
inteftins grêles & en gros inteftins. Les
grêles font les premiers, les plus longs
& les plus étroits : on les fubdivife en
trois parties, qui font le duodenum,
le jejunum & l'ileum. Les gros commencent où les grêles ont fini ; on les
fubdivife également en trois, fçavoir,
le cæcum, le colon & le rectum.

Les inteftins grêles occupent prefque toute la cavité de l'abdomen, &
les gros font autour de ceux-ci, particuliérement le colon.

Le duodenum eft le premier du côté
de l'eftomac, avec lequel il eft continu;
je veux dire, qu'il commence au pilore
au-deffous de cet étranglement, que
j'ai dit déterminer l'orifice inférieur.
Son nom exprime fa longueur, qui
n'eft que de douze travers de doigt,
à compter depuis le pilore ; mais s'il
eft le plus court des inteftins grêles,
il eft d'une autre part le plus gros ;
fon diamétre eft même quelquefois fi

K vj

confidérable , qu'on le regarde comme
un fecond eftomac , où les alimens féjournent quelque tems pour fe mêler
parfaitement avec la bile & l'humeur
pancréatique , qui font dépofées précifément dans cet endroit : celui-ci ne
paroît point à l'ouverture de l'abdomen , parce qu'il eft placé au-deffous
des autres prefque tout entier dans la
région de l'ombilic ; là , après avoir
quitté l'orifice inférieur , il fe porte
obliquement de devant en arriére &
de gauche à droit , pour venir au-deffous de l'eftomac , où il paffe de droit
à gauche entre les deux lames du méfocolon par un efpace triangulaire garni
de tiffus cellulaires : dans ce trajet il
fe trouve fous le pancreas , fous la racine du méfentére & l'origine des vaiffeaux méfentériques ; de forte qu'il eft
directement placé fur l'aorte , le péritoine feul étant entre deux.

Le duodenum ne peut faire ce trajet
fans former une courbure contournée
obliquement de haut en bas , qui égale
prefque la moitié d'un cercle ; c'eft
dans le milieu de cette courbure que
viennent aboutir deux vaiffeaux , dont
l'un eft le canal cholidoque venant du
foye , l'autre eft le canal de Virfungus

fortant du pancreas : ces deux vaiffeaux entrent féparément dans les tuniques de cet inteftin, mais ils fe joignent & ne font fouvent qu'une même ouverture en dedans, féparées quelquefois par une petite cloifon membraneufe, & qui fe termine par un bourelet ou un replis de la membrane veloutée, en forme d'un bec dont la pointe feroit en bas.

Les petites glandes de Bruner, dont cet inteftin eft parfemé entre la tunique nerveufe & la veloutée, font en plus grand nombre dans fon commencement près du pilore, & font plus rares vers la fin, où elles font fort écartées les unes des autres, les valvules conniventes y font rares ; d'ailleurs le duodenum eft femblable aux autres inteftins.

Le fecond des inteftins grêles eft nommé Jejunum : on a voulu exprimer par ce nom, que cet inteftin fe trouve plus fouvent vuide de matiére que les autres, il commence où finit le duodenum ; & pour voir ce commencement, on eft obligé de renverfer tout le paquet inteftinal de gauche à droite; on voit alors que la premiere circonvolution fe fait à la fin du duodenum, au fortir du mefocolon ; & c'eft à cette premiere circonvolution qu'eft le principe du jejunum. Il eft encore remarquable, en ce que c'eft lui qui commence à être attaché par le méfentere, car le duodenum ne l'eft point. De là le jejunum s'étend dans toute la région ombilicale par plufieurs circonvolutions toujours attachées au méfentere & fe termine à l'ileum ; mais il n'eft pas facile de déterminer précifément l'endroit où cet inteftin change de nom ; on voit dans tous les Livres d'Anatomie que ce qui le caractérife eft la couleur plus rouge qu'aux autres, & que les valvules conniventes y font en plus grand nombre ; cependant ces marques font fort incertaines ; je crois qu'il eft mieux de fuivre la méthode de M. Winflou : cet Auteur fait de tout le jejunum & l'ileum cinq portions ; il en donne deux au jejunum, & trois à l'ileum. Selon cette divifion on peut affigner environ la longueur de deux aulnes pour le jejunum.

C'eft dans cet inteftin que l'on trouve le plus de ces petites glandes de Peyer, dont j'ai parlé.

Les valvules conniventes font dans le jejunum plus abondantes que dans

les autres inteſtins , parce qu'ayant
moins d'ampleur ſeulement dans les
tuniques extérieures , les intérieures
ſont obligées de faire plus de plis & de
rides , & par conſéquent de valvules :
il y a auſſi une plus grande quantité de
vaiſſeaux ſanguins, auſſi paroît-il un peu
plus rouge , & c'eſt par-là qu'on préten-
doit pouvoir le diſtinguer des autres inteſtins.

Le troiſiéme & le dernier des inteſtins grêles ſe nomme l'Ileum, parce
qu'il fait beaucoup de contours en maniere de petites iles , ou plutôt ſelon
M. Winſlou , parce qu'il occupe les cavités que l'on appelle iliaques : l'endroit de ſon commencement eſt ordinairement près du rein droit où le jejunum finit ; nous avons dit plus haut,
que pour déterminer la diviſion de ces
inteſtins , il n'étoit pas aſſez de s'en
tenir à la couleur qui eſt moins rouge à
l'ileum qu'au jejunum , mais qu'il falloit en faire cinq portions , dont les
trois dernieres appartiennent à l'ileum,
de ſorte qu'il peut avoir environ la longueur de trois aulnes.

Dans toute cette étendue il eſt pliſſé
comme le jejunum , & il forme des circonvolutions qui rempliſſent toute la

région hypogaſtrique.

Il a, comme le précédent, des glandes de deux eſpéces ; c'eſt-à-dire, des glandes ſolitaires de Bruner & de celles de Peyer , mais en moindre quantité. Les valvules conniventes ſont fort abondantes dans ſon commencement ; elles diminuent dans la ſuite où elles changent auſſi de direction ; car de circulaires , ou de tranſverſales qu'elles étoient , elles deviennent vers la fin longitudinales & s'étendent ſelon la longueur du canal.

Cet inteſtin finit du même côté où il a commencé ; après pluſieurs détours, il ſe porte preſque tranſverſalement de gauche à droite ſur l'os des iles, où il entre dans le cœcum d'une maniere ſinguliére.

Le premier des gros inteſtins eſt nommé cœcum ou aveugle , parce qu'il ſemble n'avoir point d'ouverture : il eſt ſitué dans la région l'ombaire près de l'os des iles du côté droit.

Celui-ci ne reſſemble point aux autres ; je veux dire qu'il n'eſt point un canal cilindrique il forme au contraire une eſpéce de poche ou cul-de-ſac, au commencement du colon dont il ne devroit pas être diſtingué , & on pourroit le regarder comme la tête , ou la premiere partie de cet inteſtin.

Cette poche eſt de la longueur de trois ou quatre pouces, garnie de quelques plis ou enfoncemens qui forment en dedans des valvules conniventes. A ſon extrêmité eſt un appendice qui reſſemble à un ver de moyenne groſſeur , ce qui lui a fait donner le nom d'appendice vermi-forme : elle a une cavité qui s'ouvre dans le fond du cœcum , mais qui n'a point de ſortie , & dans laquelle on trouve quelques-unes des glandes de Bruner , on trouve auſſi de ces glandes dans les tuniques de cet inteſtin ; mais qui ſont plus larges , & plus applaties qu'ailleurs.

Le cœcum ſuccéde à l'ileum , & la diviſion de ces deux inteſtins eſt mieux marquée que dans aucun des autres , non-ſeulement par la différence de leur volume , mais encore par la façon dont ils ſe joignent.

La premiére tunique s'étend également ſur tous les deux : les tuniques internes de l'ileum s'avancent en dedans du cœcum, où elles ſe replient & forment un prolongement de la longueur de deux ou trois lignes qui ſe termine par une fente tranſverſale dont les bords font flottans & toujours joints l'un à l'autre, ce qui tient ce paffage ordinairement clos.

L'examen de cette ftructure nous démontre que ce qui vient par l'ileum a la liberté d'entrer dans le cœcum, tandis qu'au contraire, ce qui eft dans le cœcum ne fçauroit entrer dans l'ileum ; c'eft à caufe de cet ufage qu'on a nommé cette partie, la valvule du cœcum ou la valvule de Bauhin ; & c'eft felon cette même méchanique que les lavemens ne peuvent abfolument point pénétrer dans les inteftins grêles.

Les dehors de cet inteftin font garnis de trois bandes ligamenteufes qui femblent dépendre de l'appendice vermiforme, lefquelles fe portent en s'écartant par des efpaces égaux fur tout le cœcum, & fe continuent fur le colon.

L'inteftin colon fuccéde au cœcum ou plutôt il n'en eft qu'une fuite, puifque je viens de dire que l'on pouvoit regarder le cœcum comme la premiére partie de cet inteftin : il eft le plus confidérable de tous, & ne fait prefque point de circonvolutions ; il forme feulement une grande courbure ou un arc qui entoure les inteftins grêles. Le colon pour former cette courbure monte depuis le cœcum, jufques au-deffous du foye où il touche la veficule du fiel qui lui communique en cet endroit une couleur jaune; il s'étend enfuite tranfverfalement fous l'eftomac jufques au-deffous de la ratte, d'où il defcend par-devant le rein gauche dans la région lombaire où il s'enfonce fous les inteftins grêles, & fait une ou deux infléxions en forme d'une S Romaine, par lefquelles il parvient au milieu de la région hypogaftrique & fait le commencement de l'inteftin rectum.

Le colon eft maintenu dans cette fituation, non feulement par le mefcolon, mais encore par deux ligamens latéraux, un à droite, l'autre à gauche, formés par des replis, ou plutôt des adhérences du péritoine; car en ces deux endroits, le colon eft enfoncé jufques deffus cette membrane.

L'examen de cet inteftin préfente encore bien des fingularités qui le diftinguent de tous les autres : fes tuniques font beaucoup plus fortes, plus épaiffes, principalement celle qui eft charnue; la tunique externe ou commune dépendante toujours du péritoine, lui vient du mefocolon, qui après l'avoir entouré, fe prolonge pour former les deux lames du feuillet poſtérieur de l'épiploon , comme il a été dit.

En pluſieurs endroits le tiſſu cellulaire qui ſe trouve deſſous cette premiére tunique , eſt rempli de graiſſe, & forme des petits prolongemens ou appendices graiſſeuſes que l'on regarde comme autant de petits épiploons , au moins par rapport à leurs uſages , qui paroiſſent être les mêmes. Il y a auſſi entre les deux derniéres tuniques beaucoup de glandes ſolitaires de Bruner , qui paroiſſent plus groſſes que dans les inteſtins grêles.

C'eſt dans ſa partie externe que le colon eſt garni dans toute ſa longueur de trois bandes ligamenteuſes qui viennent du cæcum , & s'étendent le long de cet inteſtin juſqu'au rectum , où elles deviennent moins ſenſibles. De ces trois bandes l'une eſt cachée par le méſocolon , & les deux autres paroiſſent ſur les faces laterales de cet inteſtin. Elles ſont extrêmement adhérentes à ſes tuniques, elles les tiennent reſſerrées de maniere qu'elles les obligent à ſe froncer & à former pluſieurs plis ou enfoncemens, qui en dedans ſont autant de valvules conniventes, mais bien différentes de celles qui ſe trouvent dans les inteſtins grêles ; car ici elles ſont formées par toutes les tuniques, & ſont rangées par ordre entre les trois bandes ligamenteuſes : ces valvules laiſſent entre elles des intervalles qui paroiſſent en dehors comme des boſſes, qui forment en dedans autant de cellules, qui dans de certains animaux ſont les moules des excrémens marronés qu'ils rendent.

L'uſage de ces brides paroît être de s'oppoſer à la trop grande dilatation du colon, parce qu'il eſt expoſé à être rempli par des matiéres peu liquides, moins gliſſantes, & qui y ſéjournent quelquefois un fort long-tems.

Enfin, nous appellons le dernier de tous les inteſtins rectum, qui ſignifie droit, parce qu'il ne fait aucune circonvolution. Il commence ſur la derniére vertébre lombaire, à la fin du contour en S que forme le colon, d'où il deſcend le long de la face interne de l'os ſacrum, en ſuivant un peu leur courbure, & ſe termine par l'anus, étant maintenu en cette ſituation par la fin du méſocolon, qui prend alors le nom de meſereum ou de meſorectum. Dans cette étendue le rectum peut avoir la longueur de huit à neuf pouces ; quant à fa groffeur elle varie felon l'état où il fe trouve : lorfqu'il eft vuide, & par conféquent refferré, il n'a guéres que deux ou trois pouces de circonference ; mais lorfqu'il eft plein, fon volume eft plus confidérable, & augmente quelquefois au point qu'il reffemble à une veffie de fix à fept pouces de circonference.

Cette circonftance doit fixer notre attention par rapport à la pratique chirurgicale, & nous devons obferver que le rectum eft placé chez les hommes entre l'os facrum & le col de la veffie, chez les femmes entre l'os facrum & le vagin ; de maniere que s'il eft trop plein, il peut nuire dans l'accouchement à la fortie du fœtus, & chez les hommes à l'éjection de l'urine, ou à l'introduction de l'algalie, fi le malade eft dans le cas d'être fondé.

Les tuniques du rectum nous arrêtent encore par quelques différences. La premiére, que j'ai appellée commune à tous les autres inteftins, ne l'accompagne que jufqu'au-deffus des releveurs de l'anus, & le tiffu cellulaire qui en dépend eft garni de beaucoup de graiffe. La tunique charnue eft fort épaiffe, fur tout par les fibres longitudinales, qui y font plus apparentes que par tout ailleurs. La tunique nerveufe eft à-peu-près la même, mais la quatriéme eft moins veloutée, principalement à la partie inférieure, où elle fe joint à la peau. Les valvules conniventes y font en grand nombre, & de tranfverfales qu'elles font dans le refte du canal inteftinal, elles deviennent ici longitudinales, fur tout près de l'anus.

Entre ces derniéres valvules il y a quantité de lacunes, dont on voit affez facilement les ouvertures, par lefquelles fuinte beaucoup de cette humeur muqueufe propre à faciliter la fortie des excrémens, qui dans cet inteftin fe trouvent plus groffiers & plus épais que dans aucun des autres.

Le rectum étant le dernier des inteftins, eft deftiné à donner iffue aux matiéres qui font le réfidu de la digeftion & de la chylification : elles fortent par l'anus, qui eft fon extrêmité, & la feule ouverture qui foit dans tout le canal inteftinal.

L'anus, ou l'orifice du rectum, & plus extérieur qu'intérieur, car il fe trouve hors du fond du baffin au-devant du coccyx, maintenu dans cette situation non-seulement par les parties qui l'environnent de toute part, mais encore par des attaches ligamenteuses & des muscles.

Les ligamens font deux, un antérieur & un postérieur ; l'antérieur ne lui appartient pas précisément, c'est le ligament interosseux des os pubis, dont le bord inférieur soûtient la partie antérieure du sphincter : le ligament postérieur est fort mince, il part du coccyx, & vient par une bifurcation se perdre dans la peau & la graisse qui environnent l'anus.

On compte à cette partie trois muscles propres, un sphincter, & deux lateraux nommés les releveurs de l'anus.

Le sphincter est un muscle ordinaire de la largeur d'un pouce, qui environne l'extrêmité de l'intestin, étant adhérant & confondu avec la tunique charnue, de maniére qu'il paroît n'être qu'une continuité de ses fibres circulaires, qui font plus épaisses & plus abondantes : ce muscle par sa partie inférieure se confond avec la peau ; postérieurement il est attaché à la pointe du coccyx, antérieurement au bord inférieur du ligament interosseux du pubis dont je viens de parler, & du muscle

muſcle tranſverſe de l'urétre avec lequel il confond ſes limites.

Les muſcles releveurs de l'anus ſont
deux plans de fibres fort minces placées
dans le fond du baſſin, un de chaque
côté du rectum : leur attache fixe eſt
à tout le contour intérieur du fond du
petit baſſin, c'eſt-à-dire qu'ils commencent à s'attacher à la branche inférieure du pubis, à la branche & à l'é-
pine de l'iſchion, au ligament ſacro-
ſciatique, & ſe termine à toute la partie laterale du coccyk, après lequel
ils ſe joignent l'un à l'autre par un
tendon mitoyen qui pourroit les faire
regarder comme ne faiſant qu'un ſeul
muſcle digaſtrique ſemblable au muſcle
mylohyoidien. A la partie antérieure
ces muſcles ne ſe rencontrent pas de
même, ils s'uniſſent ſeulement un peu
auprès du rectum, & auſſi-tôt après
cette union, ils s'écartent pour laiſſer
entre eux un eſpace aſſez large rempli
chez les hommes par la glande proſtate & par l'uretre, comme chez les
femmes par le vagin & l'uretre. De
toutes ces attaches les fibres charnues
deſcendent comme rayonnées pour ſe
terminer au bord ſupérieur du muſcle
ſphincter, qui en eſt le centre ; ainſi

ces muscles ferment totalement le fond
du bassin, & bornent inférieurement
la cavité de l'abdomen, comme le
diaphragme le fait supérieurement.

Les usages de ces muscles sont relatifs à leur situation & à leur structure,
Le sphincter n'ayant point d'antago-
niste, est toujours en action ; il tient
continuellement l'anus resserré , jufqu'à ce que les muscles de l'abdomen
& le diaphragme comprimant au gré
de notre volonté les intestins , obligent
les matiéres qui y sont contenues de
sortir : ce muscle est alors obligé de
céder à une force majeure , l'anus
s'ouvre , il se dilate , & le ventre se
soulage. Dans cette action le rectum
& l'anus sont poussés en dehors, soit
par la compression des muscles de l'abdomen, soit par les matiéres deter-
minées, & qui y abordent pour sortir ;
mais il est aussi-tôt relevé par les mufcles lateraux ou releveurs, dès que la
compression à laquelle ils ont cédé devient moins forte , tel est l'usage de
ces derniers muscles, nommés pour
cet effet les releveurs de l'anus.

Tout le paquet intestinal, quoique
flottant dans l'abdomen , est néanmoins
tenu fixe & arrêté par une membrane

confidérable appellée méfentére , nom qui fignifie au milieu des inteftins : nous en excepterons cependant le duode- num, qui n'y eft point attaché , ainfi que nous l'avons obfervé.

Le méfentére eft formé par le péri- toine , qui étant au-devant des verte- bres lombaires , fait une duplicature ou un enfoncement confidérable, qui fe porte en-devant jufqu'aux inteftins. Dans l'endroit où fe forme cette du- plicature , le péritoine eft extrême- ment adhérent au corps des vertébres des lombes , de forte que l'on regarde cette adhérence comme l'attache & la racine du méfentére, qui commence à la feconde vertébre, & finit à la qua- triéme : il s'étend de-là confidérable- ment en tout fens, formant des plis ou des inflexions ondoyantes auxquelles répondent les inteftins ; & comme il s'étend plus en des endroits qu'en d'au- tres, on l'a divifé en trois parties, fça- voir, en méfentére proprement dit , en méfocolon, & en méforectum.

La premiére partie qui conferve le nom de méfentére , comprend tout ce qui répond aux inteftins grêles depuis le commencement du jejunum jufqu'au cæcum ; auffi eft-elle la plus confidérable. La seconde partie, qui succéde immédiatement à la premiére, n'en différe que parce qu'elle a plus de largeur & qu'elle fait moins de circonvolutions ; on la nomme méfocolon, parce qu'elle attache le colon dans toute fon étendue, depuis le cœcum jufqu'au rectum ; de forte que de même que le colon il paffe autour des inteftins grêles, & fépare l'eftomac du paquet inteftinal : le méfocolon étant parvenu vers le rein gauche, s'enfonce au-deffous des inteftins, & change de nom dans l'endroit où finit le colon ; c'eft alors ce qui conftitue la troifiéme partie du méfentére fous le nom de méforectum, parce qu'il attache ce dernier inteftin.

Selon la maniere dont eft formé le méfentére, n'étant qu'un repli du péritoine, on voit qu'il doit être compofé de deux lames unies par le tiffu cellulaire, qui s'y trouve abondamment & fouvent rempli de beaucoup de graiffe, ce qui le rend alors fort épais. L'extrêmité ou le bord du méfentere fe trouve être le fond de cette duplicature, & dans ce fond les deux lames s'écartent l'une de l'autre pour former une efpece de gaîne, dans

laquelle eſt contenu tout le canal inteſ-
.tinal , à l'exception du duodenum.
Cette gaîne ſert de premiére tunique
aux inteſtins ; nous l'avons appellé la
tunique commune , parce qu'elle vient ,
comme l'on voit , du péritoine , mais
par l'interméde du méſentére.

Outre cet uſage principal de contenir
les inteſtins , le méſentére ſert encore
à ſoutenir tous les vaiſſeaux qui ſe diſtribuent au canal inteſtinal ou qui en
reviennent ; on donne en conſéquence
à ces vaiſſeaux le nom de méſentériques , non pour appartenir au méſentére , mais parce qu'ils y paſſent , c'eſt-
à-dire qu'ils font leur chemin entre les
deux lames dont il eſt formé , ces vaiſſeaux ſont ſoutenus par le tiſſu cellulaire : ce ſont des arteres , des veines ,
des nerfs , des vaiſſeaux lymphatiques
& un genre de vaiſſeaux particuliers
appellés veines lactées.

Il y a deux artéres diſtinguées en
grande méſentérique ou méſentérique
ſupérieure , & petite méſentérique ou
inférieure.

La méſentérique ſupérieure naît antérieurement de l'aorte , un demi-pouce
au-deſſus de la cæliaque ; elle entre
auſſi-tôt entre les deux lames du mé-

fentére, paſſe ſur le duodenum, où
elle fait une courbure ou un arc qui ſe
porte de gauche à droite, & de haut
en bas, ayant ſa convexité en devant
& ſa concavité en arriere : de la partie
convexe il ſort ſeize ou dix-huit branches qui font quelques pouces de chemin ſéparées, elles communiquent enſuite les unes avec les autres, & forment par ces anaſtomoſes pluſieurs arcades, areolles ou mailles, d'où partent enfin une quantité prodigieuſe de
rameaux qui gagnent & entourent les
inteſtins depuis le duodenum juſqu'au
cæcum. La diſtribution de ces vaiſſeaux dans les inteſtins eſt telle, que
les ramifications d'un côté ſe joignent
& s'anaſtomoſent avec celles du côté
oppoſé par-deſſus la grande convexité
du canal inteſtinal, de maniere qu'elles
embraſſent l'inteſtin, & forment des
reſaux admirables entre la premiére &
la ſeconde tunique, comme entre la
ſeconde & la troiſiéme.

La partie interne ou concave de la
courbure méſentérique ne fournit que
deux ou trois branches conſidérables,
deſtinées pour le colon & le cæcum.
La premiére ſe partage en deux rameaux, l'un à droite, l'autre à gauche :

le premier defcend le long de la portion droite du colon ; le fecond s'étend
le long de la partie fupérieure qui forme l'arc , & communique du côté gauche avec un pareil rameau de la méfentérique , communication qui établit la
fameufe anaftomofe des deux méfentériques. La feconde branche fe diftribue
à la portion droite du colon au cæcum,
& à l'appendice vermiforme , où elle
communique avec les derniers rameaux
de la méfentérique fupérieure : lorfqu'il y a une troifiéme branche à la
concavité , elle fe diftribue auffi au
colon. Nous obferverons que ces derniers vaiffeaux paffent entre les lames
du méfocolon, & qu'ils ne forment
point entre eux des anaftomofes fi fréquentes que les rameaux de la convexité , parce qu'ils font plus écartés les
uns des autres.

La petite méfentérique, ou la méfentérique inférieure , fort antérieurement de l'aorte beaucoup au deffous
de la premiére , & feulement un pouce
ou deux au-deffus de la bifurcation qui
forme les iliaques : elle entre dans le
méfocolon, où elle fe ramifie en trois
ou quatre branches, dont la premiére
monte le long de la portion gauche du

colon ; c'eſt elle qui s'anaſtomoſe avec
la méſentérique ſupérieure : la ſeconde
branche ſe diſtribue au colon dans l'endroit où il fait une circonvolution :
enfin la derniére branche qui eſt conſidérable ſe diſtribue au rectum par pluſieurs rameaux qui l'accompagnent juſques à l'anus ſous le nom d'arteres hé-
morrhoïdales internes , & communiquent avec quelques ramifications des
hypogaſtriques.

Les veines des inteſtins ſont plus
groſſes & en plus grand nombre que
les arteres ; elles vont ſe rendre dans
la veine porte dont elles conſtituent la
plus grande partie ; car elles forment
preſque toute la veine porte ventrale
par deux branches qui ſont , l'une la
méſéraïque ou méſentérique ſupérieure , l'autre la méſéraïque , ou méſentérique inférieure : la premiére eſt formée par les ramaux qui viennent des
inteſtins grêles ; la ſeconde que l'on
nomme auſſi hémorrhoïdale , par ceux
qui viennent des gros inteſtins. Ces
deux veines communiquent enſemble
le long du colon , par une anaſtomoſe
ſemblable à celles des deux arteres méſentériques ; elles gardent auſſi le même ordre dans leurs diſtributions , que

les arteres, c'est-à-dire, qu'elles forment des aréoles, ou mailles innombrables mêlées à celles des arteres;
& également contenus entre les deux
lames du méfentere.

Les nerfs des inteftins leur viennent
du grand nerf fimpathique, qui étant
parvenu dans l'abdomen, ayant formé
le plexus hépatique, le fplenique, &
les femilunaires, forme le plexus fo-
laire d'où partent plufieurs filets qui
envelopent le tronc de l'artere méfentérique fupérieure, & accompagnent
fes diftributions jufques aux inteftins;
ces filets nerveux fe diftribuent aufli
aux glandes du mefentere & forment
entr'eux plufieurs communications qui
leur ont fait donner le nom de plexus
méfenterique fupérieur : ce plexus dès
fon commencement fournit quelques
filets qui defcendent jufques fur l'artere méfenterique inférieure qu'ils accompagnent aufli, & forment le plexus
méfenterique inférieur qui fe diftribue
aux gros inteftins. Ces deux plexus
ont des correfpondances avec la huitiéme paire au moyen du plexus hépatique
qui eft formé de toutes deux, ce qui
établit de la fympathie entre tous les
vifceres où ils fe diftribuent.

L v

On ne peut examiner les autres vaiffaux méfentériques fans connoître les
glandes renfermées dans le méfentere,
attendu le rapport qu'elles ont avec ces
vaiffeaux. On voit entre les deux lames du mefentere une quantité de petites glandes parfemées dans le tiffu cellulaire entre les rameaux & les anaftomofes des vaiffeaux fanguins : dans l'é-
tat naturel elles ne font que de la groffeur d'une lentille ou d'un pois , dont
elles ont auffi la figure; mais dans les fujets affectés de certaines maladies chroniques , comme de celles qui font cau-
fées par le vice de la lymphe, elles font
les premieres qui s'obftruent, & elles
s'engorgent au point, qu'on les trouve
quelquefois de la groffeur d'une noifette
ou même d'une noix ; elles font de la
nature des glandes conglobées , c'eft-
à-dire, de celles qui ne font compofées
que d'un amas & des circonvolutions
de vaiffeaux enfermés dans une membrane commune , & qui font deftinés
à filtrer la lymphe : celles-ci ont double ufage , car outre celui de féparer
la lymphe , elles fervent auffi à travailler & à élaborer le chyle dont les
vaiffeaux traverfent ces petites glandes.

Les derniers vaiffeaux que renferme le méfentere, font des vaiffeaux lymphatiques d'une extrême fineffe, & que l'on ne voit que difficilement, attendu qu'ils ne paroiffent point dans les cadavres, & qu'on eft obligé de les examiner dans des animaux vivans ; on les voit alors tranfparens, & garnis d'efpace en efpace de petits nœuds, ou de petites groffeurs formées par les valvules qui y font affez fréquentes, & que Ruifch a le premier démontré fort exactement ; ces vaiffeaux viennent des inteftins & des glandes méfentériques, d'où ils reçoivent la lymphe filtrée par toutes les petites glandes & la tranfmettent dans le réfervoir de Pequet ; mais leur ufage le plus effentiel & le plus particulier, eft d'être employé à la circulation du chyle depuis les inteftins jufques au refervoir ; cet ufage leur fait changer de nom ; & les fait appeller veines lactées, parce qu'elles paroiffent blanches, lorfqu'elles font remplies par le chyle que l'on compare à du lait. Ces veines depuis les inteftins jufques au réfervoir font interrompues en chemin par les petites glandes méfentériques, c'eft pourquoi on les range fous deux claffes, & on les diftingue en vei-

nes lactées premiéres, & en veines lactées secondaires.

Les premieres tirent leur origine immédiatement des intestins grêles, depuis le commencement du jejunum jusqu'à la fin de l'ileum ; car il n'en vient
aucune du duodenum qui n'est pas attaché au méfentere & où le chyle n'est
pas encore perfectionné ; quant aux gros
intestins s'ils en fournissent quelques-
unes, elles doivent être plus rares &
fort difficiles à appercevoir; aussi a-t-on
douté long-tems de leur existence,
jusqu'à ce que quelques Anatomistes
ayent assuré en avoir vû, ce qui paroît
d'autant plus vraisemblable, que des
malades ont pû être nourris pendant
plusieurs jours par le secours seul des
lavemens nourrissans, qui, comme vous
l'avez vû, Messieurs, ne sçauroient
passer au-delà des gros intestins à cause
de la valvule du cœcum.

Ces premieres veines communiquent
entr'elles par plusieurs anatomoses,
& aboutissent aux glandes méfentériques : elles ressortent de ces glandes
plus grosses, moins nombreuses, & on
les nomme alors veines lactées fécon-
daires ; celles-ci s'unissent encore, plufieurs ensemble diminuent en nombre

& augmentent en groffeur jufqu'à ce qu'elles foient parvenues à la partie fupérieure de la racine du méfentere où elles fe terminent au réfervoir du chyle prefque toutes à fa partie fupérieure : ce réfervoir eft auffi appellé réfervoir de Pequet du nom de l'Auteur qui en a parlé le premier publiquement dans le dix-feptiéme fiécle. C'eft une petite poche ou veffie membraneufe dont la cavité eft comme partagée par plufieurs cloifons cellulaires. Sa figure, comme fa grandeur n'a rien de conftant : on le trouve le plus fouvent d'un ovale allongé de la longueur d'un pouce & demi ou deux, il eft capable de contenir une petite cueillerée de liqueur. Sa fituation eft plus conftante, il eft toujours placé fur la premiere vertebre lombaire, entre la veine cave & l'aorte audeffous des vaiffeaux émulgens, quelquefois derriere eux & caché par le pilier droit du diaphragme.

La partie fupérieure de ce réfervoir diminue de volume, & fe termine par un vaiffeau nommé le canal thorachique de la groffeur d'une médiocre plume à écrire ; ce canal monte dans la poitrine le long de la partie antérieure des vertébres du dos, entre l'aorte & la veine

azigos, couché fur les arteres intercoftales du côté droit : cette fituation
change quand il eft parvenu à la hauteur de la quatriéme ou cinquiéme vertebre du dos, alors il fe porte à gauche, il paffe fous l'aorte, enfuite dans
l'intervalle de l'artere carotide & de la
fous-claviere gauche pour aboutir dans
la veine fouclaviere gauche au-deffous
de la jugulaire interne ; fon embouchure dans cette veine eft couverte
d'une petite membrane ou pellicule fémilunaire en forme de valvule, pofée
de maniére que le chyle conferve une
libre entrée dans la veine, fans que le
fang qui y paffe puiffe pénétrer dans
le canal, à moins que de changer fon
cours circulaire.

La pofition du canal thorachique
aux environs de l'aorte & au-deffus des
arteres intercoftales, eft d'autant plus
favorable à fa fonction, que les batte-
mens de ces vaiffeaux ne peuvent que
favorifer le mouvement & l'afcenfion
du chyle qui doit remonter en ligne
droite contre fon propre poids. C'eft
auffi pour le même effet, & pour empêcher la ftagnation, ou le retour de
cette liqueur, que ce canal eft muni
dans toute fon étendue de plufieurs

valvules tournées de bas en haut , &
placées à de certaines diftances les unes
des autres.

Ce vaiffeau chylifere , comme bien
d'autres parties de notre corps , eft expofé à des variations , il arrive fouvent qu'il fe bifurque dans fon milieu en
deux branches qui fe réuniffent bientôt
après ; d'autrefois , & ce qui eft plus
rare encore , il fe bifurque totalement ,
& les deux branches fans fe réunir ,
vont aboutir chacune féparément dans
les veines fouclavieres ; mais ces changemens font de peu de conféquence
par rapport aux fonctions de ces parties.

Vous penfez peut-être , Meffieurs ,
que je n'aurois dû vous parler du canal thorachique que dans la démonftration de la poitrine , vû fa fituation
dans le thorax & l'ordre que j'obferve:
cette digreffion étoit néanmoins indifpenfablement néceffaire à préfent , pour
bien entendre la chilification qu'il me
refte à expliquer , de même que les
fonctions de toutes les parties dont j'ai
tâché de vous donner une defcription
exacte.

DE LA DIGESTION.

Cet appareil nombreux de visceres que nous venons de parcourir concourt à une même fonction qui est, d'extraire ou de séparer des alimens dont nous faisons usage les parties les plus propres à remplacer celles de notre corps qui se dissipent. Ces parties doivent être de nature à pouvoir en premier lieu s'assimiler avec les fluides de notre corps, ensuite avec les solides. Le chyle possède parfaitement ces qualités, & c'est aussi le seul qui soit destiné à cet usage.

J'entends que le chyle est une humeur blanche, douce au goût & à l'odorat, ressemblant parfaitement à du lait, & que l'on ne trouve que dans les vaisseaux lactés, le réservoir & le canal thorachique, parce que hors de là il est mêlé ou avec les alimens dans les intestins, ou avec le sang dans les vaisseaux. Cette liqueur est un composé de parties huileuses, mucilagineuses & aqueuses, tellement unies & mêlées ensemble, qu'elles paroissent former une liqueur homogène, quoique les parties intégrantes soient de différente nature, & qu'elles ne puissent s'allier que difficilement, comme l'eau & l'huile.

Le chyle est extrait des substances alimentaires que nous prenons ; & malgré la variété des alimens, il est presque toujours composé des mêmes parties, mais qui font plus ou moins abondantes les unes que les autres ; c'est pourquoi certains alimens fournissent un chyle plus liquide, c'est-à-dire où il y aura plus de parties huileuses ou des mucilagineuses : enfin il y a des alimens qui donnent beaucoup de chyle, comme font en général toutes les substances animales ; d'autres qui en fournissent moins, comme les végétaux. Les alimens les plus convenables font ceux qui donnent un chyle plus analogue aux parties qu'il doit nourrir ou remplacer, telles font les chairs des jeunes animaux, le lait, les œufs, toutes substances qui approchent le plus de celles dont notre corps est originairement formé.

La formation du chyle, ou plutôt fon extraction, a toujours beaucoup occupé les Physiciens. Tous font convenus que cette opération ne pouvoit être que l'effet d'une décomposition

que l'on nomme digeftion ; mais la
maniére dont elle fe fait a été expli-
quée différemment , fuivant les différens fyftêmes qu'ils ont fuivis.

Les premiers Médecins , conformément à Ariftote, l'expliquoient par une
faculté particuliére à l'eftomac , qu'ils
appelloient faculté digeftive , ou faculté concoctrice , fyftême qui fut généralement abandonné , fitôt que l'on
connut plus diftinctement les refforts
de l'œconomie animale. On eut enfuite
recours à la fermentation , à la trituration , enfin à la fimple diffolution des
alimens par les fucs gaftriques & falivaires.

Le préjugé a long-tems empêché de
connoître précifément par quelle loi
cette fonction s'exécute ; ceux qui
croyoient à la fermentation , pleins de
leurs idées, rejettoient toutes les autres caufes : les partifans de la trituration , ceux de la diffolution non moins
prévenus , n'adoptoient que leurs fentimens ; & les uns comme les autres
étoient d'autant plus obftinés , que
chacun de ces fyftêmes tient du vraifemblable , & peut entrer dans l'explication de cette fonction.

C'eft dans cet état d'incertitude que

nous avons été, jufqu'à ce que nous
ayons reconnu que la digeftion s'exé-
cutoit par ces trois caufes enfemble,
fçavoir, par la trituration, par la diffolution & par la fermentation : elles
font toutes les trois néceffaires pour
opérer une décompofition entiere &
parfaite des alimens ; car pour que le
chyle puiffe en être extrait, il ne fuf-
firoit pas qu'il s'en fît une diffolution
fuperficielle ; il faut de plus que les
principes, que les parties effentielles
des alimens foient elles-mêmes décom-
pofées, qu'elles changent entiérement de
nature, & ce changement ne peut arriver que par le fecours d'un mouvement inteftin que l'on appelle fermentation aidée de la diffolution, c'eft-à-
dire de l'action par laquelle les fucs gaftriques & falivaires pénétrent les fubftances alimentaires & facilitent leur
féparation.

C'eft dans la bouche que commence
la digeftion, puifque les alimens y
fouffrent un commencement de trituration & de diffolution. La trituration
fe fait par le moyen des dents, dont
les unes incifent, les autres broyent
les alimens & les réduifent en parcelles
extrêmement minces, fans qu'il leur

en échappe la moindre partie, parce
que la langue les tourne, les agite &
les fait passer successivement entre les
dents molaires comme entre autant de
petites meules garnies de pointes ou
d'inégalités propres à les briser parfaitement.

Dans cette premiere action, que l'on
appelle mastication, la machoire inférieure se porte d'un côté à l'autre,
devant & en arriére : par ces mouvemens, de même que par ceux de la
langue, toutes les glandes des environs sont comprimées, & versent dans
la bouche par leurs canaux excréteurs
beaucoup de cette liqueur qu'on nomme la salive, liqueur qui par ces mêmes
mouvemens se mêle exactement avec
les alimens, les pénétre, & commence
à en exciter la dissolution.

Observons au sujet de cette liqueur,
de ne point confondre la salive avec
une humeur visqueuse filtrée par les
amigdales, par tous les grains glanduleux de la cloison du palais, du pharinx
& des environs ; celle-ci ne sert qu'à
humecter & lubréfier ces parties. Nous
entendons par la salive une liqueur
claire, écumeuse, insipide, qui est séparée du sang par les glandes paroti-

des, les maxillaires, les sublinguales, buccales, labiales, molaires, à qui on donne en général le nom de glandes salivales, elles sont toutes placées en différens endroits de la bouche, pour y dépofer cette liqueur en quantité fuffifante dans le tems de la maftication, hors lequel il n'en fort que très-peu.

La falive eft compofée de la férofité du fang la plus fluide, chargée de parties falines, fulphureufes, très-divifées & très-fubtiles, & mêlées avec beaucoup de particules aëriennes ; cette compofition lui donne la propriété d'être le principal agent de la diffolution & de la fermentation des alimens, parce qu'elle eft leur menftrue ou diffolvant fpécifique capable de les pénétrer, de fe mêler avec tous leurs principes, & qu'une pareille liqueur fe mêlant avec des matiéres propres à fermenter comme avec les alimens mâchés, elle eft capable, ainfi qu'un levain, d'y exciter une fermentation, lorfqu'une chaleur comme celle de l'eftomac vient à les échauffer.

Enfin, les alimens ainfi triturés & broyés par les dents, mêlés avec la falive, & réduits en une efpece de pâte affez liquide, defcendent dans l'ef-

tomac ; ce paffage ne peut s'exécuter,
qu'ils ne foient ramaffés de tous les
côtés de la bouche par la langue, qui
les réduit en des petites maffes ovales,
& qui fe repliant de devant en arriére,
les pouffe auffi loin qu'elle peut au-delà
du larinx ; celui-ci qui eft incliné de
devant en arriére, eft levé dans ce
même moment avec l'os hyoide par les
mufcles ftilo-hyoidiens & thyrohyoi-
diens, ce qui préfente une pente aux
alimens, par laquelle ils gliffent dans
le pharinx : ils n'ont alors qu'une route
perpendiculaire à fuivre ; ainfi, foit
par leur propre poids, foit par l'action
fucceffive du mufcle æfophagien & de
la membrane charnue de l'æfophage,
ils defcendent par ce canal jufques dans
l'eftomac, où fe fait le plus grand ouvrage de la digeftion.

Les alimens ont feulement fouffert
dans la bouche le commencement de
la trituration & de la diffolution, mais
c'eft dans le ventricule que cette diffolution s'acheve.

L'eftomac contient toujours une
humeur vifqueufe filtrée par les vaiffeaux gaftriques ; on la nomme le fuc
gaftrique, que l'on croit être encore
plus actif que la falive, puifqu'on lui

attribue la puissance d'exciter la faim lorsque l'estomac est vuide d'alimens, attendu qu'alors ce suc fait son impression sur la membrane veloutée, & y excite cette sensation fâcheuse qui nous porte à prendre de la nourriture naturellement & sans le secours de notre réflexion, mais seulement par la tendance qu'a notre nature pour sa conservation, puisque ces mouvemens sont communs aux hommes & aux autres animaux.

Cette humeur gastrique doit, aussi bien que la salive, pénétrer & se mêler exactement avec les alimens : elle ne le pourroit faire d'elle-même ; mais pour en faciliter la mixtion, il se fait sans cesse dans l'estomac un mouvement que nous appellerons encore trituration, quoique bien différente de celle qui se fait dans la bouche. Ce n'est ici qu'une legere & alternative compression causée par les muscles du bas ventre, par le diaphragme & par l'action du ventricule lui-même, qui étant composé de fibres charnues rangées en plusieurs sens, doit avoir un mouvement péristaltique; peut-être aussi par l'action de diastole & de sistole des vaisseaux gastriques, dont le nombre prodigieux doit exciter

un battement fenfible. C'en eft affez
pour procurer aux alimens un mouvement d'ondulation qui les agite, les
tourne, & les expofe tous à l'action
des liqueurs qui doivent pénétrer &
diffoudre toutes les parties dont elles
peuvent être les menftrues.

Ces caufes, qui font une grande
partie de la digeftion, ne fuffifent cependant point encore pour détruire le
tiffu intérieur des alimens & leur nature, pour faire qu'ils changent dans
leur couleur, leur odeur, leur goût
& leur confiftence; il faut de plus qu'il
s'en faffe une diffolution intime par un
mouvement inteftin excité dans l'intérieur même des fubftances alimentaires,
& nous ne voyons que l'explofion de
l'air que les alimens contiennent, capable d'exciter ce mouvement, aidée
fans doute de l'action de la falive & du
fuc gaftrique.

Ces agens eux-mêmes entrent en
action par la chaleur naturelle de l'eftomac ou des autres vifceres de l'abdomen : d'une part les globules aëriennes de la falive raréfiées, pouffent
& donnent plus de jeu aux particules
falino-fulphureufes pour s'introduire
dans le tiffu des fubftances alimentaires,

&

& elles ne peuvent y entrer fans les écarter & les défunir ; d'un autre côté les globules d'air primordialement contenues dans tous les efpaces ou les pores de ces fubftances, maintenues auparavant dans de juftes bornes, ces globules, dis-je, étant par ce commencement de diffolution plus expofées à la chaleur, fe raréfient également, elles fe dilatent, & faifant effort contre les parties qui les retiennent encore, elles en procurent une défunion d'autant plus intime, que ces globules n'ont pas eu à s'introduire dans ces fubftances, puifqu'elles y étoient & en rempliffoient déja les vuides : ce qui fe paffe alors répond parfaitement à ce que l'on appelle en Chymie digeftion, car les Chymiftes entendent par ce mot la diffolution intime de quelque mixte aidée par le feu, ou feulement une chaleur douce. C'eft ce dernier mouvement qui caufe les gonflemens du ventricule & les vents, qui procure les aigreurs que plufieurs perfonnes fentent dans le tems de la digeftion, lorfque les fucs font viciés, ou que la fermentation fe trouve un peu plus forte qu'elle ne doit être.

Enfin, lorfque par la réunion de

ces trois caufes la décompofition des alimens eft faite, lorfque les parties gommeufes, huileufes & mucilagineufes ou autres font féparées & diffoutes, que l'air s'en eft entiérement dégagé, la fermentation ceffe ; mais ces parties encore expofées à la trituration, je veux dire au mouvement périftaltique de l'eftomac, fouffrent un autre arrangement qui les mêle exactement & également les unes avec les autres, il en réfulte une liqueur blanchâtre que nous appellons le chyle, lequel encore mêlé avec les parties folides & fibreufes des alimens qui ont échappé à la diffolution, forment enfemble une pâte grisâtre fort liquide, qui eft alors en état de fortir de l'eftomac par le pilore.

Cette fortie fe fait peu à peu à chaque mouvement de la refpiration, par la compreffion du diaphragme, des mufcles de l'abdomen, & le mouvement même du ventricule. La matiére digerée fortant de l'eftomac paffe dans le duodenum, où il y a lieu de conjecturer qu'elle féjourne un peu plus que dans le refte du canal inteftinal, parce que ce premier inteftin eft plus ample, & qu'il s'y dépofe deux liqueurs différentes qui doivent fe mêler avec les

matiéres qui y paffent, ce font la bile
& le fuc pancréatique ; l'une vient du
foye & de la veficule biliaire par un
tuyau commun à ces deux parties,
nommé canal cholidoque ; l'autre vient
du Pancréas par fon conduit excréteur,
que l'on connoît fous le nom de canal
de Virfungus, & les deux canaux aboutiffent enfemble dans le milieu de cet
inteftin. Les ufages de ces deux liqueurs font fans doute d'achever la
diffolution des alimens ; car quoiqu'ils
fortent de l'eftomac défunis & décom-
pofés, il peut fe faire que des parties
réfineufes ou autres n'ayent pu être
pénétrées & diffoutes par les diffolvans
dont nous avons parlé ; alors ces matiéres n'échappent pas à l'action de la
bile & du fuc pancréatique, qui peuvent mieux en être les menftrues ; car
la bile eft une liqueur fulphureufe, ré-
fineufe, contenant beaucoup d'alkaly :
le fuc pancréatique n'eft pas auffi bien
connu, par la difficulté d'en raffembler
affez pour en faire des expériences &
l'analyfe ; on fçait cependant que c'eft
une liqueur aqueufe un peu acide, ce
qui fait penfer que le mélange de ces
deux humeurs doit produire encore un
leger mouvement de fermentation dans

M ij

le duodenum, que l'on regarde comme
un fecond eftomac, & que ce n'eft
qu'après cette derniere façon que le
chyle eft parfait, quoique encore confondu avec le refte des alimens.

Ce n'eft point dans ce premier inteftin qu'il commence à s'en féparer,
parce que, comme je l'ai dit, il n'en
fort aucune veine lactée ; mais au fortir
du duodenum, toute la matiere digerée parcourt d'abord le jejunum &
l'ileum : ces inteftins, comme nous
l'avons obfervé, font quantité de circonvolutions irrégulieres, ils font intérieurement garnis d'efpace en efpace
des valvules, ce qui doit retenir les
matiéres affez long-tems pour la féparation du chyle ; d'une autre part ces
matiéres ne fçauroient féjourner trop
long-tems dans les détours des inteftins, parce que outre le mouvement du
diaphragme & des mufcles de l'abdomen qui les preffent alternativement
à chaque refpiration, ils ont de plus un
mouvement particulier que l'on nomme
mouvement périftaltique, exécuté par
les fibres charnues, longitudinales &
circulaires qui entrent dans leur compofition ; ce dernier eft un doux mouvement d'ondulation qui fe fait de haut

en bas , comparable à celui que font les animaux reptiles pour la progreffion : il fe fait fi uniment & fi legérement, qu'on ne peut l'appercevoir qu'à l'ouverture de l'abdomen de gros animaux encore vivans, comme des bœufs ou des chevaux , car il eft imperceptible dans ceux d'un moindre volume.

Il réfulte de ces mouvemens plufieurs avantages ; en effet , les matiéres font agitées , tournées , legérement comprimées , les parties les plus liquides formant le chyle font pour ainfi dire exprimées , enfuite abforbées par la fubftance veloutée des inteftins ; celle-ci eft criblée de pores , qui font les embouchures des veines lactées premieres dans lefquelles le chyle eft excité à entrer ; ainfi la néceffité du mouvement périftaltique des inteftins pour la fécrétion du chyle paroît trop marquée , pour douter de fa réalité , comme ont fait plufieurs Auteurs trompés par des expériences faites fur de petits animaux où il eft imperceptible.

Si ce mouvement eft légérement augmenté, il doit hâter la féparation du chyle & la fortie des excrémens ; mais s'il l'eft beaucoup , les alimens parcourans trop promptement le canal inteftinal ne permettront point au chyle de s'en séparer pour enfiler les orifices des veines lactées ; il sortira avec les alimens, & il arrivera alors cette maladie que l'on nomme Flux Cœliaque, qui peut aussi bien être produite par un relâchement dans les intestins, & par l'obstruction des pores des veines lactées.

Après l'intrusion du chyle dans ses vaisseaux, le residu composé des parties fibreuses & grossieres des alimens, mêlé avec une partie de la bile, du suc pancréatique & de l'humeur intestinale, acheve de parcourir les intestins grêles toujours poussés par l'action de la respiration & les mouvemens péristaltiques ; le tout parvient enfin dans les gros intestins où il y a peu de veines lactées : c'est dans ces derniers que la présence de ces matiéres qui sont devenues plus solides, excite une sensation ou un mouvement d'inquiétude qui nous oblige d'en hâter l'expulsion ; ce qui se fait encore par le secours des muscles de l'abdomen & du diaphragme, dont les contractions deviennent alors plus fortes & plus actives.

Quant au chyle que nous avons laissé

dans les veines lactées premieres , il
nous paroît alors dans les animaux
que l'on ouvre vivans , comme une liqueur blanche , laiteufe , douce au
goût , compofé des parties graffes, mucilagineufes & terreufes , dilayées dans
beaucoup d'eau , & dont l'union dépend du fecond arrangement que les
matieres digerées ont pris après la fermentation & la diffolution , par la trituration de l'eftomac & le mouvement
périftaltique des inteftins : des premiéres veines lactées qu'il parcourt, il paffe
dans les glandes méfentériques pour
circuler dans les veines lactées fecon-
daires , celles-ci le dépofent dans le
réfervoir de Pequet , d'où il monte
dans le canal thorachique jufques dans
la veine fouclaviere gauche , aidé dans
fon trajet par la progreffion de celui
qui fuit, par l'action de la refpiration ,
& par les pulfations des vaiffeaux artériels voifins du canal thorachique. C'eft
ici enfin où il commence à fe mêler
au fang avec lequel il ne doit faire
bien-tôt après qu'une feule & même
liqueur ; de forte que la à fanguification fuccéde immédiatement à la chylification, comme celle-ci à la digeftion.

M iv

Tel eſt , Meſſieurs , le méchaniſme
par lequel eſt exécutée la digeſtion ,
cette fonction la plus compoſée & la
plus néceſſaire au maintien de l'œconomie animale , puiſque ſans ſon ſecours ,
toutes les autres diminueroient , ceſ-
ſeroient , & que les reſſorts de la machine ſeroient enfin anéantis.

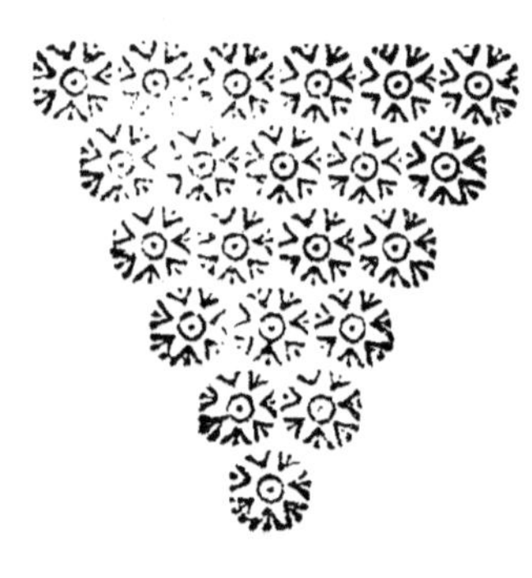

V. DÉMONSTRATION

Des principaux Organes des Sécrétions.

LEs viſceres que nous ſoumîmes, Meſſieurs, dans ma derniére démonſtration à l'examen le plus exact ſont, ainſi que j'eus l'honneur de vous l'expoſer, ceux par le moyen deſquels la digeſtion s'exécute ; mais il eſt encore d'autres organes qui contribuent à cette fonction, en filtrant & en fourniſſant des liqueurs néceſſaires & capables d'en hâter les opérations & d'en perfectioner les effets.

L'action naturelle par laquelle certaines humeurs ſont ſéparées du ſang ſe nomme en général Sécrétion. Elle a lieu dans toute l'étendue des corps & elle ſe fait par des organes différens ; mais comme c'eſt dans les viſceres de l'abdomen que cette ſéparation eſt la plus conſidérable, c'eſt auſſi en dévelopant la ſtructure de ces viſceres que nous devons rechercher comment &

M v

par quelle méchanique, elle eſt opé-
rée Les réflexions que je ferai à cet
égard formeront un ſyſtême général
pour toutes les autres ſécrétions, parce
que la nature ne peut être qu'uniforme & toujours ſimple lorſqu'il s'agit
des fonctions d'une même eſpece.

Les viſceres qui ont quelque rapport
à la digeſtion ſont le pancréas, la ratte
& le foye. Le pancréas fournit l'humeur pancréatique ; la ratte eſt un
auxiliaire du foye , & le foye ſert à la
ſécrétion de la bile.

DU PANCREAS.

Le Pancréas eſt un corps glanduleux , blanchâtre & d'une conſiſtence
aſſez ſolide ; il eſt contenu dans la région ombilicale, poſé tranſverſalement
au-devant de la premiere vertébre des
lombes & au-deſſous de l'eſtomac , enfermé entre les deux lames du méſocolon dans une eſpace triangulaire qui
eſt à ſa partie poſtérieure.

La grandeur & la figure de ce viſcere ne ſont pas toujours bien réguliéres ; il a environ huit pouces de longueur , un pouce & demi ou deux de
largeur ſur un demi pouce d'épaiſſeur ,

ce qui s'entend de son corps ou de son milieu ; car ces dimentions varient aux extrêmités.

En le considérant ainsi on y observe deux faces, deux bords & deux extrêmités ; des deux faces, l'une est obliquement supérieure, tournée vers le fond de l'estomac, l'autre est inférieur & regarde les intestins ; à l'égard des bords, l'un est antérieur couvert par les intestins, l'autre postérieur, qui se trouve vis-à-vis la premiere vertebre des lombes ; les deux extrêmités sont, l'une à droite, l'autre à gauche, distinguées en grosse & en petite extrêmité.

La grosse extrêmité est fort adhérente à l'intestin duodenum dans sa partie concave, & dans le milieu de sa courbure ; la petite extrêmité diamétralement opposée se termine à un pouce de distance de la face interne de la ratte, & le corps du pancréas se trouve colé sur l'artere & sur la veine splénique qui lui sont unies par la substance cellulaire & quelques vaisseaux.

La grosse extrêmité dans l'endroit de son adhérence au duodenum est augmentée par un prolongement qui se porte en bas & qui adhére aussi à l'inteſtin; cet appendice eſt de même compoſition, auſſi l'appelle-t-on le petit pancréas.

Ce viſcere a deux membranes, l'une commune, l'autre particuliére; la premiere n'eſt autre que le meſocolon lui-même, puiſque le pancréas eſt entre ſes deux lames entouré de ſon tiſſu cellulaire; la ſeconde lame qui eſt très-fine eſt extrêmement adhérente; elle s'enfonce même & pénétre entre les petits corps glanduleux, ce qui rend la ſuperficie du pancréas entre-coupée par autant de petites ſciſſures.

La ſtructure interne du pancréas eſt glanduleuſe, auſſi l'appelle-t-on une glande conglomerée pour la diſtinguer des glandes conglobées : vous vous rappellerez, Meſſieurs, que l'on entend par les glandes conglobées de petits corps ſimples formés d'un peloton de vaiſſeaux continus & enfermés dans une même membrane, au lieu que l'on appelle glandes conglomerées des parties compoſées de pluſieurs grains glanduleux de cette eſpece joints & contenus dans une envelope commune à tous. Selon cette définition, le pancréas eſt un aſſemblage de beaucoup de petites glandes, formant pluſieurs petits paquets féparés par des cloifons de la membrane qui enveloppe le pancréas en entier & par plufieurs ramifications de vaiffeaux.

De tous ces grains glanduleux il part des canaux excréteurs, qui en fe réuniffant viennent aboutir dans un vaiffeau commun nommé canal Pancréatique ou de Virfungus, du nom d'un Anatomifte de Padoue, qui l'a démontré le premier publiquement. Ce canal qui eft fitué dans le milieu du corps du pancréas commence à la petite extrêmité où il eft fort mince ; mais il groffit à proportion des vaiffeaux collateraux qu'il reçoit, & parvient jufqu'à l'inteftin duodenum, où il eft alors auffi gros que le canon d'une moyenne plume à écrire.

L'appendice que j'ai appellé le petit pancréas a de même un canal excréteur qui aboutit quelquefois féparément dans le duodenum, qui d'autrefois & prefque toujours fe termine au grand canal pancréatique. Le canal de Virfungus s'ouvre dans le duodénum le plus fouvent par une ouverture commune avec le canal cholidoque, ou qui en eft très près lorfqu'elle s'en trouve féparée.

La maniere dont il y entre, de même que le canal cholidoque, eſt ſemblable à celle dont les ureteres percent la veſſie, c'eſt-à-dire, que ce canal fait obliquement quelque eſpace de chemin entre les tuniques de l'inteſtin ; de plus la membrane mamelonée du duodenum eſt flotante à cette ouverture, ce qui lui tient lieu de valvule, & par cette méchanique les matiéres contenues dans l'inteſtin ne ſçauroient entrer dans le canal, quoique le ſuc pancréatique qui en découle puiſſe facilement y aborder.

On ſe perſuade aiſément de cette vérité en examinant l'intérieur de l'inteſtin à l'endroit où aboutiſſent ces canaux, puiſque leur orifice eſt ſi bien caché par les replis de la membrane velourée, qu'on ne ſçauroit les appercevoir ni y introduire un ſtilet qu'avec peine.

Outre ce canal excréteur, qui eſt un vaiſſeau particulier au pancréas, il a comme tous les autres viſcéres, des artéres, des veines, des nerfs, & des vaiſſeaux lymphatiques.

L'artére pilorique venant de l'hépatique, & la duodénale procédant de la méſentérique, formen une double anaſtomoſe qui embraſſe la groſſe ex-

trêmité du pancréas , & y envoye plufieurs petits rameaux ; mais les plus
confidérables viennent de l'artére fplénique , celle-ci paffant fous le pancréas
lui fournit deux ou trois branches , qui
quelquefois communiquent auffi entre
elles.

Les veines pancréatiques accompagnent les artéres , & elles vont fe rendre les unes dans la fplénique , les
autres dans la meferaïque , qui font
autant de branches de la veine porte :
les nerfs dépendent des plexus fplénique & méfentérique , c'eft-à-dire que
ce font des filets du nerf intercoftal
qui communiquent avec la huitiéme
paire , & les vaiffeaux lymphatiques en
très-petit nombre vont fe rendre dans
le réfervoir de Pecquet.

La ftructure du pancréas nous en
démontre affez les ufages , & c'eft particuliérement à la découverte du canal
de Virfungus que nous en devons la
connoiffance , puifqu'avant ce tems on
penfoit qu'il fervoit feulement d'appui
aux vaiffeaux voifins , ou de couffinet
au ventricule ; mais lorfque l'on vit
que ce corps glanduleux ne différoit en
rien des autres glandes congloméres
propres à féparer du fang quelque hu-

meur particuliere, on fut perfuadé que ce viſcere étoit en effet deſtiné à filtrer & préparer une liqueur que l'on nomma dès lors ſuc pancréatique, & que l'on vit couler par le canal excréteur que nous y avons obſervé juſques dans l'inteſtin duodenum, où elle exerce ſa fonction.

Le ſuc pancréatique eſt aſſez reſſemblant à la ſalive, & contribue comme cette humeur à perfectionner la digeſtion, en ſe mêlant avec les alimens dans le duodenum. Comme il eſt une liqueur aqueuſe & ſaline, il eſt propre à en diſſoudre les parties gommeuſes, ſalines & mucilagineuſes, de ſorte qu'on peut dire que la ſalive, le ſuc gaſtrique & le ſuc pancréatique ne ſont dans leur nature qu'une même liqueur, mais diſtribuée en des endroits différens, pour que les alimens ſoient toujours ſoumis à leur action juſqu'à ce que la digeſtion ſoit entiérement exécutée.

La difette ou le changement de ce ſuc doit même produire quelques dérangemens dans cette fonction. Il eſt certain que toutes les parties de notre corps ſont néceſſaires & ont des uſages marqués ; on ne doit cependant pas croire, comme on le penſa lors de cette découverte, que la plûpart des maladies chroniques, ſpécialement les fiévres intermittentes, avoient leur cauſe dans les vices du pancréas ou du ſuc pancréatique ; on n'a pas même remarqué des différences eſſentielles dans les fonctions des animaux à qui on l'avoit extirpé ; ainſi le merveilleux que l'on crut entrevoir dans les uſages de ce viſcére, n'étoit que l'effet du pré-jugé que la nouveauté préſente tou-jours.

DE LA RATTE.

La ratte eſt un viſcére ſpongieux & vaſculeux, placé dans l'hypocondre gauche, entre le rein gauche, le dia-phragme, les fauſſes côtes & l'eſtomac.

Sa figure eſt différente dans preſque toutes les eſpeces d'animaux, mais c'eſt dans l'homme qu'elle eſt ordinairement plus groſſe. Elle a environ cinq pouces de longueur ſur trois de largeur, & un & demi ou deux d'épaiſſeur, ſur tout dans ſon milieu. Nous pouvons lui diſtinguer deux faces, une externe & une interne ; deux extrêmités, une ſupérieure & une inférieure : la face externe eſt unie & convexe, pour

s'accommoder à la concavité du diaphragme & des côtes ; la face interne
est legérement concave, partagée dans
le milieu de sa longueur par une sciffure qui donne l'entrée aux vaisseaux
spléniques : c'est aussi au bord de cette
scissure que s'attache en partie l'épiploon.

L'extrêmité supérieure, qui est la
plus grosse, a quelquefois un leger enfoncement qui répond au cul de sac de
l'estomac, & l'extrêmité inférieure est
aussi souvent legérement creusée pour
s'accommoder au rein gauche, au-dessus duquel la ratte est située.

Je nomme ces deux extrêmités supérieure & inférieure, quoique la situation de la ratte soit un peu oblique,
parce que cette obliquité n'est pas assez
considérable pour nous empêcher de la
regarder comme perpendiculaire.

Bien des Anatomistes donnent à ce
viscére deux membranes, l'une commune, & l'autre particuliére ; il n'en
paroît cependant qu'une, & quelque
examen que l'on en fasse, on trouve
la ratte envelopée dans une seule membrane commune ; celle-ci étant enlevée,
ce qui se fait assez facilement, la substance même du viscére paroît au-des-

fous à découvert, garnie de très peu
de ce tiffu cellulaire qui fe trouve dans
toute l'étendue du péritoine. Cette
membrane fe prolonge par une duplica-
cature à la face externe de la ratte, &
forme un ligament par lequel elle eft
attachée au bord du diaphragme : elle
a de plus des connexions avec l'eftomac par de petits vaiffeaux que nous
avons déja appellés vaiffeaux courts,
ou *vafa brevia* ; ce font une couple d'artéres & de veines dépendantes des artéres & des veines fpléniques, qui
quelquefois auffi femblent fortir du
corps même de la ratte : elle a auffi
des vaiffeaux de communication avec
l'épiploon, mais ceux qui lui appartiennent plus particuliérement font une
artére, une veine, des nerfs & des
vaiffeaux lymphatiques, tous nommés
vaiffeaux fpléniques : l'artére eft confidérable, elle eft la principale des
trois branches que forme la cæliaque ;
on la voit s'étendre horizontalement
de fon origine jufqu'à la ratte, elle eft
collée fous le pancréas, à qui elle donne
quelques rameaux. Dans ce trajet elle
fait des inflexions irréguliéres, jufqu'à
ce qu'elle fe divife auprès de la fciffure de la ratte en trois & quelquefois

en quatre branches, qui se plongent par
ce même endroit dans la substance même du viscére.

La veine, de même que l'artére,
est unique, & elle suit la même route.
C'est une grosse branche qui sort de la
ratte par la scissure, passe aussi sous
le pancréas, & vient se rendre au sinus
de la veine porte qu'elle forme en
partie.

Les nerfs qui dépendent du nerf intercostal sont des filets du ganglion
sémilunaire gauche qui, après avoir
communiqué avec la huitiéme paire
par le plexus stomachique, forment
le plexus splénique : les filets de ce
plexus accompagnent les vaisseaux sanguins jusques dans la substance de la
ratte, de sorte que l'artére, la veine
& les nerfs spléniques tiennent le même
chemin, & sont envelopés dans toute
leur étendue par des prolongemens
communs qui dépendent du tissu cellulaire de la tunique de la ratte.

Les vaisseaux lymphatiques de la ratte
ont été vus plus particuliérement dans
le bœuf, car il est impossible de les
découvrir dans l'homme ; mais il y a
lieu de penser qu'ils y sont les mêmes :
ces vaisseaux, après avoir rampé à la

furface de la ratte au-deffous de fa
membrane, vont fe rendre ou dans la
veine fplénique, ou dans le réfervoir
du chyle.

C'eft ce nombre de vaiffeaux qui
compofent en plus grande partie la
fubftance de la ratte ; car nous avons
dit dans fa définition, qu'elle étoit un
vifcére fpongieux & vafculeux. En
effet, après avoir enlevé la tunique,
& en la coupant ou en la broyant fimplement entre les doigts, on ne voit
qu'une fubftance vafculeufe remplie
d'un fang noirâtre, qui paroît n'être
point contenu feulement dans les vaiffeaux, mais plûtôt extravafé dans la
fubftance même du vifcére ; & pour
mieux établir fes connoiffances, on
peut, au moyen de quelque préparation, faire fortir cette quantité de fang
qui en remplit tous les vuides, & qui
fait une grande partie de fon volume :
pour cet effet, fans avoir enlevé la
tunique, on injecte à plufieurs reprifes
de l'eau tiéde par l'artére ou par la
veine, on la fait reffortir en la comprimant légérement : en ouvrant la
ratte enfuite de cette opération, il
paroît au moyen du microfcope ou
d'une loupe, que les artéres aboutif-

sent à des petits follicules ou des petites cellules formées par le tissu cellulaire, qui accompagne les vaisseaux jusqu'à leurs extrémités ; ces cellules communiquent les unes avec les autres, ainsi que le tissu cellulaire le fait partout, après quoi elles sont le principe des rameaux de la veine splénique ; la circulation s'exécute par conséquent différemment dans ce viscére, en ce que par tout ailleurs où les veines sont continues immédiatement aux artéres, en ne formant qu'un canal uniforme, le sang ne sort point de ses canaux & suit une route réguliére, au lieu que dans la ratte il s'extravase pour ainsi dire, en s'épanchant dans ces petites cellules, d'où il est absorbé par les pores veineux, & conduit par la veine splénique dans la veine porte & dans le foye. Les ramifications des vaisseaux & ces cellules spongieuses sont soûtenues par des filets ou des fibres simples qui les entrecroisent en tout sens, & qui sont comme la base & la substance de ce viscére.

Quelques Anatomistes ont cru appercevoir aussi des glandes dans la composition de la ratte ; rien cependant n'approche de leur structure, & nous avons lieu de penser que ce sont ces petites follicules cellulaires qui leur ont paru des glandes.

Mais, Messieurs, quoique nous connoissions assez bien la structure intime du viscére dont je traite, nous n'avons point encore réussi à en dévcloper précisément les usages, parce que sa fonction s'exécute d'une maniére qui échape à notre vûe, & qu'il n'en résulte aucun effet qui puisse nous être sensible. On est bien persuadé qu'il ne s'y filtre aucune humeur particuliere ; il n'y a nulles glandes, nul canal excréteur qui puisse être à cet usage ; les vaisseaux lymphatiques, il est vrai, charient de la sérosité qui s'est séparée du sang dans la ratte même, mais ils vont se rendre dans le même lieu que ceux de la plûpart des autres viscéres ; ainsi leur fonction n'est point particuliere. Il nous reste donc à dire que le sang y souffre une préparation qui le rend plus propre à la formation ou à la sécrétion de la bile, attendu que le sang qui en sort va directement au foye : cela est incontestable & bien prouvé ; mais c'est précisément ce genre de préparation qu'il est difficile de déterminer.

Les conjectures qui paroissent les

plus vraisemblables nous donnent lieu
de penser que la ratte étant compofée
d'une infinité de vaiffeaux capillaires
plus nombreux que fon volume ne l'e-
xigeroit pour fa nourriture, la quantité de fang qui y aborde & qui circule plus lentement par fon extravafion
dans ces petites cellules, y eft atténué,
divifé par le broyement continuel qu'il
fouffre de la part des petits vaiffeaux
qui les environnent & qui exercent fur
elles leur pulfation, & par les mouvemens de la refpiration auxquels la ratte
eft expofée felon fes connexions avec
le diaphragme; le fang ainfi préparé
fort au moyen de la veine fplénique
pour fe mêler à celui de la veine porte,
qui avant été dépouillé de beaucoup
de férofité dans les différens filtres de
l'abdomen, doit être fort épais & très-
difpofé à produire dans le foye des
engorgemens, s'il n'étoit heureufement
pourvu de ce nouveau fang prefque
tout artériel, qui n'a fait aucune fecré-
tion, & qui a été ainfi atténué dans la
ratte : n'eft-ce pas par cette raifon que
chez les animaux auxquels on a extirpé
ce vifcére, leur foye devient extrêmement gros & fchirreux, & que chez
les hommes les maladies de la ratte font
fouvent

souvent suivies de celles du foye ? Nous pouvons donc dire que la ratte est un auxiliaire du foye, puisque le sang y souffre une préparation qui rend la sécrétion de la bile beaucoup plus facile.

DU FOYE.

Le foye est une masse glanduleuse & vasculeuse d'un rouge foncé, situé dans l'abdomen au-dessous du diaphragme, auquel il est adhérent, & où il occupe tout l'hypocondre droit & l'épigastre.

Ce viscére qui est considérable par sa grosseur, est aussi fort irrégulier, & je ne sçaurois en faire un examen bien circonstancié sans en considerer chacune des parties en particulier, telles sont ses faces, ses bords, ses éminences, ses cavités.

Les faces sont au nombre de deux ; l'une qui est obliquement supérieure, l'autre qui est inférieure ; la premiere qui joint le diaphragme est convexe & fort unie, n'étant interrompue que par une sciffure ; la seconde recouvre une partie de l'estomac & des intestins, celle-ci est un peu concave & fort inégale.

Tome I.   N

La jonction de ces deux faces forme deux bords, l'un antérieur, l'autre postérieur ; le premier est extrêmement mince, il se trouve comme partagé en deux par la grande sciffure du foye ; le postérieur est plus gros, plus épais & se trouve arrondi. Ces deux faces & ces deux bords comprennent en général toute l'étendue du foye. On en fait cependant une autre division, eu égard à l'inégalité de son volume en deux lobes, un grand & un petit.

Le grand lobe comprend les deux tiers du foye, c'est lui qui occupe tout l'hypocondre droit ; le petit lobe ne fait qu'un tiers du foye qui occupe l'épigaftre, de forte qu'il est du côté gauche, eu égard au premier qui est à droite.

Ces deux lobes sont distingués l'un de l'autre, non-feulement par leur grosseur, ils sont de plus féparés entiérement par la grande sciffure, & postérieurement par un enfoncement qui répond aux vertébres de l'épine.

Les irrégularités du foye se trouvent à sa face inférieure & à ses bords ; car la face supérieure, comme je l'ai dit est presque toute unie, au bord postérieur sont deux cavités ; la premiere est cet enfoncement qui se trouve entre les deux lobes creusé pour s'accommoder à l'éminence du corps des vertébres sur lesquelles le foye est situé ; la seconde est un peu plus à droite , elle est une échancrure par où passe la veine cave à sa sortie du diaphragme lorsqu'elle jette les veines hépatiques : quelquefois au lieu d'une échancrure il se trouve un canal , parce qu'alors la veine cave traverse dans la substance même du foye. Le bord antérieur est ainsi que je l'ai remarqué coupé en deux par une cavité étroite, mais profonde , qui marque la séparation des deux lobes ; c'est celle que l'on appelle la grande Scissure de la veine ombilicale , parce que c'est à cet endroit que la veine de ce nom se termine & aboutit au foye.

La face inférieure est garnie d'éminences & de cavités ; les éminences sont deux , l'une que l'on nomme le lobule ou le petit lobe de Spigelius, est une espece d'apophise d'une figure piramidale qui s'éleve à la partie postérieure de cette face dans l'endroit où le grand lobe s'unit au petit ; l'autre éminence ne sort point tant du foye que la premiere, elle est seulement une élévation de figure quarrée située en

tre la veſicule du fiel & le petit lobe
toujours à la face inférieure, & comme c'eſt entre ces deux éminences que
la veine porte & les autres vaiſſeaux entrent dans le foye, les anciens les ont
appellés les éminences portes.

Les cavités ſont, ou de ſimples enfoncemens, ou des rainures; les ſimples enfoncemens ſont trois, le premier eſt creuſé dans le petit lobe pour
s'accommoder à la convexité de la petite extrêmité du ventricule qui eſt au-
deſſous; le ſecond eſt au grand lobe dans
l'endroit qui poſe ſur le rein droit, c'eſt
le plus ſuperficiel; le troiſiéme enfin
eſt entre ces deux, quoiqu'il appar-
tienne ſeulement au grand lobe, c'eſt
celui qui eſt rempli par la veſicule du
fiel. Les autres cavités ſont plus pro-
fondes, mais plus étroites, auſſi les appelle-t-on des rainures ou des ſciſſures.
On en compte ici trois; la premiere
eſt l'extrémité de cette grande ſciſſure
dont je viens de parler; la ſeconde eſt
un demi canal qui répond à la grande,
& dans lequel eſt le canal veineux, ce
qui s'obſerve mieux dans le fœtus que
dans le ſujet adulte, parce que ce canal s'oblitere & ne paroît que très-peu
quelque tems après la naiſſance; la troi-

fiéme cavité est une échancrure bien plus considérable placée entre l'éminence quarrée & le lobule de Spigelius, elle contient le sinus de la veine porte & son entrée dans le foye, aussi-bien que des autres vaisseaux hépatiques, ce qui a donné lieu d'appeller cet endroit la porte du foye.

Le foye avec toutes les parties que nous venons d'examiner est couvert ou enfermé dans une seule membrane commune aux autres visceres de l'abdomen ; elle est formée par le péritoine, qui après avoir couvert le diaphragme jusqu'à l'aile droite de sa partie aponevrotique, fait un enfoncement en maniere de bourse dans laquelle se trouve le foye, ses vaisseaux & la vésicule du fiel : si je dis que le péritoine ne va que jusqu'à l'aîle droite aponevrotique du diaphragme, c'est qu'en cet endroit le foye contracte une adhérence intime de figure ovale, ensorte que le péritoine se borne au bord de cette adhérence, d'où il se replie aussi-tôt pour fournir cette membrane cummune : les Anciens, sans avoir bien examiné ce repli du péritoine, l'avoient appellé le ligament coronaire du foye croyant qu'il en faisoit la fonction. Ceux qui dans la suite ont mieux connu cette difpofition, ont nommé cet endroit adhérence coronaire.

Cette adhéfion du foye avec le diaphragme n'eft pas la feule connexion qu'il ait, il eft encore maintenu dans fa fituation par trois ligamens pofés de maniere, qu'il en eft un à droite, un à gauche & un au milieu; celui du côté droit attache le grand lobe au fauffes côtes & au diaphragme, celui du côté gauche attache le petit lobe au diaphragme; le ligament moyen qui eft le plus confidérable a la figure d'une faux, dont la partie la plus large entre dans la grande fciffure, tandis que la pointe va obliquement fe terminer à l'ombilic; c'eft par la partie convexe de ce ligament falfiforme, que le foye eft attaché au diaphragme & à la face interne de l'aponevrofe des mufcles tranfverfes: tous les trois ne font que des replis du péritoine, enforte qu'ils font doubles & font garnis entre leurs deux lames de tiffu cellulaire. Dans le fond des deux lames du ligament moyen; il y a dans les adultes un cordon blanchâtre qui vient de l'ombilic aboutir à un autre efpece de ligament nommé le canal veneux, c'eft la veine ombilicale, & si je l'appelle un cordon blanchâtre, je n'entends parler que de celle des adultes dans lesquels elle n'est plus d'aucun usage, au lieu que dans le fœtus, elle étoit un vaisseau ordinaire servant à porter le sang du placenta au foye du petit sujet en le déposant dans le canal veineux qui le rendoit à la veine cave. On a crû long-tems que cette veine devenue ligament retenoit le foye & l'empêchoit de remonter dans des expirations trop longues, on s'est convaincu par la situation de ces parties qu'elle en est incapable, & qu'elle n'a d'usage que dans le fœtus, semblable en cela aux arteres ombilicales qui, après la naissance s'obliterent également & deviennent totalement inutiles ; nous pouvons même dire que ces trois ligamens hépatiques ne peuvent servir qu'à empêcher le foye de balotter, & point du tout à la suspendre, parce qu'ils ne répondent point à des parties assez solides ; d'ailleurs le foye est soutenu par l'estomac & le paquet intestinale ; c'est aussi eu égard à cette position, que l'estomac étant vuide long-tems, & ne soutenant plus le foye, celui-ci abandonné à son propre poids tiraille

le diaphragme & cause des espéces de
douleurs que l'on nomme cardialgies,
ou communément des maux de cœur
qui nous font appercevoir de la néceffité de prendre des alimens.

J'ai avancé que le foye eft un vifcere vafculeux ; en effet après le poumon, je n'en vois point qui renferme
plus de vaiffeaux fanguins dans fa compofition. Ces vaiffeaux font de toutes
efpeces tels que des arteres , des veines, des nerfs, des lymphatiques que
l'on nomme tous vaiffeaux hépatiques,
fans parler des vaiffeaux excréteurs
nommés biliaires, ou biliferes.

Les arteres lui viennent de la cœliaque ; la premiere qui eft la plus confidérable appartient prefque toute entiére au foye & retient en propre le nom
d'artere hépatique; à fa fortie de la cœliaque elle fe porte à droite où elle
donne deux branches à l'eftomac qui
font la pilorique & la gaftro-épiploïque droite, elle s'avance enfuite au-
deffous du canal biliaire hépatique,
elle jette un rameau à la veficule, qui
par une bifurcation forme les arteres
ciftiques, ou jumelles , & elle fe perd
enfuite toute entiére dans le foye par
l'échancrure qui donne entrée à la veine

porte ; cette artere dans le foye se divise & subdivise en plusieurs ramifications qui parcourent toute l'étendue de ce viscere en accompagnant les rameaux de la veine porte avec lesquels elle se trouve envelopée dans les prolongemens de la capsule de Glisson : outre cette artere principale , il entre encore dans le foye quelques rameaux qui viennent de l'extrêmité de l'artere coronaire stomachique.

Les veines du foye sont des rameaux de la veine cave & la veine porte.

La veine cave aussi-tôt après avoir traversé le diaphragme , passe dans l'échancrure qui est au bord postérieur du foye ; dans cet endroit elle jette trois branches considérables nommées veines hépatiques qui se ramifient & se dispersent dans ce viscere.

Dans le fœtus il est un vaisseau particulier nommé canal veineux situé au bas de la grande sciffure , & au-dessus du sinus de la veine porte , il communique avec la veine ombilicale & un des rameaux hépatiques de la veine cave ; la fonction de ce canal est dans le fœtus, de recevoir une partie du sang qui vient par la veine ombilicale pour le transmettre aussi-tôt à la veine cave & le con-

duire ainsi dans le torrent de la circulation.

La veine porte, ou veine de la porte,
demande un examen plus circonstancié,
parce qu'elle est un vaisseau particulier
au viscere que nous examinons ; elle est
ainsi nommée parce qu'elle entre dans
le foye par cet endroit que nos Anciens
ont appellé la porte du foye ; mais
comme ce nom paroît équivoque, on
pourroit aussi-bien l'appeller veine porte eu égard à sa fonction, qui est de
porter au foye le sang qu'elle contient,
puisque cette veine est toute entiére
destinée à cet usage.

Elle est composée d'un tronc que
l'on nomme le sinus de la veine porte,
& de plusieurs branches qui sortent des
deux extrêmités de ce tronc ; de sorte
qu'on peut la comparer aux arbres,
dont les branches sont d'un côté du
tronc, & les racines de l'autre : cette
structure a donné lieu de la diviser en
deux parties ; la premiére qui se distribue dans tout l'abdomen, se nomme
grande veine porte, ou veine porte
ventrale ; la seconde qui appartient
au foye, est dite petite veine porte,
ou veine porte hépatique.

La grande veine porte reçoit le sang

de tous les viscéres de l'abdomen qui
se trouvent contenus dans le péritoine,
de sorte qu'elle répond à l'artére cæliaque & aux deux méfentériques;
aussi est-elle formée par trois branches
principales, par la grande méséraïque,
la petite méséraïque & la splénique.

La grande méséraïque reçoit le sang
de l'eftomac par les gaftriques, les
gaftro-épiploïques droites, & des inteftins grêles par les méfentériques; la
petite méséraïque reçoit celui de l'épiploon, des gros inteftins; la splénique
reçoit celui de la ratte, une partie de
celui de l'eftomac par les vaiffeaux
courts & les gaftro-épiploïques gauches. Ces trois branches aboutiffent
ensemble ou féparément dans ce que
nous avons appellé le finus, qui n'eft
qu'un tronc de veine de la longueur de
quatre travers de doigt, fitué obliquement de droit à gauche au-deffous
de la face inférieure du foye.

La petite veine porte fort de l'extrêmité de ce finus à l'oppofé de la
porte ventrale; elle fe plonge toute
entiere dans le foye par deux, trois,
& quelquefois quatre branches qui entrent par cette échancrure, que l'on
nomme la porte du foye: ces premieres

branches se distribuent ensuite dans toute la substance hépatique par un nombre infini de ramifications, qui aboutissent à autant de petits grains pulpeux & glanduleux, dont on ne les sépare que très-difficilement, & elles se terminent ensuite par des anastomoses avec les extrêmités des veines hépatiques dépendantes de la veine cave.

Le foye a des nerfs qui lui viennent du nerf intercostal ou grand nerf sympathique, & de la huitiéme paire ; le nerf intercostal forme dans l'abdomen plusieurs plexus, qui ont chacun des noms relatifs aux viscéres auxquels ils se distribuent : c'est du plexus sémilunaire droit, du plexus cæliaque & du stomachique, qu'il part plusieurs filets de nerfs qui forment un entrelassement particulier que l'on nomme plexus hépatique : de ce plexus il sort nombre de filets nerveux qui se répandent autour de l'artére hépatique, de la petite veine porte, & se perdent avec ces vaisseaux dans la substance du foye. La huitiéme paire lui fournit aussi quelques ramifications qui se détachent du plexus coronaire stomachique, & se mêlent avec celles du plexus hépatique.

Quant au genre de vaiſſeaux particuliers que j'ai nommé biliaires ou biliferes, ce ſont les canaux excréteurs de tous les grains glanduleux, qui en ſe réuniſſant ſortent du foye par deux endroits différens : une partie de ces canaux étant encore extrêmement petits, ſortent dans l'endroit de la véſicule du fiel, ils la pénétrent & s'y ouvrent pour y dépoſer une partie de la bile ; on nomme ceux-là hépato-ciſtiques : les autres vaiſſeaux biliaires, qui ſont en plus grand nombre, ſe réüniſſant les uns avec les autres, viennent aboutir à la grande échancrure ; ils ſortent du foye par une branche, & quelquefois deux, mais qui ſe réüniſſent toujours bientôt après ; c'eſt le canal hépatique qui, à deux doigts de ſa ſortie, s'unit au canal ciſtique venant de la véſicule du fiel, & la réunion de ces deux canaux en forme un commun & plus gros, que l'on a appellé cholidoque, *coliductus*.

Tous ces vaiſſeaux hépatiques, à l'exception de la veine cave, entrent à-peu-près par le même endroit dans le foye, & avant leur entrée ils ſont envelopés dans une membrane particuliere nommée la membrane de Gliſ-

fon : ils y font rangés de maniere que
le finus de la veine porte eft en arriere,
l'artére hépatique & le canal bilifere du
même nom font en devant , & les nerfs
entourent ces vaiffeaux en formant des
circonvolutions irrégulieres.

Cette membrane capfulaire paroît
être formée par le péritoine. Elle eft
forte & épaiffe dans l'endroit où elle
commence , mais elle perd de fon épaiffeur en entrant dans le foye où elle
fe prolonge & fe divife pour accompagner par autant de productions toutes les ramifications des vaiffeaux qu'elle
renferme.

La furface externe du foye eft garnie
de beaucoup de vaiffeaux lymphatiques,
que l'on ne peut appercevoir dans les
cadavres où ils font vuides , mais
feulement dans les animaux vivans
auxquels on lie les autres vaiffeaux où
ils vont fe rendre pour arrêter le cours
de la lymphe & les rendre plus fenfibles : on voit alors dans le tiffu cellulaire de la membrane commune de ce
vifcere , nombre de petits vaiffeaux
tranfparens garnis de petits nœuds que
forment les valvules , & pleins d'un
liquide féreux qui n'eft que de la férofité , quoiqu'on l'ait appellé lymphe.

Ils vont se rendre dans le réservoir de Pecquet, ou dans le canal thorachique.

Chaque espece de ces vaisseaux hépatiques a son usage distingué par lequel ils contribuent à la fonction du foye. L'artére porte au viscere la nourriture, & peut-être aussi une partie de la bile qui s'y filtre ; c'est ce que l'on ne sçauroit assurer précisément. La veine porte est la seule dont l'unique fonction soit de charrier dans les filtres du foye le sang, dont la bile doit se séparer : la veine cave reprend le sang de la veine porte, lorsque la bile en est extraite : les vaisseaux lymphatiques reçoivent la sérosité qui s'échape du sang pendant la circulation gênée qu'il fait dans ce viscere, ou celle qui peut avoir passé avec la bile, pour la rapporter dans le cours de la circulation : les nerfs, au moyen des esprits animaux, entretiennent sans doute toutes ces parties dans leur état de vigueur : enfin les canaux biliferes reçoivent immédiatement des grains glanduleux la bile qui s'y filtre, pour la conduire d'une part dans la vésicule du fiel, de l'autre dans l'intestin duodenum.

Une auffi grande quantité de vaiffeaux doit faire une grande partie de
la fubftance de ce vifcere, & les Anciens, eu égard à cette ftructure, pen-
foient que le foye n'étoit compofé que
de vaiffeaux & d'une partie du fang
extravafé dans leur intervalle, formant
ce qu'ils appelloient le parenchime du
foye. Nous fommes convaincus maintenant que la propre fubftance de ce
vifcere eft vafculeufe & glanduleufe;
il n'eft après les vaiffeaux qu'un affemblage de plufieurs grains folliculeux
extrêmement déliés, garnis intérieurement d'une fubftance cellulaire ou
cotoneufe, au milieu de laquelle eft
une petite cavité comme un point noir.

L'on ne peut appercevoir cette ftructure qu'en examinant à l'aide du microfcope des portions de ce vifcere cou-
pées par tranches, & macerées quelque
tems dans l'eau tiéde pour en faire fortir les humeurs qui peuvent y refter:
on découvre alors cette difpofition,
qui répond parfaitement à la fonction
du foye; car fi les Anciens le croyoient
différemment compofé, ils lui don-
noient auffi un autre ufage, comme
d'être l'organe de la fanguification. Chacun de ces grains pulpeux reçoit des

ramifications de tous les vaisseaux hépatiques, & est revêtu de l'extrêmité des prolongemens de la capsule de Glisson, ce qui les rend fort adhérens aux extrêmités de la veine porte ; c'est aussi ce qui donne à ce viscere une consistence plus solide que celle de bien d'autres parties.

La vésicule du fiel est une partie dépendante du foye ; elle est une petite vessie membraneuse de la figure d'une poire longuette, située dans une legére dépression que j'ai fait observer à la face concave du foye, près de son bord antérieur, & posée de maniére qu'elle est obliquement inclinée de derriére en devant : cette vessie étant oblongue a deux extrêmités, l'une que l'on appelle le fond, qui excéde quelquefois le bord antérieur du foye, principalement lorsque par quelque affection contre nature elle est d'un volume extraordinaire ; l'autre extrêmité se nomme le col de la vésicule qui est près du sinus de la veine porte, ce qui est entre deux en forme le corps.

Elle est formée de l'assemblage de trois membranes propres, recouvertes d'une membrane commune qui est la même que celle du foye, & qui par

conféquent eft une continuation du péritoine ; cette derniere ne recouvre pas
la véficule en entier, parce qu'elle
n'intervient point dans l'endroit de fon
adhérence avec le foye. La premiére
des membranes propres eft mufculeufe,
c'eft-à-dire compofée de fibres charnues, mais qui font extrêmement fines,
& auxquelles on ne fçauroit obferver
un arrangement particulier. La feconde
eft comme la tunique aponevrotique
des inteftins, & la troifiéme eft une
fubftance veloutée ou cotoneufe, percée de même que les autres de plufieurs
petits trous dans l'endroit où la véficule
eft adhérente au foye : ces petites ouvertures font les extrêmités des pores
biliaires ou des canaux hépato-ciftiques,
qui portent la bile directement du foye
dans ce réfervoir. Ces derniers vaiffeaux ont été long-tems inconnus, jufqu'à ce qu'on les ait découvert d'a-
bord dans le foye du bœuf, enfuite
dans celui de l'homme : avant cette connoiffance on penfoit que la bile contenue dans la véficule refluoit par le canal ciftique, qui cependant n'en eft
que le canal excréteur.

Le col ou la petite extrêmité de la
véficule eft recourbé, & on ne peut

» mieux le comparer qu'à la tête d'un
» petit oiseau ; il se termine par un canal
» que je viens d'appeller cistique, lequel
» va se joindre au canal hépatique. Dans
» la cavité du premier la tunique veloutée
» de la vésicule se prolonge & forme des
» plis en spirale qui font l'office d'une
» valvule, dont l'usage ne peut être que
» d'empêcher que la bile ne sorte trop
» précipitamment de la vésicule, ou
» qu'elle n'y rentre après en être sortie :
» cette valvule seroit aussi un obstacle,
» si la bile du canal hépatique, devoit
» refluer dans la vésicule.

La jonction du canal cistique avec
l'hépatique se fait obliquement, &
c'est de cette réunion que résulte le
canal commun nommé cholidoque, qui
aboutit dans la partie moyenne de la
courbure du duodenum à côté du canal pancréatique.

La vésicule a des vaisseaux qui lui
font particuliers ; elle reçoit de l'artére
hépatique une branche ou deux, nommées artéres cistiques ou jumelles ; les
veines qui y répondent se rendent à
la veine porte, comme les vaisseaux
lymphatiques suivent ceux du foye.

L'intérieur de cette poche, c'est-à-
dire la surface interne de la tunique

veloutée, est toujours pourvue d'une
humeur particuliere & mufqueufe, qui
est capable de préferver ces tuniques
de l'impreffion que pourroit y faire la
bile, devenue quelquefois trop âcre.

Nous voyons affez quels peuvent
être les ufages de la véficule du fiel ;
elle est destinée à recevoir la bile qui
lui vient du foye par les canaux hépato-ciftiques, & à la conferver quelque temps, jufqu'à ce que, par de certains mouvemens, elle foit obligée d'en
fortir, comme lorfque l'eftomac est
plein d'alimens, parce qu'alors il fouleve le foye, & rend la fituation de
la véficule plus horizontale : difons encore qu'après le repas l'abdomen étant
plus rempli, les mufcles du bas ventre
font mieux fentir leur action à toutes
les parties qui y font expofées, & par
conféquent à la véficule ; c'est auffi
par la contraction augmentée & même
convulfive de ces mêmes mufcles dans
l'effet d'un vomitif, que la véficule
peut vuider plus qu'à l'ordinaire la bile
qu'elle contient & qui est rejettée par
le vômiffement, parce que les inteftins
également irrités auffi bien que l'eftomac, font expofés à une efpece de
mouvement antipériftaltique qui fait

entrer la bile dans le ventricule, plûtôt que de lui permettre de defcendre felon l'ordre naturel.

La connoiffance de la ftructure interne & externe du foye, que nous devons acquerir par un examen auffi exact de toutes fes parties, doit nous donner beaucoup d'éclairciffemens à l'égard de fes fonctions.

Nous voyons un vifcere compofé d'une infinité de vaiffeaux, qui par la réunion & l'affemblage de leurs extrêmités, forment des petits corps glanduleux : Nous voyons qu'il fort par les canaux excréteurs de ces petites glandes une liqueur totalement différente par la couleur, la confiftence & la nature du fang qui eft apporté. Il eft vrai que fi nous remontons aux premiers tems de l'Anatomie, nous verrons qu'on ne tira pas d'abord de ces découvertes tous les avantages poffibles ; les premiers qui voulurent mettre à profit ces recherches, penferent que cette liqueur, je veux dire la bile, étoit formée dans le foye, foit par un ferment particulier, foit par une faculté propre à ce vifcere ; car telles étoient leurs reffources pour ce qui leur paroiffoit hors des loix du fimple méchanique ; mais j'ai déja dit que des connoissances plus approfondies & plus certaines du méchanisme de nos corps, avoient rendu la Physiologie plus claire : on est donc convaincu maintenant que la bile se trouve contenue & mêlée dans le sang, dont elle fait une partie, ainsi que toutes les autres humeurs, qui en sont toujours une émanation, & que l'usage du foye est seulement de la séparer du sang, & non point de la faire.

Cette fonction, que l'on nomme sécrétion du mot latin *secernere*, séparer, a toujours présenté bien des difficultés sur la maniére dont elle s'exécute. Si celle du foye étoit la seule à expliquer, nous trouverions moins d'obstacle à la solution, mais il se fait des sécrétions par tout le corps, & les humeurs qui en résultent différent presque toutes les unes des autres : on voit cependant à-peu-près la même composition dans les visceres qui servent à cet usage ; d'où on peut d'abord conclure que c'est toujours par le même méchanisme & de la même maniere que telle ou telle liqueur est séparée du sang dans le viscere qui lui est destiné ; mais cherchons par quelles loix cette régularité est si bien observée.

Pour forcer la nature à nous dévoiler ce miſtére, il eſt pluſieurs choſes générales à obſerver qui ſont communes à toutes les ſécrétions, avant que de paſſer aux circonſtances particuliéres : par exemple, le ſang eſt après le chyle la premiere liqueur de notre corps, toutes les autres humeurs, quelques différentes qu'elles ſoient, en ſont émanées ; elles y étoient contenues, mêlées, & y ſeroient reſtées ſi elles n'euſſent trouvé des paſſages par où s'échapper. Toutes ces humeurs émanées du ſang, ſont compoſées des mêmes principes qui en font les parties eſſentielles ; l'analyſe nous fait découvrir dans laquelle que ce ſoit des parties ſulphureuſes, ſalines, terreuſes & un vehieule aqueux : leur différence ne conſiſte donc qu'en deux choſes 1°. dans la qualité variée des uns ou des autres de ces principes ; c'eſt ainſi que la bile contient beaucoup de parties ſulphureuſes, peu de terre & de phlegmes, que l'urine renferme peu de parties ſulphureuſes, plus de ſel & de terre mêlée dans beaucoup de phlegmes &c. 2°. Ces différences dépendent des différens modes ou maniéres d'être, du différent arrangement de

ces mêmes principes, ce qui peut varier à l'infini, & faire, quoiqu'avec
les mêmes parties élémentaires, plusieurs liqueurs bien différentes : c'est
par cette raison que la décomposition
de certaines liqueurs quelquefois très-
opposées par leur caractere, nous offre cependant à-peu-près les mêmes
principes dans leur analyse. Ces principes posés, il nous faut rechercher si
l'arrangement ou l'union des parties
essentielles qui doivent former ces humeurs, se fait dans le sang par la circulation, ou s'il se fait seulement dans
le viscere par où elle se filtre : ces deux
sentimens ont eu des sectateurs qui se
croyoient les uns & les autres d'autant
mieux fondés, qu'ils alléguoient des
expériences favorables à leurs idées.

Selon les premiers, lorsque la bile
ne se filtre pas, elle teint de sa couleur
jaune toutes les autres liqueurs, & notamment le sang : lorsque des malades
sont attaqués de suppression d'urine, ils
ont à la bouche un goût urineux : ils se
sont crus autorisés selon ces observations à conclure, que ces liqueurs
étoient premiérement formées dans le
sang telles qu'elles nous paroissent après
leur séparation, & que c'est leur trop
long

long féjour & le défaut de fécrétion qui les manifefte alors dans cet état.

Mais felon le fecond ferment, on répond que fi dans la jauniffe la férofité du fang eft jaune, ce n'eft pas que la bile n'ait été filtrée & préparée dans le foye, mais c'eft qu'après avoir été filtrée elle a été repompée, elle a reflué des canaux fécrétoires dans le fang, qu'alors ayant déja fouffert dans fon vifcere les préparations convenables, & acquis toutes les qualités qui la caractérifent, elle eft capable de communiquer au fang & fa couleur & fa faveur, ainfi de l'urine & des autres fécrétions ; nous en avons des preuves. La jauniffe arrive fouvent fubitement enfuite d'un chagrin, d'un mouvement de frayeur, ou de quelqu'autre accident femblable : la premiere impreffion de ces dérangemens affecte les folides, & ce font ceux-ci qui troublent les fluides, & notamment les fécrétions: il arrive un gênement, une tenfion, un éréthifme univerfel, dont les parties nerveufes font les plus fufceptibles, & nous voyons que les canaux biliaires reçoivent beaucoup de nerfs, outre qu'ils font munis des prolongemens de la capfule de Gliffon. Si cette contra-

ćtion forcée change la circulation dans
le foye, la bile filtrée trouvant un obstacle à son passage, ne pourra que
refluer dans le sang, où elle paroîtra
avec l'arrangement de ses principes &
l'état de perfection qu'elle avoit acquis
& qu'elle ne sçauroit perdre, quoiqu'elle se mêle de nouveau avec les
autres humeurs : il en sera de même si
par quelque autre cause les canaux excrétoires sont obstrués, & empêchent
la libre issue de la bile. Au surplus,
ne voyons-nous pas bien des cas où le
foye totalement obstrué est incapable
de faire ses fonctions sans que les malades ayent la jaunisse, parce que les
principes dont l'union devoit former la
bile restent épars & confondus dans le
sang, sans pouvoir acquerir, quelque
séjour qu'ils y fassent, cette union
qu'ils ne sçauroient prendre que dans
le foye.

Ce sentiment, qui paroît d'abord
prévaloir, n'empêche pas qu'on ne
puisse le concilier avec le précédent;
je prétends dire que les liqueurs des
sécrétions récrementitielles seulement,
(comme les plus composées) commencent à se former dans le sang, que
les différens principes qui doivent les

compofer, peuvent commencer par leur analogie à fe raffembler, à s'unir par le moyen de la circulation, pour être en état de paffer tous enfemble dans les couloirs qui doivent les recevoir, fans quoi ces principes difperfés ne pafferoient que les uns après les autres, comme les parties fulphureufes, falines ou aqueufes. C'eft donc dans le fang & par le mouvement circulaire qu'ils prennent le principe de leur union, mais dans cet état il leur manque l'arrangement ou ce degré d'affemblage qu'elles ne reçoivent que dans leurs vifceres, foit par le féjour qu'elles y font, foit par leur expofition à l'action fiftaltique des vaiffeaux, ou à quelqu'autre mouvement, tel que celui de la refpiration : ainfi ces liqueurs prêtes à fe filtrer, ne différent de celles qui le font déja, que par le plus ou le moins de perfection.

Le nœud de la difficulté eft d'expliquer maintenant comment ces différentes liqueurs encore mêlées & confondues dans le torrent des humeurs, affectent de paffer chacune dans le vifcere qui lui eft deftiné, comment elles peuvent fe filtrer conftamment dans le même endroit, & fe trouver féparées de toutes les autres.

C'est cette circonstance qui a en-
fanté plusieurs sistêmes , dont la plûpart ne sçauroient nous satisfaire , mais
dont on peut tirer des connoissances
pour en établir un plus solide.

Les anciens , comme je l'ai dit ,
crurent que les humeurs étoient formées entiérement dans leurs visceres
par ces proprietés qu'ils appelloient
faculté occulte. Nous avons assez vu
que ce sentiment est anéanti , passons
à ceux des modernes : ceux-ci persuadés , comme il est vrai , que les sécrétions ne sont qu'une séparation des liqueurs contenues dans le sang , se font
expliqués de différentes maniéres ; les
uns ont admis des figures particuliéres
aux globules des liqueurs , & ensuite
les orifices des vaisseaux sécrétoires fi-
gurés suivant ces globules : telle étoit ,
selon eux , la méchanique qui devoit
permettre à une humeur le passage dans
un viscere , & interdire l'entrée à tous
les autres ; mais des globules quarrées ,
triangulaires , prismatiques , enfin des
poligones de toute espece peuvent passer par une même ouverture , comme
par un trou rond , s'il est assez grand ;
d'ailleurs il faudroit que ces globules

entraſſent toujours en un ſens direct &
conforme au paſſage, ce qui ne peut
cependant que varier à l'infini. A l'é-
gard des vaiſſeaux, il eſt également
faux que leurs ouvertures puiſſent con-
ſerver des figures particulieres, parce
qu'étant des parties molles, ils ſont
diſpoſés à ſe prêter & à ſe mouler pour
ainſi dire ſur la forme des parties qui
ſe préſentent, & ne retiennent ordinairement que la figure ronde.

D'autres Anatomiſtes attribuerent la
ſécrétion à la différence des mouvemens imprimés aux globules : Le cœur,
dirent-ils, imprime ſa force à toutes
les parties qui compoſent le ſang également ; mais des parties plus groſſes,
plus maſſives, ne doivent pas ſouffrir
autant de cette impulſion que des parties plus fines & plus legéres : celles-ci
ſeront donc pouſſées plus loin, tandis
que les plus peſantes moins agitées
pourront s'arrêter dans les premiers
couloirs qu'elles rencontreront, de
ſorte que ſelon eux, les humeurs les
plus groſſiéres étoient les premiéres qui
ſe ſéparoient du ſang par des viſceres
qui en conſéquence étoient les plus
près du cœur, tandis que les plus ſub-
tiles alloient facilement ſans s'arrêter

jufqu'aux ramifications des vaiffeaux
les plus éloignées, comme, par exemple, l'infenfible tranfpiration. Or les
obfervations & le raifonnement démontrent affez le faux de ce fiftême. 1°. Si
nos humeurs n'étoient mûes que par la
force du cœur, il eft fûr que dans une
de fes contractions données à des parties différentes en poids ou en groffeur,
les unes pourroient être pouffées plus
loin que d'autres ; mais que l'on obferve que le mouvement circulaire de
nos humeurs dépend bien plus de la
force fiftaltique des artéres que de l'action du cœur, que cette force fiftaltique fe trouve par tout le corps égale,
& même plus confidérable à proportion dans les petits vaiffeaux, que de
cette maniére les parties groffiéres
comme les plus legéres fe trouveront
fans ceffe expofées à la force mouvante,
qu'elles circuleront indiftinctement enfemble fans s'arrêter les unes plutôt
que les autres, fans quoi combien cette
différence ne cauferoit-elle pas d'engorgemens & d'obftructions dans notre
corps ? 2°. Nous voyons auprès du
cœur même des humeurs dont la confiftence & la pefanteur n'ont rien de
femblable, comme la graiffe qui envi-

ronne la base de ce viscere, & la liqueur péricardine, qui n'est qu'une sérosité bien legére, ainsi des autres. N'abandonnons cependant pas cette même action des vaisseaux, elle servira à nous décider, & au fondement de notre opinion, que j'exposerai après l'examen d'un troisiéme sistême. Selon celui-ci on prétendit expliquer la méchanique des sécrétions par une comparaison de la circulation de nos humeurs avec le cours des rivieres.

Dans un torrent, dit-on, les parties plus legéres que l'eau, & que l'on y voit floter, sont par la force du courant & la gravité des plus massives, poussés vers les bords ou le rivage, tandis que les globules d'eau plus pesantes à proportion que ces autres parties suivent le milieu du courant ; ainsi suivant cette comparaison, les globules qui composent les humeurs des sécrétions sont plus légeres que celles du sang & elles doivent être poussées vers les parois des vaisseaux par le torrent pour enfiler les ouvertures qui sont les orifices des canaux sécrétoires disposés à les recevoir ; tandis que les globules du sang plus pesantes suivront le cours de la circulation.

O iv

Ce fentiment eft , comme vous en pouvez juger, Meffieurs, bien différent du précédent , il fe détruit toutefois par la même raifon , car la force fiftaltique des vaiffeaux , agiffant à chaque pulfation fur les liqueurs , les mêlent exactement , & les empêchent de fe porter plutôt vers les parois que vers le centre.

Ces fyftêmes qui ne fçauroient certainement vous fatisfaire , Meffieurs , font auffi entiérement rejettés par les modernes ; ceux-ci cependant ne s'accordent point encore parfaitement, & font partagés entre deux fentimens.

Les uns admettent un duvet dans les glandes , les autres feulement le volume différent des vaiffeaux excrétoires ; l'un & l'autre fyftême préfente des difficultés , mais elles ne font pas toutes infurmontables.

Selon les premiers , les vaiffeaux fécrétoires font pourvus intérieurement d'une fubftance cotoneufe ou d'un duvet, *tomentum,* dont on fuppofe, je crois l'exiftence , ou du moins eft-elle fort équivoque ; car aucun Auteur n'en parle que par conjecture , & il feroit, je crois, plus difficile d'en conftater l'ufage ; on fuppofe ce duvet im-

pregné dès la premiere conformation
d'une matiere analogue à la liqueur
qui doit s'y filtrer , ce qui fait selon
eux, que celles qui ne font point de
même nature ne sçauroient y passer ;
la preuve qui semble les autoriser , est
qu'un papier imbibé d'huile , dont on
se sert pour la filtration d'un mélange
de liqueur huileuse & aqueuse , ne lais-
sera passer que les parties huileuses , &
refusera le passage à celles qui sont
aqueuses ; de même si le papier est imbibé d'eau , celle-ci passera seule sans
être mêlé avec l'huile. Or si un syftême
ne peut être adopté qu'autant qu'il ne
souffre aucune objection , nous ne sçau-
rions recevoir celui-ci , auquel on peut
opposer que la différence du duvet ne
peut être que de deux fortes , & ne peut
servir que pour des liqueurs de deux
espéces , sçavoir , des huileuses & des
acqueuses ; cependant il y a beaucoup
de nos humeurs sécrétoires que l'on
peut regarder comme aqueuses , quoique différentes par quelqu'autre qualité , de forte que l'urine , la salive ,
la sueur , le suc pancréatique pourront
passer par les mêmes filtres aqueux , de
même la bile , la graisse , l'humeur sé-
bacée , huileuse , se confondront aussi

O v

dans leurs filtres , & nous n'aurions point une auſſi grande quantité d'humeurs différentes ; ainſi tout ingénieuſe que peut paroître cette idée , elle ne ſuffira jamais pour expliquer comment les humeurs des ſécrétions ſont pûres & ſéparées les unes des autres exactement dans leur viſcere : d'ailleurs , comme je l'ai dit , l'exiſtence de ce duvet n'eſt que conjecturelle.

Enfin , Meſſieurs , le ſentiment que je vous ai reſervé pour le dernier n'eſt point auſſi facile à comprendre , c'eſt cependant celui qui vous donnera le plus de ſatisfaction. Je vais tâcher de le mettre dans tout ſon jour.

Le ſang en ſon état naturel eſt un compoſé d'une certaine quantité des premiers principes tels que du ſoufre , du ſel , de la terre , le tout mêlé & nageant dans du phlegme : par le moyen de la circulation & le paſſage du ſang dans les plus petits vaiſſeaux , dans les glandes ; par l'action des ſolides à laquelle il eſt continuellement expoſé , ceux de ces principes qui par leur forme peuvent s'allier , s'uniſſent plus ou moins , en plus ou moins grande quantité , & par cette union ils forment le commencement de quelque humeur, dont la contexture différera dans la suite du sang même dont elle est tirée.

Tout est si bien ordonné, que ces liqueurs déja commencées ne restent dans le sang, & ne sont exposées au mouvement de la circulation que le tems nécessaire pour le commencement de leur formation, sans quoi elles seroient plus élaborées qu'il ne convient, & elles sortiroient des conditions requises ; mais dans cet état & toujours par le moyen de la circulation, elles parviennent dans les visceres & s'arrêtent dans ceux qui sont disposés à les recevoir, parce que dès la premiere conformation ils ont chacun leur destination ; nous devons convenir qu'il y a dans l'œconomie animale certaines dispositions presque surnaturelles, ou tout au moins dont la Physique ne sçauroit rendre raison par aucune régle de méchanique.

Enfin parvenues dans ces visceres, elles ont à se séparer les unes des autres & de plus à y subir quelque préparation ; la maniere dont elles sont séparées du sang est positivement notre point de fait à éclaircir ; consultons uniquement la nature pour en trouver la solution, elle nous offre des voyes plus fimples que toutes celles que j'ai cité ci-devant, & qui répondent parfaitement à cette uniformité que nous voyons affectée dans tout le méchanifme de nos corps.

Je vais d'abord établir quatre points fondamentaux, qui feront la bafe de notre fiftême. 1°. Les humeurs des fécrétions, telles que je viens de les repréfenter, déja un peu différentes du fang proprement dit, font toutes compofées de parties d'un moindre volume que les globules rouges. 2°. Dans leurs vifceres elles enfilent les orifices des canaux fécrétoires, dont les calibres font proportionnés aux globules qui forment la liqueur appropriée à ce vifcere ; je ne dis point proportionnés en figure, que je crois être toujours fpheroïde, mais proportionnés en groffeur, & c'en eft déja affez pour que le fang ne puiffe y paffer. 3°. Comme une liqueur fine peut paffer par les couloirs de celle qui fe trouve plus groffiére, il faut pour que les fécrétions foient pures, qu'il fe faffe une feconde fécrétion de toute l'humeur qui eft étrangére dans ce même vifcere, & que l'humeur fuperflue foit rapportée dans le fang par d'autres

canaux, tels que ceux que nous appellons vaiſſeaux lymphatiques. En
effet, nous en voyons toujours un
grand nombre autour des viſceres ſécrétoires, particuliérement de ceux où
ſe filtrent des humeurs épaiſſes, tels
que le foye ; & nous ne leur connoiſſons guères d'autre uſage plus eſſentiel :
cette ſeconde ſécrétion ſe fait par le
même méchaniſme, je m'explique. A
l'extrêmité des vaiſſeaux artériels ſanguins, ſont de côté & d'autre les pores
des premiers vaiſſeaux ſécrétoires, le
ſang paſſe outre pour tomber dans la
veine, tandis que les liqueurs à ſéparer ont ſeules le droit d'y entrer :
dans ceux-ci ſont les pores des vaiſſeaux lymphatiques, dont les orifices
ſont encore plus petits ; l'humeur du
viſcere, comme la bile, ne ſçauroit y
entrer, elle paſſe outre pour circuler
& ſortir par les canaux excrétoires,
tandis que les humeurs plus fines enfilent ces petits vaiſſeaux pour rentrer
dans la circulation, ou bien s'il n'y a
point de vaiſſeaux particuliers, il s'en
fait ſeulement une réſorbtion ; elle eſt
repompée par les pores des membranes
qui compoſent les réſervoirs où elles
ont à ſéjourner, mais toujours pour

être rapportées dans des vaisseaux ,
comme il arrive à la véficule du fiel &
aux véficules féminales : c'eft de ces
derniéres humeurs que l'on peut dire
par conféquent qu'elles ne font par-
faites que quelque tems après leur fécrétion , puifqu'il faut qu'elles s'épu-
rent dans leurs réfervoirs. 4°. Cette
feconde fécrétion n'eft pas néceffaire
par tout , elle eft inutile lorfque les
humeurs à filtrer font des plus fines ,
parce qu'alors nulle autre liqueur ne
fçauroit paffer avec elle : c'eft ainfi ,
par exemple , que la tranfpiration cu-
tanée , qui ne fort qu'en maniére de
vapeurs , fe fait d'une maniere plus
fimple , & fans le fecours de vifceres
ni de glandes ; elle fort feulement par
les extrêmités des vaiffeaux qui aboutiffent à la peau , qui font affez petits
pour ne donner paffage à aucune autre
humeur qui puiffe demander une feconde fécrétion.

Vous ferez encore plus perfuadés ,
Meffieurs , que les fécrétions fe font
de cette maniére , fi vous obfervez ce
qui fe paffe dans la féparation du chyle;
vous verrez que le long des inteftins
grêles , qui font des véritables organes fécrétoires , fe trouvent les orifices

des veines lactées, que ces orifices ne donnent paffage qu'aux parties des alimens les plus fines, telles que celles qui compofent le chyle, dont les globules font proportionnées en grofleur à ces ouvertures, tandis que le refte des matiéres fuit le canal inteftinal, comme le fang fuit la route des vaiffeaux fanguins, fans s'en écarter dans ces vaiffeaux collateraux.

Mais je me rappelle que je vous ai dit, Meffieurs, que les vifceres, outre la fonction de féparer ces humeurs, avoient encore celle de les perfectionner : j'entends parler feulement des fécrétions qui fe font dans des organes compofés, tels que le foye, le pancréas, les glandes falivales, &c. ou pour mieux dire des humeurs que l'on appelle récrémens, c'eft-à-dire qui font deftinés à quelque ufage, & qui demandent plus de perfection ; car pour les humeurs excrémentitielles, nous les regardons fimplement comme une dépuration du fang, ou comme des liqueurs qui étant trop élaborées par le mouvement de la circulation, & deftituées de leur confiftence requife, doivent feulement être expulfées ; telles font l'urine & la fueur,

qui font les excrémens les plus connus;
. La perfection que les humeurs reçoivent dans leurs visceres, consiste
en ce que des globules différentes entr'elles par leur nature font exactement
assimilées & liées de maniére à former
une liqueur unie & homogêne, telle que
nous la voyons au sortir des visceres,
& totalement différente de ce qu'elle
étoit dans le sang, quoique le commencement de cet assemblage ait son
principe dans la circulation. J'ai déja
prouvé que cette action ne sçauroit
être l'effet d'aucun ferment ni d'aucune
faculté occulte, comme le pensoient
nos anciens ; je dis au contraire qu'elle
procéde seulement de la disposition
particuliere des canaux sécrétoires ;
ceux-ci font toujours entourés de beaucoup de vaisseaux sanguins , & font
fournis à leur oscillation ; les humeurs
contenues dans les vaisseaux sécrétoires
font agitées par ces mouvemens , &
elles peuvent d'autant plus changer de
nature, qu'elles y séjournent, & qu'elles n'ont plus un mouvement de pro-
gression aussi prompt qu'elles l'avoient
dans les vaisseaux sanguins. Ajoûtons
que ces parties destinées à former une
seule humeur , se trouvent rassemblées

& séparées de toutes les autres parties du sang, dont le mélange pouvoit les empêcher de s'unir & de paroître telles qu'elles sont après leur sécrétion.

Enfin, Messieurs, mon dessein est donc de vous convaincre que les humeurs ne se séparant du sang que dans les endroits où elles trouvent des passages qui leur sont proportionnés, & qui ne sçauroient admettre les globules rouges du sang, que dans le cas où des humeurs plus fines passent avec des plus grossiéres, les premiéres sont reçues dans d'autres vaisseaux où les plus grosses ne sçauroient passer, que ces petits vaisseaux, sous le nom de vaisseaux séreux, lymphatiques, ou tel qu'on voudra leur donner, se rendent dans les veines sanguines, où ils déposent l'humeur qu'ils ont reçu, tandis que l'humeur qui appartient au viscere passe des canaux sécréteurs dans les excréteurs qui n'en sont qu'une suite, pour être déposée dans le lieu de sa destination. Mr. Senac semble autoriser ce sentiment, en disant dans son ouvrage sur le cœur touchant la circulation, *que l'air introduit dans les vaisseaux biliaires, dans les artéres, se rend dans les vaisseaux lymphatiques;* ce qui s'accorde fort bien avec la méchanique que je viens d'établir, car dans ce cas il faut que ces vaiſſeaux lymphatiques partent des vaiſſeaux ſécrétoires, & c'eſt poſitivement ce qui les rend capables d'exécuter cette ſeconde ſécrétion.

Si je vous ai dit, Meſſieurs, que toutes les ſécrétions ſe font d'une même maniére, je n'ai entendu parler que de la façon générale dont l'humeur eſt immédiatement ſéparée du ſang : au reſte il y a dans chacune quelque particularité relative ou à la qualité de l'humeur, ou à la ſtructure du viſcere qui y eſt employé ; c'eſt pourquoi revenons au foye, & examinons-en plus particuliérement les différences, attendu qu'il fait le ſujet principal de cette démonſtration.

Dans tous les autres couloirs les humeurs qui doivent s'y filtrer ſont apportées directement du cœur par des artéres ; dans le foye au contraire l'artére hépatique ne ſert qu'à la nourriture de ce viſcere, & l'humeur qui doit former la bile eſt apportée par la veine porte : elle ne vient donc point directement du cœur comme dans tous les autres ; ce n'eſt point un ſang nouveau, mais un ſang qui a déja porté à tous les viſceres du bas ventre & la nourriture & la matiére de pluſieurs autres ſécrétions beaucoup plus fines que la bile, telles que la liqueur inteſtinale, le ſuc gaſtrique & pancréatique : ce ſang ainſi dépouillé de preſque toute la partie la plus déliée, reſte ſeulement chargé de l'humeur de la bile, qui étant plus groſſiére, n'a pu paſſer par les autres filtres ; il ſe charge en revanche de beaucoup de parties graſſes ou ſulphureuſes qu'il reçoit de l'épiploon, & une partie de ce ſang a reçu de la ratte une préparation convenable à la formation de la bile, celui-ci n'ayant ſouffert aucune ſécrétion, & étant apporté de ce viſcere par la veine ſplénique dans la veine porte.

Le ſang avec ces conditions n'étant conduit que par une veine qui n'a point de pulſation, & qui eſt chargée de diviſions multipliées à l'infini, circule bien plus lentement : ce retardement étoit néceſſaire dans le foye, pour que les parties bilieuſes euſſent le tems d'enfiler les orifices des vaiſſeaux ſécrétoires, ſans quoi étant auſſi groſſiéres, elles leur auroient facilement échapé ; & c'eſt autant de l'épaiſſeur du ſang

que de la difficulté qu'il trouve à circuler dans la veine porte , que procéde
ce nombre de maladies qui affligent les
perſonnes qui menent une vie ſéden-
taire , ou en qui ces humeurs naturellement trop épaiſſes cauſent des affections hypocondriaques. J'ai déja cité
à ce ſujet la Diſſertation de Mr. Sthal :
de vena portæ , porta malorum.

Le ſang parvient donc de cette ſorte
juſqu'aux grains glanduleux du foye ,
ſitués aux extrêmités des rameaux de
la veine porte : c'eſt à ces extrêmités
que les ouvertures des canaux ſécrétoires ſe préſentent & reçoivent les
parties du ſang un peu moins groſſes
que les parties rouges ; celles-ci pour-
ſuivant leur route tombent dans les
ramifications de la veine cave , continues à celles de la veine porte. Comme
il ne paſſe qu'une petite quantité de
parties bilieuſes , & qu'elles ſe trouvent hors de la direction circulaire que
ſuit le ſang , elles ſéjournent dans ces
couloirs , ou tout au moins elles y
circulent beaucoup plus lentement , &
c'eſt dans ce ſéjour que la bile peut
ſe dépurer des autres humeurs qui ont
paſſé avec elle , & acquerir la forte
d'union & de perfection que les vaiſ-

Ieaux peuvent lui donner. D'une autre part, la nature toujours prévoyante pour parer aux engorgemens qui pourroient réfulter de cette même lenteur de la liqueur bilieufe pour peu qu'elle fût augmentée, ne l'a pas laiffé à fon propre mouvement de fluidité & de progreffion, elle a fait les vaiffeaux biliaires fort élaftiques, & elle a expofé le foye à tous les mouvemens de la refpiration & du diaphragme auquel il eft attaché. C'eft ainfi & par tous ces moyens que la bile parvient jufques dans les derniers vaiffeaux qui aboutiffent hors du foye, comme nous l'avons vu, par deux endroits, je veux dire d'une part dans le véficule du fiel par les canaux hépato-ciftiques, de l'autre par le canal hépatique, dont la réunion avec le ciftique forme le canal cholidoque, qui dépofe feul toute la bile dans le duodenum.

La bile qui fe trouve dans la véficule, & que l'on nomme bile ciftique, doit être originairement de même nature que celle qui vient par le canal hépatique, nommée bile hépatique; elle eft néanmoins un peu différente lorfqu'elle fort, on la voit plus jaune, plus amère, un peu moins fluide; différences qui ne viennent fans doute que du féjour qu'elle fait dans fon ré- fervoir ; car quoiqu'elle foit fans ceffe dépofée dans la véficule, elle n'en fort que dans le tems de la digeftion, ou dans des mouvemens extraordinaires, ou du moins hors de ces tems il ne s'en échape que très-peu ; au lieu que la bile hépatique coule fans interrup- tion dans le duodenum, & n'a point le tems d'acquerir les qualités que la ciftique a de plus : auffi croit-on celle de la véficule beaucoup plus active que celle qui vient directement par le canal hépatique.

Cette liqueur eft un des récrémens les plus néceffaires, elle a des ufages des plus marqués dont nous ne pou- vons avoir une connoiffance parfaite qu'après en avoir examiné les qualités & la nature.

La bile eft une liqueur jaune, amère, moins groffière que le fang, compo- fée de parties réfineufes & fulphureu- fes délayées dans un peu de férofité ; elle nous fournit dans l'analyfe beau- coup de fel alkaly, de l'huile, peu de terre & de phlegme.

Cette compofition doit faire une liqueur favoneufe & déterfive, dont l'ufage eft d'achever la diffolution des alimens, premiérement dans le duodenum où ils féjournent quelque tems, enfuite dans le refte du canal inteftinal. Elle eft capable de diffoudre les matiéres graffes qui ont échapé à l'action de l'eftomac & de la falive, de corriger, d'abforber ou de changer les acides qui peuvent être dans le chyle : on croit même que la bile ciftique, qui eft la plus active, contribue à la déjection des excrémens comme un purgatif naturel, en caufant aux inteftins une legére irritation capable de les exciter à fe délivrer des matiéres qu'ils contiennent.

Tous ces ufages font évidens & bien prouvés dans la pratique de Médecine. Nous voyons que chez les malades en qui le foye obftrué ne fait point fa fonction, les digeftions ne fe font qu'imparfaitement, que le ventre eft pareffeux, que les excrémens font blanchâtres & encore pleins de chyle; & certainement on ne peut attribuer ces indifpofitions qu'au défaut de fécrétion de la bile : telle eft fur tout l'explication qu'en a donné Mr. Hofman dans fa Differtation *de bile Medicina, & veneno corporis.*

Ce font ces mêmes principes fulphu-
reux & terreux joints à des matiéres
mucilagineufes trop épaiffes, qui peuvent s'unir, s'allier & former ces pierres reffemblantes aux calculs urinaires
qui fe trouvent quelquefois dans la véficule, elles différent néanmoins des
urinaires, & en ce qu'elles font inflam-
mables, & en ce qu'elles furnagent
lorfqu'on les plonge dans l'eau ; qualités contraires à celles des calcules des
reins.

En confidérant la différente groffeur
des tuyaux, & en partant de la diver-
fité de leur diamêtre pour établir mon
raifonnement fur le méchanifme des
fécrétions, j'ai fuivi, Meffieurs, une
route déja connue, mais qui préfentoit
encore des doutes & des difficultés :
pour parvenir à dévoiler ce myftere
qui a toujours excité des conteftations
fingulieres parmi les Phyficiens, j'ai
cru pouvoir admettre une feconde fécrétions de toute humeur fuperflue dans
le vifcere même de la fécrétion principale ; cette fuppofition d'ailleurs fi
vrai femblable & fi conforme à l'ordre
de l'œconomie animale, ne pourroit-
elle donc pas être admife & mettre fin
à toutes les difficultés qu'une matiere
auffi

auſſi abſtraite & auſſi impénétrable a fait naître.

SIXIÉME

DÉMONSTRATION

Des Parties de la Génération de l'Homme.

SI dans l'ordre & dans l'arrangement combiné des Parties que j'ai eu l'honneur de vous démontrer, Meſſieurs, vous n'avez pû qu'admirer la Sageſſe ſuprême, l'Intelligence infinie & la Toute-puiſſance du Créateur, l'aſſemblage de celles qui concourent à la formation de l'ouvrage & du compoſé merveilleux qui renferme le myſtere de la génération, n'intéreſſera ſans doute pas moins votre curioſité.

L'immobilité & le repos ſont les uniques garans de la ſolidité des fondemens & de la durée des édifices conſtruits & élevés par la main des hommes, une ſuite conſtante de mouvemens, eſt au contraire la ſource de

Tome I. P

la naiſſance & de la conſervation des
corps animés ; mais ces mêmes mouvemens auxquels nous devons notre
exiſtence, répétés & continués pendant
un certain nombre d'années, altérent
enfin les principes d'où réſultent l'in-
tégrité de la machine, & ſes principes altérés ſa deſtruction eſt inévita-
ble.

Chaque individu condamné dès le
premier inſtant de la vie par un arrêt
irrévocable au dépériſſement & à une
mort aſſurée, ce vaſte univers n'eut
été bien-tôt qu'un déſert immenſe, ſi
l'homme, ainſi que chaque eſpece,
d'animaux, n'eût eu en lui-même les
moyens de ſe perpétuer pour ainſi dire,
& de ſe reproduire dans des êtres ſemblables.

Cette faculté par le moyen de laquelle l'Auteur de toutes choſes a ſup-
pléé à la mortalité & à l'anéantiſſement
des corps, dépend du commerce mu-
tuel de l'un & de l'autre ſexe, commerce auquel nous ſommes les uns &
les autres portés & attachés par des
liens indiſſolubles, commerce formé
par l'idée & la réalité de la ſenſation
voluptueuſe.

Les organes de la génération ſont

tels, que leurs différences conftituent
celles des fexes ; dans l'un comme dans
l'autre, ils font unis à ceux qui font
deftinés à la fécrétion & à l'évacuation
de l'urine, foit par des vaiffeaux, foit
par d'autres connexions qui les rendent
comme dépendans de ces vifceres ; je
ne peux donc me difpenfer dans le def-
fein où je fuis, Meffieurs, de vous expofer aujourd'hui la ftructure des parties de la génération de l'homme, d'entreprendre auffi la defcription de ces
organes, & je commencerai par l'examen des capfules atrabilaires, des reins,
des ureteres & de la Veffie.

DES CAPSULES
ATRABILAIRES.

Les Capfules atrabilaires également
connues fous le nom de reins fuccenturiaux, ou de glandes furrenales, font
deux corps glanduleux de couleur brune contenus de chaque côté dans les régions lombaires, & pofés fur l'extrêmité fupérieure de chaque rein au-devant des piliers du diaphragme.

Leur figure eft fort irréguliere, &
varie même fouvent ; on les trouve

ordinairement applaties , un peu triangulaires , de maniére qu'on peut y remarquer deux faces , une externe &
une interne ; trois bords , un inférieur
qui en eſt la baſe & deux latéraux ; le
bord inférieur eſt légérement concave
parce qu'il répond à la convexité de
l'extrêmité du rein ſur laquelle il re-
poſe ; leur volume n'excéde pas en
longueur l'eſpace d'un pouce & demi ou
deux , & en épaiſſeur celui d'un travers
de doigt , ce qui s'entend dans les adultes , car dans les fœtus ces glandes ſont
plus fermes , d'une couleur plus claire,
plus réguliéres , & non moins groſſes
que dans les adultes.

La ſtructure de ces parties eſt glanduleuſe ; elles paroiſſent à peu près
compoſées comme le pancréas de pluſieurs grains glanduleux envelopés
dans une membrane très-fine , & il réſulte de cette reſſemblance qu'elles ſont
des glandes conglomerées. Cette membrane n'eſt pas leur ſeule enveloppe ,
elles ſont garnies & entourées d'un tiſſu
cellulaire du péritoine , elles ſont jointes
par ce même tiſſu aux reins , au diaphragme & au foye du côté droit ,
comme la ratte du côté gauche,

Si je les ouvre selon leur épaisseur,
je vois dans le milieu une cavité oblongue qui contient toujours un peu d'humeur séreuse d'un rouge jaunâtre plus
ou moins foncée selon l'âge du sujet &
selon la couleur de ces glandes, car
vous vous rappellez que j'ai dit qu'elles
font plus brunes dans l'adulte que dans
le fœtus.

Des arteres, des veines & des nerfs
se distribuent aux capsules comme à
toutes les autres parties, mais l'origine
de ces vaisseaux n'est pas toujours la
même. Voici comme la dissection nous
les présente le plus souvent : du côté
droit il part de l'artere émulgente une
petite branche ou plusieurs que l'on
nomme arteres capsulaires ; du côté
gauche elles sortent de l'aorte plutôt
que de l'émulgente : les veines du côté
droit sortent de la veine cave & du
côté gauche, de la veine émulgente ;
quelquefois aussi il y en a plusieurs de
chaque côté, mais le plus souvent il n'y
en a qu'une. Cette différence d'origine vient de la situation de l'aorte &
de la veine cave dont l'une est à gauche, l'autre à droite.

Ces nerfs font peu considérables, ce

font quelques filets qui fe détachent du ganglion fémilunaire ou du plexus renal de chaque côté, & qui fe perdent dans ces glandes.

Les ufages des Capfules atrabiliaires n'ont point encore été fûrement déterminés, ceux que plufieurs Anatomiftes leur ont attribué à leur gré font fi généralement rejettés, que je perdrois un tems d'ailleurs précieux, fi je me livrois à la difcuffion de leur fyftême. Selon le fentiment le plus généralement adopté, il eft à croire que leur fonction s'exécute principalement dans le fœtus, parce qu'elles y font plus confidérables, au lieu que dans l'adulte elles paroiffent comme des parties qui ont dégénérées, femblables en ce point au thymus qui eft fujet au même changement.

Ce qui eft le plus évident, c'eft que ces glandes paroiffent deftinées à filtrer quelque humeur, puifqu'outre leur ftructure glanduleufe, on y trouve une cavité & une liqueur différente du fang ; on n'y découvre, il eft vrai, nul canal excréteur ; mais c'eft, fans doute, la veine capfulaire par le moyen de laquelle s'opere cette fonc-

tion, car lorfqu'on fouffle dans ce vaiffeau on fait gonfler la glande, ce qui
n'arrive pas en foufflant dans l'artere.

Si ces glandes font un filtre fervant à
la féparation de quelque humeur, quelle
fera la nature de la liqueur féparée ?
Il me paroît à cet égard que ce ne peut
être qu'une partie de la férofité du fang
qui eft détournée par cette voye dans
le fœtus pour qu'elle ne fe filtre pas
dans le rein & qu'elle n'empliffe pas la
veffie, attendu qu'elle eft rapportée au
fortir de ces glandes dans les veines &
dans la maffe du fang : quoique le fœtus en effet reçoive un fang qui a déja
fouffert des fécrétions dans le placenta,
ces fucs déja dépurés contiennent encore matiére à fécrétion ; tel eft ,
Meffieurs, le feul ufage que l'on puiffe
affigner à ces reins fuccenturiaux, ufage
que je ne donne néanmoins que comme conjecture, mais qui eft d'autant
plus vraifemblable, qu'il n'y a que les
animaux qui n'ont point d'allentoïde
qui foient pourvues de ces glandes qui
manquent dans ceux, qui ayant une
allentoïde , n'ont point befoin de ce
fecours pour empêcher la fécrétion de
l'urine.

P iv

DES REINS.

Les reins au nombre de deux font des efpeces de glandes conglomerées contenues dans l'abdomen , & placées une de chaque côté dans les régions lombaires entre la derniére fauffe côte , & l'os des iles. Il arrive quelquefois, quoique rarement, que l'on ne trouve qu'un rein ; dans ce cas il eft prefque toujours placé en travers fur les vertébres des lombes , d'où il envoye deux ureteres, qui en fuivant la route ordinaire , fe portent à la veffie; mais ce qui eft plus rare encore, c'eft lorfqu'un rein, quoiqu'unique, fe trouve dans fa fituation accoutumée , comme vous pouvez le voir, Meffieurs, dans la Piéce que je vous préfente ; je n'ai trouvé dans ce fujet qu'un feul rein , un feul uretere , le tout d'un volume , d'une figure & dans une pofition égale à celle de ces vifceres dans l'état le plus naturel.

La figure des reins affez réguliere approche fort de celle d'une fêve ; ils font plus longs que larges & ont plus de largeur que d'épaiffeur , de maniere que communément la longueur n'excéde gueres l'étendue de trois à quatre pouces, la largeur de deux ou trois, & l'epaiſſeur celle d'un pouce ou un pouce & demi.

Selon ces dimenſions nous pouvons y conſidérer deux bords, deux faces & deux extrêmités ; le bord externe eſt convexe, le bord interne eſt concave ſpécialement dans ſon milieu qu'on appelle le ſinus du rein, & c'eſt par ce ſinus qu'entrent & ſortent les vaiſſeaux émulgens ; la face antérieure eſt plus convexe & plus élevé que la face poſtérieure qui eſt plus applatie ; enfin des deux extrêmités, il arrive quelquefois que la ſupérieure eſt plus large que l'inférieure, ou bien elles ſont égales.

Les reins ont une membrane particuliere liſſe & polie en dehors, & qui du côté interne leur eſt adhérente par une légere ſubſtance cellulaire ; de plus ils ſont recouverts antérieurement ſeulement par le péritoine, mais ils ſont de même que les vaiſſeaux émulgens entourés de toutes parts par ſon tiſſu cellulaire qui eſt quelquefois conſidérable & ſi rempli de graiſſe, qu'on lui a donné le nom de membrane adipeuſe du rein. Ces parties ſont donc hors du

ſac du péritoine ; obſervation impor-
tante, comme je l'ai déja dit en parlant
de cette membrane. Ce n'eſt en effet
qu'après des attentions réfléchies ſur
cette ſituation que des Praticiens ont
oſé pénétrer dans ces parties & ouvrir
des abcès juſques dans le rein même ;
ce qu'ils n'auroient pû faire avec le même ſuccès, s'ils euſſent été comme les
autres viſceres, enfermés dans des duplicatures du péritoine.

Les vaiſſeaux qui ſe portent aux reins
ſont principalement des arteres & des
veines que l'on nomme émulgentes, ou
renales ; il part de chaque côté de l'aorte, au-deſſous de la méſentérique ſupérieure un tronc conſidérable qui
marche tranſverſalement juſqu'au ſinus
du rein où il ſe diviſe en deux ou trois
branches qui ſe plongent dans ſa ſubſtance : quelquefois auſſi il ſe trouve
pluſieurs arteres d'un ou des deux côtés
qui ſuivent toujours le même chemin.
Les veines vont auſſi tranſverſalement
du rein à la veine cave dans la même poſition que les arteres ; il y a ſeulement
cette différence que l'artere du rein
droit eſt plus longue que celle du rein
gauche ayant plus de chemin à faire
pour y parvenir ; au contraire la veine

renale droite est plus courte que la gauche par la même raison.

Les nerfs du rein sont quelques filets qui se détachent des glanglions sémilanaires des plexus hépatique & spénique formé par la sixiéme & huitiéme paire ; ces filets nerveux forment de chaque côté le plexus renal qui entoure l'artere émulgente , & l'accompagne dans tout son trajet.

Les vaisseaux lymphatiques que l'on découvre facilement dans un animal vivant, semblent sortir de dessous la tunique propre d'où ils accompagnent la veine émulgente & se rendent au réservoir de Pecquet.

Tous les vaisseaux émulgens sont trop considérables pour ne concourir qu'à l'entretien des reins , aussi leur fonction principale est-elle de servir à la sécrétion de l'urine.

C'est leur assemblage & leur continuité avec les canaux urinaires qui forme la substance du rein, comme nous l'apprenons des observations de Ruisch. C'est aussi par leur arrangement intérieur que l'on apperçoit différentes couches qui ont des noms différens relatifs à leur composition.

Si on partage un rein selon son épais-

feur en deux parties égales, on y diftingue trois fubftances ; la premiere qui
eft la plus extérieure eft auffi la plus
remarquable, on la nomme corricale,
parce qu'elle recouvre les deux autres,
ou glanduleufe, parce qu'elle paroît
compofée d'un nombre infini de petits
grains glanduleux par où fe filtre l'urine. La feconde fubftance eft au-deffous
de la corticale, elle en eft féparée par
des lignes blanchâtres difpofées en arcades, & qui ne paroiffent être que des
ramifications d'arteres ou de veines, on
la diftingue auffi par la couleur qui eft
moins brune, celle-ci fe nomme fubftance rayonnée, médulaire, cannelée,
parce qu'on l'avoit compofée de fibres
parallelement rangées qui font les vaiffeaux excrétoires des glandes qui compofent la corticale, & par lefquels
l'urine paffe dans la troifiéme fubftance
que l'on nomme mamelomée ; cette
troifiéme eft compofée de l'extrêmité
de tous les vaiffeaux excréteurs, qui
en fe réuniffant plufieurs enfemble forment des petites éminences ou des mamelons d'où elle a tiré fon nom ; ces
mamelons au nombre de dix ou de
douze aboutiffent chacun, ou quelquefois deux enfemble dans des calices ou

réceptacles membraneux, pour y dé-
poser l'urine par des ouvertures qui
font quelquefois aſſez ſenſibles pour
être vûes ſans le ſecours du microſco-
pe, ces réceptacles embraſſent les mamelons, & ſont par conséquent également au nombre de dix ou de douze
pour répondre à chacun d'eux ; deux
ou trois lignes après leur naiſſance ils
ſe réuniſſent trois ou quatre enſemble, de maniere qu'il n'en reſte que
trois, mais plus amples, & ce ſont
eux qui forment le baſſinet du rein ;
ces trois canaux dans l'homme aboutiſſent au ſinus du rein par lequel ils
ſortent & changent de figure, car
en ſortant ils ſe réuniſſent pour ne former qu'une ſeule cavité ſemblable au
pavillon d'un entonnoir qui diminue
encore beaucoup de groſſeur, & ſe
termine enfin par un canal de la groſſeur ſeulement d'une plume à écrire :
c'eſt ce canal que l'on appelle l'uretere ; ſi quelquefois ce tuyau ſe trouve beaucoup plus ample, il eſt alors
dans un état contre nature produit par
l'arrêt ou le paſſage de quelque calcul
du rein à la veſſie, ce qui n'arrive point
ſans cauſer beaucoup de ces douleurs
que nous appellons colique néphréti-

que. La longueur de l'uretere eſt telle ; qu'elle s'étend du rein à veſſie ; dans ce trajet elle ſe croiſe avec le muſcle pſoas & les vaiſſeaux ſpermatiques entre leſquels elle marche, plus bas elle paſſe ſur les vaiſſeaux iliaques, & deſcend dans le petit baſſin pour joindre poſtérieurement la partie inférieure de la veſſie à côté & en dehors des véſicules ſéminales. L'entrée des ureteres dans la veſſie, ſe fait par la même méchanique que j'ai déja remarqué en vous parlant de l'incertion du canal Cholidoque dans le duodenum, c'eſt-à-dire que l'uretere fait quelques lignes de chemin entre les tuniques de la veſſie, de façon que ſon ouverture intérieure ne répond point à l'extérieure, mais qu'elle ſe trouve plus baſſe d'une ligne ou deux ; cette eſpece du valvule empêche que la liqueur contenue dans la veſſie ne reflue par l'uretere ; elle eſt ſi exactement fermée, quel'air même ne ſçauroit y paſſer ainſi qu'on l'éprouve tous les jours.

L'uretére eſt blanchâtre, membraneuſe comme le baſſinet, dont elle eſt une continuité ; & la différence de ſes fibres a fait obſerver qu'on peut y diſtinguer trois membranes : la premiére eſt fort legére, & ne paroît que comme

un tiſſu cellulaire ; la ſeconde eſt compoſée de legéres fibres muſculaires ; la
troiſiéme eſt la plus forte, elle eſt intérieurement veloutée comme la tunique interne des inteſtins, également
garnie d'une humeur viſqueuſe, capable ſans doute de la préſerver de l'impreſſion des ſels de l'urine.

DE LA VESSIE.

La veſſie eſt une poche ou un réſervoir membraneux placé en la région
hypogaſtrique dans le petit baſſin directement derriére les os pubis : ſa
grandeur & ſa figure ſont ſujettes à tant
de variations, qu'on ne peut les déterminer au juſte. En général lorſqu'elle
eſt vuide dans un ſujet adulte & encore
jeune, elle eſt ſeulement de la groſſeur
d'un œuf de poule, parce qu'elle eſt
fort reſſerrée. Dans les ſujets plus
avancés en âge elle ne ſe contracte
point auſſi fort, ainſi elle eſt plus ample ; mais lorſqu'elle eſt diſtendue elle
eſt aſſez groſſe pour contenir environ
une chopine de liqueur, & nous obſervons qu'elle eſt toujours plus petite dans
les femmes qui ont eu des enfans.

Sa forme quelquefois, & ſur-tout

dans les enfans est telle, qu'elle ressemble à une bouteille renversée dont la partie la plus large est en haut, & la plus étroite se trouve en bas ; d'autrefois elle a la figure d'un cône dont la pointe est en haut & la base en bas , dans ce dernier cas elle est un peu applatie de devant en arriere principalement après des grossesses, attendu la compression qu'elle a souffert de l'augmentation du volume de la matrice.

On peut distinguer à la vessie un fond, un col & un corps ; le fond en est la partie la plus large qui est le plus souvent la supérieure, le col est la partie la plus étroite , elle répond à l'urétre , & le corps comprend le reste de son étendue.

Cette poche membraneuse est formée de l'assemblage de trois tuniques, la premiere qui dépend du péritoine n'est pas égale par tout, c'est-à-dire, qu'elle n'enveloppe pas également la vessie dans toute son étendue : la vraye lame du péritoine couvre la face supérieure & une partie de la postérieure seulement , ce qui s'observe mieux lorsque la vessie est pleine ; dans cet état le péritoine ne couvre la vessie que deux doigts au-dessus des os pubis, & dans le reste de son étendue, elle n'est enveloppée que par le tissu cellulaire.

Dans l'opération de la taille de quelque maniere qu'on la pratique on n'ouvre donc point le péritoine, on ne pénétre point dans sa cavité ; cette observation est sur-tout essentielle dans le haut appareil, parce qu'on ne peut le pratiquer que dans l'intervalle qui est entre cette membrane & les os pubis, & que pour peu que l'incision soit trop haute, ou que la vessie ne soit pas bien pleine, on risque de percer le péritoine & de causer la sortie des intestins ; mais cette opération n'est presque plus en usage. La seconde tunique est plus épaisse ; elle est composée de fibres musculaires rangées en différens sens, les externes sont longitudinales, & celles qui sont au-dessous sont circulaires ou obliques, de maniere qu'elles coupent les premieres à angle droit ou à angle aigu ; les unes & les autres sont séparées par des interstices remplis de tissu cellulaire ; toutes ces fibres musculaires sont plus fortes & plus nombreuses à l'endroit du col de la vessie, elles y forment un bourlet charnu que l'on nomme le muscle spincter, dont l'usage est d'empêcher la sortie involontaire de l'urine , parce que l'action de tous les muscles composés de fibres orbiculaires est de se resserrer , jusqu'à ce qu'une force supérieure les oblige à se dilater

Enfin la troisiéme tunique de la vessie est la plus forte , on la nomme comme l'interne des intestins , tuniquée , veloutée ou mamelonée , parce qu'elle est garnie intérieurement de petites monticules ou mamelons formés par ses replis & par des follicules glanduleux destinés à fournir une humeur muqueuse dont toute la face interne est imbue, pour la préserver des impressions fâcheuses que les sels urineux y feroient immanquablement. Cette derniere membrane est plus grande que les autres , aussi fait-elle en dedans de la vessie plusieurs plis qui ordinairement deviennent les loges des pierres enkistées que l'on a trouvé plusieurs fois , & j'ai vû moi-même une vessie qui en contenoit douze ou quinze de diverses grosseurs logées dans autant de ces replis qui s'étoient dilatés à proportion de l'accroissement de ces calculs. Quelques Anatomistes distinguent à la vessie une tunique nerveuse & une mamelonée , quoiqu'il soit impossible d'en trouver deux ; la source d'une telle distinction est apparemment la différence des deux faces de cette troisiéme tunique , parce que la face externe est unie , blanchâtre & serrée , la face interne est au contraire garnie de ce duvet qui m'a engagé à la nommer préférablement tunique veloutée ou mamelonée ; ainsi je n'y envisage toujours qu'une seule membrane.

La face interne de la vessie nous présente encore trois ouvertures , la premiere est la plus considérable , & la plus inférieure, on y peut passer le petit doigt, mais elle est capable de se dilater & de s'élargir beaucoup plus, c'est ce dont l'opération de la taille nous assure, puisque sa dilatation est telle alors , qu'elle donne passage non-seulement aux instrumens , mais encore à des pierres d'un volume souvent énorme ; celle-ci est l'embouchure de l'urétre , ce canal par où s'écoule l'urine au commencement duquel est placé le spincter ; les deux autres ouvertures sont à la partie postérieure de la vessie deux doigts au-dessus de la premiere , & à autant de distance l'une de l'autre de maniere , que ces trois ouvertures forment ensemble un triangle équilatéral ; ces dernieres font les ouvertures des ureteres qui ne paroiffent point d'abord, attendu qu'elle font toujours fermées, on les diftingue feulement par deux efpeces de mamelons formés d'un prolongement de la derniere tunique, femblables à des valvules au moins par leur fonction, qui eft d'embraffer & de couvrir l'orifice interne de ces canaux pour que l'urine ne puiffe y refluer de dedans la veffie.

Paffons à préfent aux connexions de cette partie, la plus confidérable fe fait par le col de la veffie qui répondant à l'urétre, la tient affujettie de ce côté, de plus elle a deux ligamens latéraux & un fufpenfeur ; les deux latéraux dépendent du péritoine. Cette membrane, après avoir couvert poftérieurement une partie de la veffie, fe replie pour venir fur le rectum, ce repli de chaque côté fe prolonge & fe rend adhérent aux os des iles feulement par le tiffu cellulaire : le ligament fufpenfeur fe nomme l'ouraque, c'eft un cordon blanchâtre qui femble être une continuité des fibres de la veffie au deffous de laquelle il s'éleve & paffe entre le péritoine & la ligne blanche jusqu'à l'ombilic où il s'attache & se termine.

Quoiqu'il paroisse évident que l'ouraque ne fasse que la fonction de ligament , quelques Anatomistes pensent qu'elle sert dans le fœtus humain comme dans celui des brutes à évacuer l'urine & à la conduire dans l'allantoïde ; mais outre que l'allantoïde n'a jamais été réellement démontrée dans le fœtus humain , nous ne trouvons aucune cavité dans l'ouraque , & nous devons conclure qu'elle ne peut avoir d'autre usage que celui de servir de ligament suspensoir à la vessie.

Ce viscere a des arteres , des veines & des nerfs , les arteres dépendent des hypogastriques , ou iliaques internes , quelquefois les arteres ombilicales ne s'obliterent pas entiérement & lui fournissent quelque rameaux ; les veines vont se rendre dans les hypogastriques , enfin les nerfs dépendent du plexus méfentérique inférieur , ce font les dernieres ramifications des grands nerfs sympatiques qui communiquent aux environs avec les dernieres paires facrées.

La structure & la situation de toutes ces parties suffisent pour nous en dé-

De la sé-crétion de l'urine.

voiler les ufages , elles font toutes deftinées à la fécrétion & à l'évacuation
de l'urine , & dans cette fonction chaque partie a fon ufage particulier.

L'artere émulgente porte dans le rein
une quantité confidérable de fang qui
n'y féjourne pas long-tems attendu que
le rein n'eft pas d'un grand volume, il
revient donc prefque auffi-tôt par la
veffie émulgente ; mais dans ce peu
de tems & particuliérement dans fon
paffage par la fubftance corticale,la férofité qui s'y trouve enfile les orifices
collatéraux des tuyaux fécrétoires qui,
proportionnés aux globules de férofité , ne fçauroient admettre les globules rouges qui font plus groffes. S'il arrive dans de certains cas que le fang
paffe avec la férofité, c'eft un état contre nature réfultant , foit de la diffolution, ou de l'agitation,ou de l'agitation
du fang , qui forcera ces petits canaux ,
foit du relâchement des vaiffaux mêmes. La férofité une fois féparée du
fang paffe dans les vaiffeaux excrétoires qui compofent la fubftance rayonnée , & diftile enfuite par la fubftance
mamelonée dans les petits réceptacles
où ils aboutiffent ; de là elle paffe dans
le baffinet du rein , & elle coule par

l'uretre jufques dans la veſſie qui en eſt
le réſervoir. Juſqu'à ce qu'elle y ſoit
parvenue elle circule ſans s'arrêter,
c'eſt ſeulement dans cette poche membraneuſe qu'elle ſéjourne quelque tems,
attendu que l'uretre eſt fermé par l'action continuelle du muſcle ſpincter qui
ne peut céder qu'à une plus grande
force ; or lorſque l'urine a eu le tems
de pénétrer & de délayer la mucoſité
de la membrane veloutée, alors cette
membrane irritée par les ſels urineux
cauſe cette inquiétude, cette ſenſation
qui croit même juſqu'à la douleur, &
qui nous porte à faire des efforts pour
l'évacuer, ce qui peut auſſi dépendre
ſeulement de la diſtenſion de la veſſie.
Ces efforts ſont la contraction des
muſcles, du bas ventre & des fibres
muſculaires de la veſſie ; contraction ſuffiſante pour ſurmonter l'obſtacle de ce même ſpincter, il eſt obligé
de ſe dilater, l'urine coule alors par
l'uretre ſans interruption tant qu'elle ſe
trouve preſſée & pouſſée par celle qui
ſuit, mais lorſque la veſſie eſt vuide,
les dernieres gouttes de l'urine contenues dans l'utetre, ſont chaſſées au dehors par l'action des muſcles accéléra-
teurs qui embraſſent ce canal, & c'eſt

alors qu'elle fort avec impétuofité ; mais à plufieurs reprifes, tandis que chez les vieillards chez qui ces mufcles n'ont plus la même force, les dernieres gouttes n'en fortent que peu à peu & involontairement.

Les vifceres que nous venons de parcourir font au rang de ceux qui ne fervent qu'à la purification du fang, puifque l'urine eft une humeur excrémentitielle qui doit indifpenfablement en être féparée, & dont la retenue ou la fuppreffion occafione une quantité de maladies, comme des affections foporeufes, des vomiffemens, des enflures œdémateufes & l'hydropifie.

Cette humeur a fa fource dans le fang, elle eft fournie par les alimens que nous prenons, & en plus grande quantité par les liquides, je dis en plus grande quantité par les liquides, parce qu'il eft certain que les autres fubftances alimentaires les plus ufitées contiennent prefque toutes une matiere à cette fécrétion ; il eft donc impoffible de déterminer la quantité de l'urine par celle de la boiffon, joint à ce que la férofité qui fe trouve dans le fang, a d'autre couloirs par où elle peut fortir en plus ou moins grande quantité, &

diminuer

diminuer ou augmenter ainfi l'évacuation de l'urine.

Il a toujours paru difficile de déterminer pourquoi certaines liqueurs, comme les vins blancs, les eaux minerales &
autres de la nature des apéritifs paffent fi promptement par les urines ; felon l'ordre de l'œconomie animale, ces
liqueurs doivent paffer de l'eftomac
dans les inteftins , enfiler les veines
lactées & le canal thorachique par où
elles aboutiffent dans la veine fouclaviere, dans la veine cave & dans le ventricule droit du cœur pour circuler
dans les poumons, rentrer dans le ventricule gauche du cœur & en reffortir
par l'aorte, qui les conduit enfin dans
les reins par les arteres émulgentes,
& affurément il paroît étonnant que
ces liqueurs puiffent parcourir cette
étendue de circulation en auffi peu de
tems ; cependant nous ne connoiffons
nulle autre route plus courte, & quoique des obfervations de pratique nous
apprennent que des abfcès dans l'abdomen, dans la poitrine, même que les
eaux des hydropiques fe foient vuidés
quelquefois par les reins, nous n'avons
néanmoins découvert aucun vaiffeau
de communication, nous ne pouvons

pas même à la faveur de la moindre conjecture en suppofer ; car fi nous difons avec quelques Modernes, qu'une partie des liquides eft abforbée par les veines de l'eftomac & notamment par les vaiffeaux courts, on ne pourroit toujours objecter que les liqueurs infipides telle que l'eau fimple, quoique prife en quantité, ne paffe dans la veffie qu'au bout d'un tems ordinaire ; concluons donc que fi les liqueurs apéritives paffent plus promptement, ce n'eft qu'en conféquence des parties falines qui en irritant les folides, augmentent & accélérent toutes les fécrétions, & principalement celle de l'urine qui paroît être la plus facile & la plus abondante.

Mais ne bornons point nos recherches, Meffieurs, à la fimple fécrétion de l'urine, étendons-les fur fa nature & fur fa compofition ; elle eft fujette à des variations qui nous caractérifent fouvent les maladies mêmes qui les produifent ; non que cette connoiffance puiffe toujours nous dévoiler l'effence & la caufe des maux, elle eft trop incertaine, & de pareilles promeffes fpécieufes ne peuvent que féduire le vulgaire ignorant, mais nous pouvons par les changemens qui arrivent à cette liqueur juger de la qualité du fang, de l'état des folides , & tirer en conféquence certains fignes diagnoftiques ou prognoftiques.

L'urine eft la partie du fang la plus féreufe, ou plutôt ce n'eft que la férofité du fang, elle eft donc une liqueur aqueufe, mais chargée de parties falines, fulphureufes , mucilagineufes & terreufes. Ce mêlange lui donne une couleur citrine, une odeur affez forte, & une confiftence fort liquide , parce que c'eft le phlegme qui en fait la plus grande partie & que les autres principes s'y trouvent diffouts. Ils y font auffi exactement confondus tant que l'urine circule & a de la chaleur , mais quelque tems après qu'elle eft hors du corps, quelques-unes de fes parties fe dégagent & fe féparent , de là vient la diftinction que l'on fait de l'urine en trois fubftances ; la premiere ne paroît que comme une vapeur ou un nuage au-deffus de l'urine , ce font les parties les plus raréfiées ; la feconde eft formée par les parties mucilagineufes qui, quoique féparées du phlegme , fe foutiennent à une certaine hauteur parce qu'elles font à peu près de poids égal , c'eft pourquoi on les appelle *Sufpen-*

fiones, ou *Aneorema* ; enfin la troifiéme fubftance eft un fédiment formé par les parties terreufes & falines, & qui, comme les plus pefantes, fe précipitent au fond du vafe où elles forment couche par couche & au bout d'un certain tems, une incruftation plus ou moins épaiffe felon le féjour, la quantité ou la qualité de l'urine.

C'eft auffi ce fediment qui nous montre dans les perfonnes attaquées de la pierre des parties terreufes reffemblantes à du fable, & telle eft la caufe matérielle du calcul : quant à la caufe efficiente, outre l'abondance contre nature de cette matiére terreufe, elle dépend du trop de chaleur, de l'épaiffiffement des matiéres vifqueufes ou mucilagineufes, & de la mauvaife conftitution du rein.

Lorfqu'il y a trop de chaleur dans notre corps, les parties les plus fubtiles de nos liqueurs fe diffipent en plus grande quantité, les urines font moins abondantes, mais plus colorés & plus épaiffes attendu le défaut de férofité, de là la difpofition au calcul.

Les parties de nos humeurs qui de leur nature fe trouvent mucilagineufes, font-elles auffi trop vifqueufes, trop épaiſſes, ce qui arrive également par le trop de chaleur, elles ont alors plus de facilité à retenir avec elles les parties terreuſes, celles-ci ne pouvant en être dégagées s'allient avec elles, & ſi-tôt qu'elles ne ſont plus expoſées au mouvement oſcillatoire des vaiſſeaux, il en réſulte des concrétions qui acquiérent toujours plus de ſolidité, parce que leur cohéſion augmente naturellement.

Les reins contribuent auſſi par eux-mêmes à la formation de la pierre en deux maniéres ou par le relâchement des vaiſſeaux, ou par leur conſtriction; les vaiſſeaux dilatés & relâchés livrent paſſage à des matiéres trop épaiſſes qui, par la même raiſon y ſéjournent, s'é-paiſſiſſent & forment une incruſtation; ſi au contraire les vaiſſeaux ſécrétoires ſont trop reſſerrés, les parties terreuſes qui naturellement ſe trouvent dans l'urine n'y paſſent qu'avec peine, elles s'y engagent & ferment le paſſage à celles qui ſuivent, celles-ci s'arrêtent auſſi dans le même vaiſſeau obſtrué, le plus fluide rétrograde, & prend une autre route, tandis que ces matiéres engagées font le commencement d'une concrétion.

Les unes & les autres de ces çauſes

fe rencontrent fouvent enfemble , & de là la fource certaine & le progrès plus rapide de cette maladie ; fi feulement l'urine eft chargée de beaucoup de parties groffieres & que d'ailleurs les reins foient bien difpofés , elles s'évacueront fans s'arrêter & elles ne cauferont aucune incommodité ; mais fi à la groffiéreté des particules de cette liqueur fe joint la mauvaife conftitution des vifceres par où elles paffent , fi la chaleur diffipe trop de férofité , ou enfin , fi les matieres mucilagineufes qui y contribuent le plus font trop épaiffes , les concrétions fe formeront plus facilement.

Quoiqu'il en foit , de quelque caufe qu'elles foient produites , il eft certain que c'eft toujours dans le rein qu'elles commencent ; fi elles y féjournent jufqu'à y acquerir un certain volume, elles donnent lieu à plufieurs accidens : l'engorgement des liqueurs produit l'inflammation , celle-ci dégénére en abcès , d'où réfulte un ulcere qui confume quelquefois une grande partie de la fubftance du rein ; auffi les calculeux rendent-ils fouvent du pus avec les urines , & l'ouverture de leur corps après leur mort nous le confirme. Enfuite de

ces premiers accidens les calculs paſſent dans l'uretere; ici les douleurs re-
doublent, ſur-tout lorſqu'ils ſe trouvent inégaux, garnis d'aſpérités & plus
gros que la capacité de l'uretere ; mais
l'endroit le plus fâcheux eſt le paſſage de
l'extrêmité de l'uretere entre les membranes de la veſſie, parce qu'il ſe trouve
fort étroit, auſſi y voyons-nous ſouvent des pierres engagées qui empêchent le libre écoulement des urines.
Le calcul une fois hors de ce canal &
parvenu dans la veſſie s'échape avec
l'urine s'il eſt aſſez petit pour enfiler
l'uretre ; mais s'il ne peut en ſortir, il
devient dans cette poche le noyau ou
le principe d'une pierre : les parties
terreuſes de l'urine & les mucilagineuſes qui continuent d'aborder, s'y atta-
chent & en augmentent le volume
quelquefois à un point conſidérable ;
c'eſt alors que la Chirurgie ne préſente
d'autre reſſource que l'opération, comme le meilleur & le ſeul lythontripti-
que que nous ayons.

Cette digreſſion pathologique nous
a inſenſiblement écarté de l'expoſition
des parties. Revenons donc, Meſſieurs,
à celles qui nous reſtent à examiner.

Les parties des organes de la génération de l'homme comprennent les vaisseaux spermatiques, les testicules, les vaisseaux déférens, les vésicules séminales, la verge & plusieurs autres relatives à quelques-unes de celles-ci : les unes sont externes & paroissent au dehors, telles que la verge & les testicules, toutes les autres sont internes & contenues dans l'abdomen : c'est en conséquence de cette disposition que des Anatomistes se décident sur l'ordre de leur démonstration ; il me paroît néanmoins qu'il convient mieux d'en régler l'exposition sur leur fonction ; c'est aussi la méthode que je me prescris & à laquelle je me conformerai.

Les vaisseaux spermatiques sont quatre, deux arteres & deux veines ; les arteres naissent de la partie antérieure de l'aorte, un pouce au-dessous des arteres émulgentes, quelquefois l'une se trouve plus haute dans son origine que l'autre ; d'autrefois l'une des deux vient de l'artere émulgente ou sort de l'aorte au-dessus ; mais ces variations sont extraordinaires & ne sont d'aucune conséquence.

Les deux veines spermatiques n'ont pas la même origine, celle du côté droit sort de la veine cave au-dessous de l'émulgente, à peu près à la hauteur de l'artere fpermatique, celle du côté gauche fort de la veine émulgente. Comme cette pofition eft affez conftante, il paroît que par ce changement d'origine, l'Auteur de la nature a prévu que le battement de l'aorte auroit nui à la circulation qui fe fait dans cette veine, & cette précaution eft digne de toute notre admiration. Ces deux veines defcendent & fe joignent de chaque côté aux arteres fpermatiques, environ quatre travers de doigt au-deffous de leur naiffance, c'eft-là ce que l'on appelle le cordon des vaiffeaux fpermatiques qui fe trouve enveloppé dans le tiffu cellulaire du péritoine. Ce cordon en defcendant fe porte obliquement du milieu aux parties latérales, il paffe au devant du mufcle pfoas, de l'uretere, du mufcle iliaque, un peu en dedans du ligament de Fallope, & fe croife avec l'artere & la veine épigaftrique qui font derriere.

Cette fituation forme deux écueils contre lefquels on peut échouer dans les opérations qui fe pratiquent pour les hernies ; dans les hommes s'agit-il d'une hernie crurale, il eft très-difficile lorfqu'on coupe le ligament de

Fallope d'éviter le cordon fpermatique ; cet accident n'eft pas à craindre
chez les femmes ; mais dans l'un &
dans l'autre fexe s'agit-il de l'opération du Bubonocelle , on a à craindre
l'artere épigaftrique.

Enfin le cordon paffe fous le bord
inférieur des mufcles tranfverfes & petit oblique entre les fibres du mufcle
Cremafter ; là il pénétre dans l'anneau
de l'oblique externe qui eft le feul ; car
il eft bien prouvé que le tranfverfe &
le petit oblique n'ont point d'ouverture, & que ce cordon paffe fimplement
au-deffous , c'eft dequoi je crois vous
avoir convaincu dans la démonftration
de ces mufcles : ici , c'eft-à-dire, à l'anneau le tiffu cellulaire qui a accompa-
gné ces vaiffeaux devient plus fort &
forme une enveloppe connue fous le
nom de tunique vaginale ; c'eft dans
cette enveloppe que le cordon fort entiérement de l'anneau & fe porte jufqu'au tefticule ou l'artere , & la veine
fe terminent en fe diftribuant à l'extérieur du tefticule feulement , car on
ne découvre aucun vaiffeau fanguin
dans leur fubftance , fi ce n'eft à ces
petites cloifons membraneufes qui fe
trouvent dans l'intérieur ; quelques ra-

meaux de ces vaisseaux se portent aussi à l'extérieur de l'epididyme. Les arteres en approchant du testicule se divisent en plusieurs branches ; mais les veines en remontant du testicule sont composées de quantité de ramifications qui excédent de beaucoup la grosseur du tronc de la veine spermatique où elles aboutissent ; ces ramifications nombreuses communiquent, s'anostomosent & forment des entrelassemens difficiles à débrouiller garnis de tissu cellulaire, & qui comprennent entr'eux les ramifications des arteres spermatiques. Leallcalis dit avoir observé des anastoses des arteres avec les veines spermatiques : ce sentiment dont sont éloignés la plûpart des Modernes, a cependant été adopté par Boërrhave, qui pense même de plus, qu'une partie de la semence peut remonter du testicule dans les veines spermatiques pour rentrer dans le torrent de la circulation, sur quoi il fait observer que les testicules reçoivent très-peu de sang, puisqu'outre que les arteres sont très-petites, elles versent encore une partie du sang qu'elles contiennent dans les veines.

Par ce nombre de divisions que forment les vaisseaux spermatiques, le cor-

Q vj

don se trouve plus gros en bas qu'en haut, ce qui lui a mérité le nom de corps piramidal, on les nomme aussi vaisseaux Pampiniformes eu égard à leurs divisions si multipliées.

Ce sont les ramifications de ces veines gonflées au-delà de leur état naturel qui forment cette maladie que nous appellons Varicocelle, elle arrive d'autant plus fréquemment, que le sang ayant à remonter presqu'en ligne droite & contre son propre poids, s'arrête facilement pour peu qu'il soit trop épais, ou que les veines ayent perdu leur élasticité ; cette maladie seroit encore plus commune sans les divisions, les inflexions de ces veines & le nombre des valvules dont elles sont pourvues.

Les testicules sont deux corps glanduleux de la grosseur & de la figure d'un œuf de pigeon un peu applati sur les côtés, & dont la situation au bas de l'abdomen est assez généralement connue ; ils sont maintenus en cette place non-seulement par le cordon spermatique, mais de plus par plusieurs enveloppes, dont les unes sont communes aux deux testicules, les autres sont propres à chacun d'eux ; les enveloppes communes font le fcrotum & le Dartos ; les pariculieres font la tunique mufculeufe , la tuniqne vaginale & l'albuginée.

Le fcrotum eft un prolongement de la peau de l'abdomen & de la verge , formant une efpece de bourfe garnie de beaucoup de rides qui paroiffent le plus dans la contraction du Dartos & de quelques poils dont les bulbes ou oignons font fort apparens. Cette poche eft divifée extérieurement en deux parties égales par une ligne qui commence au frein du prépuce & fe continue le long de la partie inférieure de la verge , le long du fcrotum & du périné jufqu'à l'anus & qui ne paroît qu'au déhors , car elle ne pénétre & ne s'apperçoit point à la face interne de la peau , on nomme cette ligne le raphé parce qu'elle a paru comme une couture aux yeux des premiers Anatomiftes.

Le Dartos eft un mufcle cutané qui paroît immédiatement après la peau à laquelle il eft adhérent par un tiffu cellulaire toujours moins garni de graiffe qu'ailleurs , & qui eft fouvent le fiége des hydrocelles par infiltration ; il eft comme le fcrotum , une efpece de bourſe dans laquelle ſont contenus les teſticules, mais avec cette différence, que celui-ci eſt ſéparé en deux cavités égales de cette maniere : la partie inférieure du Dartos ſe replie en dedans & fait un prolongement que l'on nomme le Médiaſtin du ſcrotum lequel va s'attacher à l'uretre, de ſorte qu'il en réſulte bien deux cavités, mais formées par un même ſac & non par deux, comme le prétendent quelques Auteurs ; les attaches fixes du Dartos ſont de chaque côté à la branche inférieure de l'os pubis, entre le muſcle triceps & la racine du corps caverneux qui lui eſt voiſin ; dans tout le reſte de ſon étendue, il s'attache comme je l'ai dit à la peau qu'il retire & qu'il fait rider lorſqu'il ſe contracte ; mais ce mouvement n'arrive guères ſans une contraction égale du muſcle Cremaſter qui releve en même tems le teſticule ; enfin la partie interne du Dartos eſt rempli de beaucoup de tiſſu cellulaire par lequel il eſt adhérent au muſcle Cremaſter & à la tunique vaginale ; celui-ci eſt auſſi ſujet à être le ſiége des hydropiſies par infiltration.

La premiere tunique propre eſt la muſculeuſe qu'on appelle auſſi Erytroide parce qu'elle est rougeâtre, elle est formée par le muscle Cremaster. Ce musclu n'est qu'un trousseau assez mince de fibres charnues & qui a supérieurement deux attaches fixes, l'une à la partie interne du ligament de Fallope, l'autre au bord inférieur du muscle petit oblique. Ces deux attaches ne sont séparées par aucun intervalle, parce que le ligament de Fallope·joint le petit oblique ; ce muscle se porte obliquement vers le cordon des vaisseaux spermatiques, il descend avec lui en s'épanouissant sur la tunique vaginale qu'il recouvre & qu'il enveloppe seulement à la partie inférieure. C'est à raison de cet épanouissement qu'on le compte au nombre des tuniques du testicule, quoique réellement ce n'en soit pas une.

La seconde tunique mérite plutôt ce nom, on la nomme tunique Elytroide parce qu'elle est blanche, ou tunique vaginale, parce qu'elle enveloppe le cordon spermatique, & le testicule en entier comme une gaîne ; nous avons déja vû qu'elle est formée par le tissu cellulaire du péritoine qui sort avec le cordon par l'anneau de l'oblique externe ; elle forme une po-

ché de la longueur de cinq à fix travers
de doigt dans le fond de laquelle eſt le
teſticule ; mais dans l'endroit où les
vaiſſeaux ſpermatiques entrent dans cet
organe le tiſſu cellulaire qui les garnit
indépendamment de la tunique vaginale
contracte une adhérence de toute part
qui forme une cloiſon & qui établit
deux cavités, l'une ſupérieure autour
du cordon, l'autre inférieure pour le
teſticule, c'eſt ce qu'on reconnoît parfaitement en y ſouflant dans chacune
ſéparément, & cela nous montre qu'il
peut arriver des Hydrocelles par épanchement dans l'une de ces cavités ſéparément ou bien dans toutes les deux,
mais qui demanderont alors chacune
une ponction particuliere.

Enfin la derniere tunique propre ſe
nomme Albuginée ou Albugineuſe,
parce qu'elle eſt la plus blanche : elle
ne dépend d'aucune autre partie & elle
eſt particuliere au teſticule ſeul dont
elle eſt comme une écorce adhérente à
ſa ſubſtance, elle ne s'étend point au-
delà, ſi ce n'eſt ſur l'Epididime qu'elle
recouvre auſſi, parce qu'il eſt une ſuite
du teſticule.

Ces membranes une fois examinées
& enlevées, nous laiſſent voir à décou-

vert le testicule que nous appellons
aussi Didime. Les testicules au nombre
de deux sont dans leur situation posés
obliquement, de maniere qu'une des
extrêmités est antérieure & un peu supérieure, l'autre est postérieure & inférieure. Ce sont des corps glanduleux
de la nature des glandes conglobées
qui ne présentent, lorsqu'on les ouvre dans leur milieu, qu'un assemblage
d'un grand nombre de vaisseaux blancs
très-déliés, joints ensemble par un tissu
cellulaire fort fin : ces vaisseaux que
nous devons regarder comme des vaisseaux sécrétoires, doivent être continus avec les derniéres ramifications artérielles spermatiques dans l'endroit où
elles s'abouchent avec les veines &
l'endroit où ces vaisseaux changent ainsi
de nature est seulement à leur entrée
dans le testicule, je veux dire directement au-dedans de la tunique albuginée,
puisque j'ai dit ci-devant qu'il ne paroît
aucun vaisseau sanguin dans la substance même de ces corps ; ce sont donc
ces vaisseaux sécrétoires seuls qui composent la substance du testicule ; en
effet après la macération de ces parties
on peut les développer & en tirer une
longueur considérable que des Anato-

miftes affurent être de plus de trente aulnes. Ils font dans toute cette étendue rangés & repliés de maniere qu'ils paroiffent fe porter de la circonférence au centre & du centre à la circonférence ; cette quantité de circonvolutions fe trouve féparée en des efpaces égaux par des cloifons membraneufes dépendantes de la tunique albuginée, lefquelles fe portent auffi de la circonférence au centre felon la longueur du tefticule.

Dans le centre de tout cet affemblage, il eft un corps blanchâtre que l'on nomme le corps d'Hygmor ; tous les Anatomiftes nous le repréfentent creux & difent que c'eft dans fa cavité que les petits vaiffeaux fécrétoires aboutiffent, cependant avec quelque exactitude que je l'aye obfervé, je n'y ai jamais diftingué aucune cavité, je ne fuis pas même le feul de ce fentiment, & ne pourrions-nous pas plutôt croire que ce prétendu vaiffeau n'eft qu'une efpéce de ligament qui eft le centre & le foutien de toutes les cloifons membraneufes qui y aboutiffent, il paroît auffi être de même compofition qu'elles.

Après ce nombre prefque infini de circonvolutions, les vaiffeaux fécré-

toires fortent du tefticule par l'extrêmité antérieure & forment un autre
corps féparé que l'on nomme Epididime ou Paraftate ; celui-ci eft à peu près
de même compofition que le tefticule,
puifqu'il n'eft qu'une fuite de circonvolutions de fes petits vaiffeaux, mais qui
font rangés différemment ; car ici ils
fe portent d'une extrêmité à l'autre,
& fe joignent tous immédiatement fans
être féparé par aucune cloifon membraneufe ; l'épididime eft feulement
recouvert par la même tunique albuginée, qui du tefticule, fe prolonge jufques fur lui, de forte que ces vaiffeaux
ne percent point cette enveloppe lorfqu'ils fortent du tefticule puifqu'elle les
accompagne entiérement.

L'Epididime ainfi compofé eft placé
fur la partie latérale externe du tefticule, depuis l'extrêmité antérieure jufqu'à la poftérieure ; fon volume n'eft
pas le même dans toute fa longueur, il
eft plus gros antérieurement dans l'endroit où il prend naiffance, auffi l'appelle-t-on la tête de l'épididime, il eft
plus mince poftérieurement où il forme la queue de l'épididime.

Ce corps vafculaire eft adhérent au
tefticule non-feulement par fon origi-

ne , il lui eft encore attaché dans toute
fa longueur par la membrane albuginée , & feulement par fon bord interne,
car l'externe fe trouve libre & flottant.
C'eft principalement dans cette feconde
partie du tefticule que fe forment ces
conjeftions d'humeurs dans les gonorrhées , & c'eft auffi l'endroit où elles fe
réfolvent le plus tard.

L'extrêmité poftérieure ou la queue
de l'épididime fe termine par un feul
vaiffeau qui eft la réunion de plufieurs
plus petits ; celui-ci fait plufieurs inflexions & abandonne totalement l'é-
pididime ; c'eft alors ce quel'on nomme le Canal déférent qui fe joint &
monte le long des vaiffeaux fpermatiques, il eft enveloppé dans le tiffu cellulaire très-fin qui garnit ces vaiffeaux indépendamment de la tunique vaginale,
il fait donc partie du cordon fpermatique qui eft alors complet.

Le canal déférent eft blanc, d'une fubftance affez folide à l'extérieur & un peu
plus gros que l'artere fpermatique; lorfqu'il eft parvenu à l'anneau de l'oblique
externe , il pénétre de dehors en dedans
& ne quitte les vaiffeaux fpermatiques
qu'au-delà de l'artere épigaftrique. Il
s'en fépare alors, il fait une courbure

& se porte obliquement dans le petit
bassin, étant collé à la face externe du
péritoine, il se croise avec l'artere ombilicale & gagne la partie postérieure
de la vessie dans cet endroit, il augmente peu à peu de volume, il fait
quelques inflexions & se rapproche du
canal déférent opposé, de maniere
que tous les deux se trouvent entre les
vésicules séminales, & se portent ensemble jusqu'au commencement de la
base de la glande prostate où ils finissent & se terminent aux vésicules séminales dans l'endroit où elles changent & prennent la forme des canaux
éjaculatoires.

La structure interne de ces canaux
tient encore la plûpart de Anatomistes
en contestation ; les uns y admettent
une cavité, les autres prétendent qu'il
n'y a qu'un tissu spongieux au travers
duquel passe la liqueur séminale ; cette
circonstance est en effet difficile à décider dans l'homme ; mais l'Anatomie
comparée nous a été souvent une ressource, parce qu'elle nous présente des
parties plus grosses & plus sensibles dans
de certains animaux ; je les ai donc examinés dans le cheval où leur volume,
comme on le pense bien est plus con-

fidérable ; j'ai trouvé que l'intérieur du canal déférent eft à la vérité rempli d'une fubftance fpongieufe, moëlleufe ; mais que dans la milieu de cette fubftance eft réellement une cavité en forme de canal qui regne dans toute l'étendue de ce vaiffeau, & qui augmente de capacité, felon que ces vaiffeaux augmentent de volume, c'eft-à-dire, auprès des véficules féminales, c'eft auffi dans cet endroit qu'on réuffit le mieux à les injecter.

Les véficules féminales font deux veffies ou deux réfervoirs membraneux de la longueur de deux ou trois travers de doigt & de la largeur d'un feul ; elles font placées entre le rectum & la partie poftérieure & inférieure de la veffie à laquelle elles font adhérentes par le tiffu cellulaire & pofées obliquement de maniere qu'étant prifes enfemble elles repréfentent un V Romain, dont la pointe eft fur la glande proftate ; elles font à l'extérieur relevées en boffe & remplies d'inégalités qui imitent des circonvolutions de petits inteftins. Ces inégalités font formées par le tiffu cellulaire qui les enveloppe, qui les ferre, & qui en les faifant replifler, forme intérieurement autant de cellu-

les qu'il y a de circonvolution à l'extérieure, de maniere que si on détruit ces
brides cellulaires, les véficules deviennent unies, elles s'étendent & occu ;
pent par conféquent un plus prand volume.

A l'égard de leur fubftance, elle ne
nous paroît que membraneufe ; & quoiqu'on n'y découvre pas fenfiblement
des fibres charnues, elles doivent être
capables elles-mêmes de quelque contraction pour l'évacuation de la matiere féminale, indépendamment des
mufcles voifins ; car ceux-ci ne fçauroient point agir affez immédiatement
fur elles pour la procurer par eux-mêmes.

Les véficules diminuent de largeur
en approchant de la glande proftate,
c'eft ici qu'elles reçoivent le canal déférent : ce vaiffeau eft continu à la
partie interne & inférieure de la véficule ; par cette union la cavité du canal aboutit dans cette poche, & l'endroit de cette continuité fe trouve
féparé en partie par un prolongement
des tuniques véficulaires qui fait l'office de valvule ; la preuve en eft, que
fi on injecte la véficule elle-même, la
liqueur paffe dans l'urétre fans rétrograder par le canal, à moins que l'on

ne force l'injection, l'urétre & la veffie étant fermées par des ligatures ; ce
qui prouve que l'humeur féminale peut
aboutir du canal dans la véficule, &
que fortant de la véficule elle ne peut
rétrograder par le canal. Après que la
véficule a reçu le vaiffeau déferent, elle
diminue encore de volume, & ne forme
plus qu'un petit tuyau long de fept à
huit lignes, que l'on nomme canal éja-
culatoire : les deux canaux, c'eft-à dire
un de chaque côté, fe rapprochent en
pénétrant dans la glande proftate ; ils
s'ouvrent dans l'urétre fort près l'un de
l'autre après cinq à fix lignes de trajet, & leurs orifices paroiffent diftinctement de chaque côté, ou quelquefois
fur le fommet même du verumontanum.

La glande proftate eft un corps
glanduleux affez compacte, fitué horizontalement entre le col de la veffie &
les os pubis ; elle eft du volume d'une
chataigne des plus groffes, & a à-peu-
près la figure d'un cœur dont la bafe
eft en arriere, & la pointe en devant :
c'eft par l'échancrure qui eft à fa bafe
que pénétrent les canaux éjaculatoires,
& c'eft par fa face fupérieure que l'urétre paffe comme par un canal, où il fe
trouve

trouve confondu avec la glande même.

Pour faire une description plus exacte de cette glande en considérant sa forme, nous pouvons y distinguer la base, la pointe, deux bords & deux faces : la base est postérieure, elle touche au rectum & à la vessie ; la pointe est antérieure, elle s'avance jusqu'au ligament transversal des os pubis ; les deux bords sont l'un à droite, l'autre à gauche ; des deux faces, l'inférieure est plus arrondie, c'est par elle que les canaux éjaculateurs pénétrent dans l'urétre ; la face supérieure est plus applatie, elle est creusée dans son milieu par une goutiere pour recevoir & loger l'uretre qui est fort adhérent à la glande.

La substance de la prostrate est vasculeuse & vésiculaire ; lorsqu'on l'ouvre, sur-tout à sa base, on voit quantité de petites vésicules qui paroissent être les réservoirs de l'humeur qui s'y filtre ; il en part de petits canaux excréteurs très-déliés qui au nombre de dix à douze percent & aboutissent dans l'uretre par autant d'orifices qui s'ouvrent autour de ceux des canaux éjaculatoires en devant, en arriére & de côté.

Nous fommes convaincus par cette ftructure que cette glande opere quelque fécrétion ; elle fépare du fang une humeur muqueufe, gluante, infipide, qui n'eft nullement prolifique, quoiqu'elle reffemble un peu à la matiere féminale ; fon ufage eft de fervir, pour ainfi dire, de vehicule à la femence, puifque felon la difpofition des parties, la proftrate étant foumife aux mêmes forces qui compriment les véficules féminales, cette humeur doit être exprimée & fortir dans le même inftant pour fe mêler avec elle.

Elle en fort auffi féparément en d'autre tems, & toutes les fois que les parties voifines en fe contractant preffent cette glande, comme dans les efforts que l'on fait pour la déjection des gros excrémens ou de l'urine, comme dans les mouvemens d'une fimple érection, fur tout aux perfonnes qui ufent rarement du coït ; mais alors cette matiere fort mollement fans être éjaculée & fans produire aucune fenfation ; peutêtre en coule-t'il auffi continuellement une partie pour lubréfier l'urétre. C'eft dans ce corps glanduleux que prefque tous les Auteurs placent le fiége des gonorrhées virulentes, foit que cette maladie confiste dans une inflammation ou dans une exulceration de cette glande ; dans ce dernier cas la matiere qui en découle se trouve compofée de l'humeur naturelle de la proftrate , mais qui eft alterée & mêlée avec celle de la fuppuration des petits ulceres ; mais la proftrate n'eft pas toujours la feule partie affectée , la vapeur virulente peut auffi bien fe fixer aux petites glandes ou lacunes , qui font parfemées dans toute l'étendue du canal de l'urétre.

On diftingue auffi au-deffous de la proftrate , & derriere les mufcles tranfverfes deux autres petites glandes , une de chaque côté , que l'on nomme proftrates inférieures ou glandes de Cowper ; elles ont chacune un canal excréteur qui perce l'urétre dans l'endroit où il quitte la proftrate , & y dépofe comme la premiere une humeur vifqueule pour humecter ce paffage ; elle le préferve de l'impreffion fâcheufe de l'urine.

La verge eft compofée de trois parties principales , qui font l'urétre & les deux corps caverneux.

L'urétre eft un canal fpongieux & membraneux, dont la longueur la plus ordinaire eft de huit à dix pouces ; il commence à la veſſie, dont il eſt une continuité, & ſe termine par le gland : dans toute cette étendue il fait diverſes inflexions ; d'abord au ſortir de la veſſie il ſe porte horizontalement, ou tout au plus un peu obliquement de haut en bas juſques ſous l'arcade des os pubis, où il traverſe le ligament interoſſeux des os pubis, qui n'eſt percé que pour lui donner paſſage ; de là il monte près de la ſimphiſe de ces os, où il s'unit aux corps caverneux, & fait une autre courbure de haut en bas pour ſuivre la pente de la verge hors le tems de l'érection, où cette ſeconde courbure ſe redreſſe, parce que l'urétre contigu aux corps caverneux en ſuit toujours la direction : c'eſt ce paſſage de l'urétre ſous les os pubis qui préſente le plus ſouvent un obſtacle à l'introduction de la ſonde dans la veſſie, ſoit par rapport à cette courbure, ſoit à cauſe de ce ligament tranſverſe, qui peut être tendu, enflammé, & rétrécir ce canal.

La cavité de l'urétre peut admettre ſans peine dans toute ſon étendue une groſſe plume à écrire ; mais il eſt des endroits où elle eſt un peu plus ample, comme dans l'endroit où ſe forme le gland, & c'eſt cette petite dilatation

qu'on appelle la foſſette naviculaire ;
elle peut encore être dilatée par l'action des muſcles tranſverſes dans l'endroit qui répond à ces muſcles, c'eſt-
à-dire dans celui où la ſemence ſort des
canaux éjaculatoires, ce qui arrive dans
le moment qui précede l'éjaculation :
cette cavité eſt de plus très-unie dans
toute ſa longueur, nous y remarquons
ſeulement une petite éminence & quelques ouvertures ; cette éminence qui
eſt ovale & d'un aſſez petit volume, eſt
un prolongement de la membrane interne de l'urétre placé à ſa partie inférieure
dans la pointe de la glande Proſtate ;
on la nomme la caroncule ou le verumontanum : le ſommet de cette éminence eſt percé par deux petites ouvertures obliques ; ce ſont les orifices des
canaux éjaculateurs des véſicules ſéminales ; c'eſt aux environs que l'on voit
les ouvertures qui répondent aux canaux excréteurs des véſicules ou des
lacunes de la glande proſtrate ; on peut
appercevoir toutes celles-ci avec quelque attention, mais de plus la membrane interne de l'urétre eſt criblée dans
toute ſon étendue d'un nombre infini
de pores imperceptibles, par où découle ſans ceſſe d'autant de lacunes une

humeur vifqueufe propre à adoucir les imprefsions des fels urineux, & à tenir ce canal toujours fouple & humide.

L'urétre n'eft point auffi uniforme extérieurement ; au fortir de la veffie ce n'eft qu'un canal membraneux affez mince, auffi eft-il foûtenu par la glande proftrate : au-delà du ligament tranfverfal des os pubis ; l'urétre fe trouve confidérablement groffi par un tiffu fpongieux fort fin, qui eft féparé dans fon milieu par une legére cloifon membraneufe : cette féparation paroît même un peu en dehors, & rend cette groffeur legérement échancrée comme la bafe d'un cœur ; on la nomme la bulbe ou l'oignon de l'urétre, après quoi cette fubftance fpongieufe va toujours en diminuant depuis le bulbe jufqu'au gland près duquel elle eft fort peu confidérable. Dans toute cette étendue le tiffu fpongieux eft entre deux membranes auxquelles il eft adhérent : l'une eft donc externe, & l'autre interne ; c'eft celle-ci qui forme la cavité de l'urétre.

Rien ne fut fait en vain, & ce bulbe ou cette dilatation de l'urétre doit avoir quelque ufage. Selon mes foibles idées je penfe qu'il fert à recevoir plus efficacement la preffion des mufcles accélerateurs ; je le regarde comme un artifice admirable par lequel la femence reçoit plus de mouvement que fi ces mufcles n'euffent point été foulevés & qu'ils ne fe fuffent contractés que felon un plan égal.

Lorfque l'urétre eft parvenu à l'extrêmité des corps caverneux, ce tiffu fpongieux n'eft plus fi délicat, il eft plus ferré, & les fibres qui le compofent font plus fortes ; il augmente auffi beaucoup de volume, puifqu'il forme le balanus ou le gland, communément appellé la tête de la verge.

Le gland a la figure d'un cône, dont la bafe, que l'on nomme la couronne, eft creufée pour recevoir l'extrêmité des corps caverneux qui y aboutiffent, & dont la pointe eft percée par une ouverture oblongue qui eft l'orifice de l'urétre. Cette ouverture eft plus petite que la cavité du canal, c'eft pourquoi il arrive quelquefois que des calculs qui ont parcouru tout l'uretre s'arrêtent à ce dernier paffage & obligent à le dilater pour les en tirer, ce qui ne fait pas une opération de conféquence, mais douloureufe eu égard à la fenfibilité du gland.

La membrane dont le gland eft couvert paroît être une continuation de l'épiderme qui a son extrêmité se joint ou plutôt est continue à la membrane interne de l'uretre ; tout l'extérieur du gland est donc d'un sentiment exquis, ce qui le rend fort susceptible de plaisir ou de douleur ; cette sensibilité dépend de la présence de beaucoup de nerfs qui s'y terminent par des papilles ou des mamellons très-fins, très-superficiels & recouverts d'un épiderme extrêmement délicat : c'est le prolongement ou l'excroissance de ces papilles qui forment les poireaux & les verrues qui viennent à ces parties.

Les corps caverneux font deux tuyaux de la grosseur d'un doigt & de la longueur de sept à huit ; ils sont composés d'une membrane très-forte remplie d'un tissu spongieux semblable à celui de l'uretre, à cette différence près qu'il est beaucoup plus fort quoique moins serré. Chacun de ces corps a deux extrêmités, l'une que l'on nomme la racine, l'autre que l'on appelle la pointe : la racine est fort adhérente au bord de la petite branche de l'os ischion & à celui de la branche inférieure de l'os pubis jusqu'à la symphise où elles se rencontrent ; là les

deux corps caverneux s'uniſſent & ſe
continuent ainſi unis juſqu'à leurs extrêmités ; dans l'endroit où ils ſe rencontrent , ils laiſſent un intervalle entr'eux & l'union des os pubis dans lequel paſſent des veines de la verge.
Comme ces deux corps s'uniſſent fort
étroitement , on a cru qu'il n'y avoit
qu'une membrane entre deux , on a cependant reconnu que la cloiſon qui les
partage ſe trouve double parce qu'elle
eſt formée par l'adoſſement de leur
membrane ; on y a auſſi remarqué beaucoup d'ouvertures par leſquelles il communiquent l'un avec l'autre ; on peut
s'en convaincre facilement en ſouflant
ou en injectant dans un ſeul , on a la
ſatisfaction de voir que celui du côté
oppoſé reçoit également l'air ou l'injection.

Les corps caverneux diminuent
de volume à leurs extrêmités , ils ſe
terminent par un cône qui ſe trouve
comme enchaſſé dans le vuide qui eſt
à la baſe du gland ; ces deux parties
s'uniſſent même aſſez fortement , mais
ſeulement par leur membrane & ſans
aucune communication de leur ſubſtance interne.

Les deux corps caverneux étant cha-

R v

cun de figure cilindrique , laiſſent par leur union deux goutieres ou rainures dont l'une eſt ſupérieure , l'autre inférieure : la ſupérieure qui eſt la plus petite ſert à loger une veine ou deux qui y paſſent avec une artere ; l'inférieure eſt bien plus conſidérable , elle contient dans toute ſon étendue le canal de l'uretre.

La verge ainſi compoſée , quoiqu'attachée fortement par la racine des corps caverneux, a indépendamment de cette connexion un ligament aſſez fort qui naît de la membrane même des corps caverneux ; ce ligament que l'on nomme ſuſpenſeur de la verge , parce qu'en effet il la ſoutient , s'attache tout le long de la ſimphiſe des os pubis.

Les muſcles de la verge ſont au nombre de ſix , trois à chaque côté ; la premiere paire appartient aux corps caverneux, on les nomme muſcles érecteurs ; les deux autres paires appartiennent à à l'uretre , ce ſont les éjaculateurs & les tranſverſes.

Les érecteurs ont leur attache fixe à la lévre interne de la petite branche de l'os iſchion depuis ſa tubéroſité d'où ils s'épanouiſſent & ſe confondent dans la racine des corps caverneux à laquelle ils se terminent ; on les nomme aussi en conséquence de ces attaches, Ischio-caverneux.

Les muscles transverses ont leur attache fixe à la partie interne de la tuberosité de l'ischion, d'où ils se portent transversalement par-devant le ligament interosseux des os pubis, & s'unissent l'un à l'autre par un tendon mitoyen qui en fait un muscle digastrique ; ce tendon qui est dans toute la largeur du muscle, s'attache d'une part au bulbe de l'uretre où il communique avec les muscles éjaculateurs & de l'autre avec le spincter de l'anus.

Les éjaculateurs sont placés sur le bulbe de l'urétre même, aussi les appelle-t-on bulbo-caverneux ; ils sont formés d'un seul plan de fibres fort minces, & assez courtes qui a son attache la plus solide à la partie moyenne & inférieure de chaque corps caverneux dans l'endroit où ils joignent le bulbe de l'uretre, il s'étend même un peu sur les parties latérales, & quelquefois jusques sur le dos de la verge, de ces attaches les fibres vont obliquement s'épanouir sur tout le bulbe de l'uretre où les deux muscles se joignent par un tendon mitoyen qui des deux n'en fait qu'un feul mufcle digaftrique de la ftructure de ceux que l'on nomme penniformes ; ce tendon mitoyen eft adhérent au bulbe de l'uretre à cette ligne qui le partage en deux parties égales, & il finit en s'attachant fortement au tendon mitoyen des mufcles tranfverfes.

On nomme en général vaiffeaux honteux tous ceux qui fe diftribuent à ces derniéres parties que je viens d'examiner ; les arteres & les veines fe diftinguent en externes & internes eu égard aux parties où elles fe diftribuent ; les honteufes externes font les moindres, ce ne font que quelques petits rameaux qui fortent des crurales pour fe difperfer dans les tégumens de la verge, dans le fcrotum & le dartos, elles communiquent avec les honteufes internes par quelques anaftomofes.

Les honteufes internes font deux branches venant d'un feul tronc que l'on nomme artere honteufe commune, celle-ci eft une des quatre ou cinq branches principales de l'iliaque interne, qui après quelque trajet de chemin fe bifurque, & des deux branches qui en réfultent, la premiere fort du baffin par l'échancrure de l'Ifchion en perçant les ligamens Sacrofciatiques, elle revient le long de la face interne de la tuberofité de l'os ifchion pour fe diftribuer au corps caverneux, au bulbe de l'uretere & aux mufcles voifins ; c'eft celle que l'on voit ramper dans l'intérieur des corps caverneux ; la feconde branche fe jette dans l'union de la veffie avec le rectum, elle donne des rameaux aux véficules féminales, à la glande proftate, de là elle fe porte en avant, elle paffe fous les os pubis directement au-deffous de la fymphife, & coule à côté de la veine honteufe le long des corps caverneux auxquels elle fe diftribue entiérement, de même qu'au gland & à la peau qui le recouvre.

Les veines font plus groffes, on les divife également en honteufes externes qui dépendent des crurales, en honteufes internes qui dépendent des hypogaftriques ; celles-ci rampent fur le dos de la verge, fe réuniffent quelquefois en un feul tronc confidérable qui paffe ainfi fur la fymphife des os pubis après laquelle elle fe divife en deux pour aller fe rendre de chaque côté dans les hypogaftriques ; ces dernieres dans l'endroit de cette divifion forment un plexus veineux & comme cellulaire rempli de beaucoup de valvules qui garnit toutes

les parties latérales de la glande proftate.

Les nerfs de toutes ces parties font
des rameaux de paires lombaires &
des facrés ; les premiéres paires lombaires fourniffent de chaque côté une
petite branche qui fe joint au cordon
fpermatique, & fe porte avec lui jufqu'au tefticule, ce qui fuffit néanmoins
pour lui donner beaucoup de fenfibilité, les autres font plufieurs filets des
nerfs facrés qui communiquent avec le
nerf intercoftal & qui fe diftribuent à
toutes les autres parties. Il s'en détache
enfuite un cordon de chaque côté qui
fortent du baffin par la fymphife des os
pubis, d'où ils s'étendent fur la verge
à côté de l'artere & la veine ci-devant
décrite, & fe perdent enfin dans les
corps caverneux & dans l'uretre.

Tout cet affemblage qui forme la
verge eft recouvert par du tiffu cellulaire & par la peau ; nous remarquerons que ce tiffu eft lâche, qu'il n'empêche point la peau de glifler librement
fur les corps caverneux, & de plus qu'il
n'eft jamais pourvu de graiffe:cette précaution du Souverain Etre eft digne de
toute notre attention ; l'abondance de
la graiffe eût rendu cette partie molle,

inhabile à sa fonction principale, & lui eût donné quelquefois un volume disproportionné & nuisible.

La peau est une continuation de celle de l'abdomen qui perd de son épaisseur en avançant sur la verge, de maniere qu'elle est fort mince à l'extrêmité ; elle est beaucoup plus ample que ne l'exige le volume de cette partie lorsqu'elle est dans l'inaction ; c'est pourquoi elle fait un repli à son extrêmité que l'on nomme le Prépuce, qui s'avance & qui recouvre le gland aux plus qu'aux autres ; mais lorsque la verge augmente de volume, lorsqu'elle entre en érection, tout est alors proportionné, la peau n'est plus excédente & le gland se trouve à découvert ; le corps de la peau se termine & finit à l'endroit où les corps caverneux s'unissent au gland, l'épiderme seule se prolonge sur le gland jusqu'à l'orifice de l'uretre & dans la partie plate ou inférieu re du gland, la peau & l'épiderme ensemble forment un repli longitudinal d'un tissu fort serré qui empêche qu'elle passe les bornes en avant ou en arriére du gland, c'est pourquoi on le nomme le filet, ou le frein du prépuce ; au lieu où la peau se termine, c'eſt-à-dire, autour de la baſe ou de la couronne du gland ſont pluſieurs lacunes ou glandes ſebacées que l'on a nommé glandes odoriférentes de Tiſon ; elles fourniſſent une humeur graſſe & mucilagineuſe, propre à entretenir la ſoupleſſe & la délicateſſe des mamellons nerveux du gland; cette matiere a beaucoup d'odeur qui devient fort déſagréable par ſon ſéjour, elle peut même devenir acre & corroſive, au point de produire des inflammations & des exulcerations ſur-tout dans les pays chauds; n'eſt-ce point en conſéquence que la circonciſion qui chez les Orientaux, eſt un des points capitaux de la Loi, eſt ordonnée avec tant d'exactitude, comme capable de parer à ces inconvéniens.

DU MÉCHANISME,

DE CES ORGANES.

Toutes les parties que je viens de décrire & d'examiner concourent à une même fonction, c'eſt-à-dire à la génération dans laquelle chacune a ſon uſage particulier. Ainſi de toutes ces parties, les unes ſont deſtinées à préparer la femence., les autres à la conferver , & les dernieres fervent à l'introduire dans le lieu de fa deftination.

La femence comme toutes les autres humeurs eft contenue dans le fang , elle n'a befoin que d'en être féparée par des organes convenables tels que les tefticules.

Les arteres fpermatiques qui portent le fang au tefticule portent auffi cette matiere ; celle-ci fe fépare du fang en paffant dans cette infinité de petits vaiffeaux féminaires qui le compofent , & qui par leur finefie & la multiplicité de leurs circonvolutions retiennent affez cette humeur , pour qu'elle y acquiére une forte de perfection, de maniere que nous n'en voyons aucune autre dans le corps humain qui foit préparée avec tant d'art : elle fort des tefticules & parcourt l'épididime , de là elle monte par les canaux déférens qui la dépofent enfin dans les véficules féminales où elle a encore befoin de quelque féjour pour poff`éder toutes les qualités qui la rendent prolifique.

La femence eft alors parfaite , c'eft cette matiere précieufe que l'Auteur de la nature a voulu employer depuis tant de fiécles pour perpétuer fon ouvrage ; mais la maniere dont elle agit, & sa véritable nature, sont encore pour nous des mysteres ténébreux : contient-elle en effet le principe du sujet qui doit résulter de la génération, ou ne fait-elle que le féconder s'il se trouve dans la femme ? C'est encore une question indéterminée, & ce n'est que dans la démonstration prochaine que nous verrons ce que l'on peut avancer de plus vraisemblable à cet égard.

La semence se manifeste comme une humeur blanchàtre un peu mucilagineuse ; mais observons qu'elle est toujours mêlée quand nous la voyons avec l'humeur des prostates ainsi que je l'ai dit : elle tient fort de la nature du fluide nerveux autant qu'on peut en juger par les effets & les propriétés de ces humeurs ; c'est sans doute par cette raison de similitude que l'évacuation immoderée de cette liqueur produit & l'épuisement du corps & la foiblesse de l'esprit, quoique l'abattement, cet état de satiété & d'apésentissement qui nous accable après l'acte vénérien répété puisse aussi-bien provenir de cette espece d'épilepsie, ou de cet éréthisme universel auquel tout notre corps est livré dans ces instans humilians pour notre raison.

On pense aussi que la matiére séminale reflue dans le sang premiérement
du testicule , même par les veines
spermatiques qui paroissent en bien plus
grand nombre qu'il ne faudroit pour
rapporter seulement le sang qui seroit
le résidu de cette sécrétion ; seconde-
ment des vésicules mêmes au moyen
des vaisseaux lymphatiques qui en reviennent , & c'est par ce reflux qu'elle
opere les changemens qui arrivent aux
jeunes gens lorsqu'ils commencent à en
être pourvus : leur voix devient plus
forte , la barbe commence à paroître ,
ils sont plus vigoureux , ils prennent
enfin un air mâle , & selon cette raison , on peut attribuer à la privation
de cette liqueur la différence remarquable qui est entre les Eunuques & les
autres hommes.

Mais il ne rentre que peu de cette
humeur dans le sang , & seulement
lorsque les vésicules sont pleines ; elle
y séjourne jusqu'à ce que , soit par ré-
plétion , soit par des mouvemens vo-
lontaires , ou par l'agitation de notre
esprit & en conséqence celle du corps ,
elle soit contrainte de sortir ; je dis
contrainte , parce qu'elle ne sçauroit
s'échaper des vésicules facilement ;

leurs orifices & les canaux éjaculatoires font fort petits , & de plus ils font
contenus dans la glande proftate qui les
gêne & les refferre de maniere , qu'il
faut pour l'en chaffer une force fupérieure aux obftacles qui fe préfentent ,
cette force fe trouve premiérement dans
les véficules féminales , elles-mêmes
qui doivent être capables de fe contracter , fans quoi elles ne fe vuide-
roient jamais parfaitement ; fecondement dans l'action des mufcles qui peuvent comprimer directement ou indi-
rectement les véficules , tels que les
mufcles de l'abdomen , le diaphragme ,
les mufcles de l'anus : par ce méchanifme la femence eft comme expulfée des
véficules & chaffée par les canaux éjaculatoires dans l'uretre ; celui-ci eft
alors dilaté par l'action des mufcles
tranfverfes ; c'eft l'obfervation de M.
Boerhaave. Par cette dilatation la matiere a la liberté de fortir , elle fe raf-
femble dans cette efpece de cavité ,
elle s'y mêle avec l'humeur des pro-
ftates , c'eft alors le premier inftant
de volupté qui précéde l'éjaculation , & qui eft produit , fans doute ,
par cette premiere impreffion de la femence dans l'uretre ; auffi-tôt après ,

la convulfion fe communiquant aux mufcles accelerateurs, ceux-ci compriment le bulbe de l'uretre fortement & à différentes reprifes ce qui pouffe violemment la matiere par autant de fecouffes que l'action des mufcles eft répétée; mouvement que l'on nomme *Subfultus*; ainfi c'eft l'action de ces derniers mufcles qui eft la plus forte & la mieux marquée, & il ne falloit rien moins qu'une force auffi précifément appliquée, pour faire franchir à la liqueur l'étroiteffe du canal qui fe trouve retréci par le gonflement du tiffu fpongieux, & pouffer l'éjaculation auffi loin qu'il eft néceffaire pour pénétrer dans l'uterus.

Mais l'éjaculation n'eft utile qu'autant qu'elle eft précédée de l'érection, celle-ci arrive plus promptement, plus facilement & elle eft toujours le premier effet de nos défirs; fa caufe méchanique eft l'influx des efprits animaux dans la verge, & particuliérement dans les mufcles érecteurs; ces mufcles en contraction tirent les corps caverneux, ils les appliquent contre les os pubis, compriment les veines honteufes qui rampent fur le dos de la verge, & font un obftacle au retour du fang, le fang se trouve obligé de séjourner, & il s'y en rassemble autant que les espaces du tissu spongieux en se dilatant peuvent en contenir, attendu que ce n'est que son retour qui est empéché, car il aborde toujours par les arteres honteuses dont les plus considétables ne sont point exposées à cette compression, & dans lesquelles d'ailleurs il est poussé par une force supérieure ; ce sang ainsi arrêté aussi bien dans le corps caverneux, que dans l'uretre & le gland, gonfle toute la verge, elle devient dure, roide, tendue & en état d'accomplir l'introduction dans le vagin & de rendre l'éjaculation utile.

Cet état de tension, d'érection ne dure qu'autant que la contraction des muscles érecteurs subsistent & celle-ci diminue avec la cause qui l'avoit fait naître, & elle cesse entiérement après l'éjaculation, j'entends pour quelque tems ; les veines n'étant plus comprimées reprennent leur fonction ordinaire, elles absorbent, pour ainsi dire, le sang retenu & extravasé dans les cellules du tissu spongieux des corps caverneux, ou de l'uretre dans lesquelles s'ouvrent d'une part les extrêmités artérielles, de l'autre les orifices des veines, ou peut être il peut fe faire auffi que les veines s'y ouvrent feules , & que ces ouvertures ne laiffent échapper le fang que lorfque fa circulation eft gênée & qu'il eft obligé de forcer ces petites ouvertures qui préfentent , fans doute , moins d'obftacle à fon épanchement que la compreffion des gros troncs veineux n'en préfentent à fon paffage fous les os pubis ; de quelque maniere qu'il en foit , le fang ne fçauroit féjourner & prendre une autre route que de retourner par les pores des veines pour regagner le torrent de la circulation ; il eft alors dans cet état d'extravafion aidé dans fa marche par l'élafticité des branes qui forment les corps caverneux & l'uretre , élafticité qui fuffit pour expulfer une matiere qui trouve après la contraction des mufcles une iffue libre & nullement gênée.

Quoiqu'il n'y ait que les trois paires de mufcles que je viens de citer comme appartenans à la verge, qui fervent directement à l'érection & à l'éjaculation , il arrive cependant en ce tems une contraction univerfelle généralement dans tous les autres mufcles du corps ; on doit même regarder ces mouvemens comme convulfifs & involontaires , dépendans d'un éréthifme général dans tous le genre nerveux, dont la premiere caufe eft l'effet de notre imagination.

Tout cet appareil de vifceres , ce nombre infini de piéces , l'œconomie qui regne entr'elles forment , Meffieurs, les parties de la génération de l'homme ; mais quelque merveilleux qu'en foit le méchanifme , il ne peut créer & produire fans l'aide & fans le fecours de la femme qui doit néceffairement y coopérer avec lui ; par ce moyen nous nous trouvons felon l'ordre de la plus parfaite fageffe attachés à l'obligation indifpenfable de contracter des alliances & des dépendances réciproques. Je me propofe dans la premiere démonftration de vous expofer toutes les parties qui dans le fexe concourent à la propagation de l'efpece , & j'ajouterai à cette defcription quelques recherches , plutôt capables de vous faire entrevoir combien il regne d'obfcurité dans la maniere dont la matiere féminale peut former des êtres femblables à nous , que de lever le voile qui nous cache des myfteres dont le fonds fera à jamais impénétrable.

Fin du premier Tome.

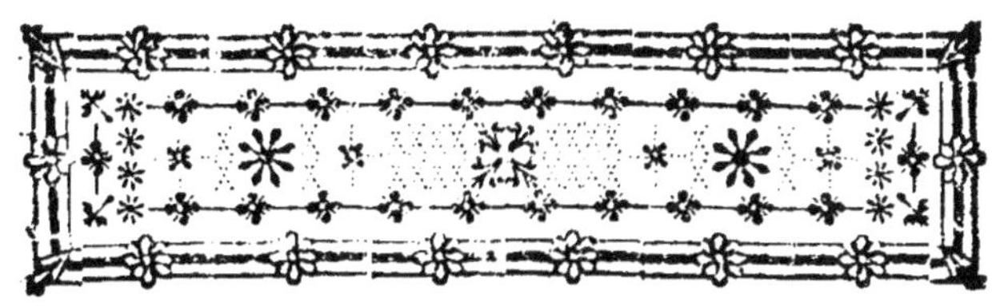

TABLE

DES

DEMONSTRATIONS.

I. **D**Emonſtration. *Sur le Mé-chaniſme en général de l'œconomie animale*, 1

II. Démonſtration. *Des parties externes du corps humain*, 54

III. Démonſtration. *Des enve-loppes ou parties contenan-tes particulieres à l'Ab-domen*, 132

IV. Démonſtration. *Des organes de la Digeſtion*, 206

Tome I.   S

TABLE.

V. Démonstration. *Des princi-*
cipaux organes des Sécré-
tions, 273

VI. Démonstration. *Des organes*
de la Génération de l'hom-
me, 337

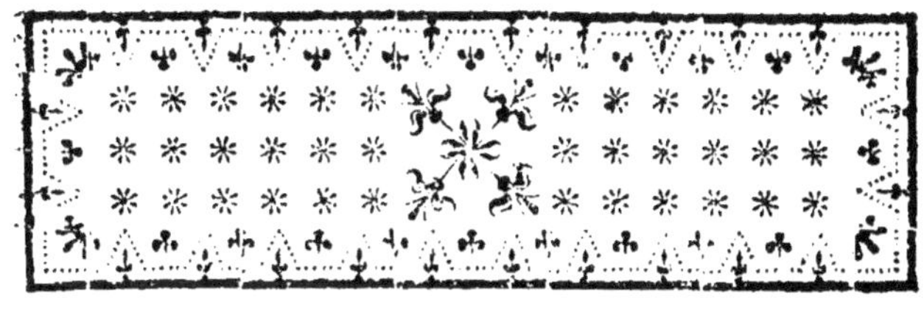

TABLE
ALPHABETIQUE

Des Matieres contenues dans ce premier volume.

A.

ABDOMEN, ses limites, ses divisions, 62. Les parties qui y sont
contenues, 65. Ses envelopes, 134.
Ses muscles, *idem.*

Abcès du rein, réflexion à ce sujet,
192 & 346

Accroissement 44. Commment il se
fait, 45

Æmathose, 28

Air, son élasticité, 177

Albuginée, tunique du testicule, 376

Amolissement des os, 18

Anatomie, sa division, son origine, 2

Ses progrès, 4

Aneorema, partie de l'urine, 364

S ij

Anneau du muscle grand oblique de l'abdomen, 138

Anneau Epiploïque, 222

Anthelix, 59

Antitrague, 60

Anus, sa situation, 239. Ses ligamens, 240. Ses muscles, *idem*. Leur usage, 242

Apéritifs, raison de leurs effets, 361

Appendice vermiforme du *Cæcum*, 233

Arcade crurale, 138

Arteres sanguines, 73. Lymphatiques, 74

Axonge, 127

B.

B *Alanus.* Voyez. Gland.

Barbe, pourquoi les femmes n'en ont pas, 122

Bassinet du rein, 349

Bile, sa composition, son caractere, 334. Ses usages, 335

Boerrave, citation sur la transpiration, 104

Bouche, la bouche, 58

Bras, leur division, 67

Bulbes ou oignons capillaires, 113

Bulbe de l'uretre, 390

Bulbo caverneux, muscles de la verge, 395

TABLE.

C.

Calcul biliaire, 336

Calcul urinaire, 364. Sa formation dans le rein, 365. Son trajet, 367. Son accroissement, *ibid.*

Calices, membraneux du rein, 349

Canal thorachique, 253. Son trajet, 254. Ses valvules, ses variations, 255

Canal pancreatique, 277. Son insertion dans le duodenum, 229

Canal veineux, 297

Canal hepatique, sa jonction pour former le canal cholidoque, 301

Canal ciftique, 307

Canal cholidoque, fon insertion au duodenum, 307

Canaux hepatociftiques, 306

Canaux déférens, 380. Leur trajet, 381. Leur ftructure interne eft une cavité, 382

Canaux éjaculatoires, 384

Canelée : fubftance du rein, 348

Capfule *de Gliffon*, 302

Capfules atrabilaires, 339. Leur ftructure, 340. Leur ufage, 342

Cardialgie, 296

Caroncule *veru montanum*, 389

S iij

TABLE.

Caroncule lacrymale,   57

Cartilage ; définition, ufage,   72

Cavité Epiploïque ou fac épiploïque,   199

Cerumen,   109

Chaleur, elle eft néceffaire pour la génération, 33. Pour la digeftion,   264

Chirac, citation fur les poils,   117

Chyle, 27. Sa compofition, 28 Son origine, 266. Son trajet,   271

Chimie, néceffaire à l'étude du corps humain,   9

Circoncifion,   400

Cils, les poils des paupieres,   57

Circulation, 29. Ses effets,   36

Cœcum, inteftin, 232. Son appendice, 233. Sa valvule,   234

Le Col, fes divifions,   60

Colique néphrétique,   349

Conjeftion d'humeurs dans l'épididime,   380

Conque de l'oreille,   60

Contraction des mufcles, 174 Elle ne peut être évaluée, 175. Comment elle fe fait,   177

Cordon fpermatique,   369

Le Corps humain eft compofé de deux fubftances,   12

Corps mameloné de la peau,   80

Corps piramidal ou pampiniforme, 372
Les Corps caverneux de la verge, 392
Corticale, substance du rein ; 348
Cremaster, muscle du testicule, 375

D.

DArtos, 373. Sa cloison, ses attaches, 374
Découvertes en Anatomie, 6
Dents, 58
Déglutition des alimens, comment elle se fait, 262
Déjection des excrémens, 270
Dénombrement des différentes parties qui entrent dans la composition du corps, 71
Le Derme ou la peau, 78
Didime. *Voyez* Testicule.
Différence dans la consistence des parties, 17
Digestion des alimens, 256. Systêmes erronés à ce sujet, 258. Comment elle se fait, 259
Digitation du muscle grand oblique, 135
Dispositions des parties contenues dans l'abdomen à l'ouverture de cette cavité, 197
Division générale du corps humain, 55

Duodenum, inteſtin,　　　227

E.

ELytroïde, tunique du teſticule ,
　　　　　　　　　375
Emulgens, vaiſſeaux du rein ,　346
Enervations du muſcle droit ,　149
Epiderme, 84. Sa compoſition ,　86
Epididime,　　　　　　　379
Epiploon, 196. Situation, 198. Pe-
　tit Epiploon, 210. Leur uſage,
　　　　　　　　　204
Erecteur, muſcle de la verge,　394
Erection de la verge, ſon Méchaniſ-
　me , 405. Comment elle ceſſe, 406
Eréthiſme lors de l'éjaculation ,　407
Eritroïde, tunique du teſticule,　274
Eſtomach , 207. Sa poſition, ſes divi-
　ſions, 208. Ses orifices , 210. Sa
　compoſition , 212. Ses vaiſſeaux,
　217. Ses uſages ,　　　221
Excrémentitielles humeurs ,　42
Excrétion en général ,　　41
Exomphale , maladie ,　　153
Exploſion de l'air dans l'eſtomach ,
　　　　　　　　　265
Extrêmités du corps, les deux ſupé-
　rieures , 67. Les deux inférieu-
　res ,　　　　　　　69

F.

Acultés occultes font rejettées, 29
Falfiforme, ligament du foye, 294
Fécondation des œufs, 33
Fibres, leur définition, leur compo-
fition, 16. Leur ufage, 20. Leur
mouvement, 25
Fibre mufculeufe, quelle ftructure,
163
Fluides, leur action fur les folides, 24
Le Foye, fa fituation, fa forme, 289.
Sa divifion en lobes, fes irrégulari-
tés, 290. Sa membrane, 293. Ses
connexions, 294. Ses vaifleaux,
296. Leur fonction, 303. La fubf-
tance, 304. La véficule du fiel,
305. La fonction du foye, 309
Fonctions vitales, 13
Foffette naviculaire du gland, 389

G.

Land de la verge, 391
Glandes, leur définition, leur ftructure, leur divifion, 76
Glandes miliaires inutiles & fauffes,
107
Glandes inteftinales, leurs différences, 225

S v

TABLE.

Glandes méfentériques,   250

Glandes furrenales,   339

Glandes proftrates,   383

Glandes proftrates inférieures, ou Glandes de Cowper,   387

Glandes odoriférentes de Tifon, 400

Gonorrhée, peut avoir fon fiége dans la glande proftate,   386

Graifle, le corps graiffeux compofé de deux fubftances, 124. Sa fituation, 126. Ses ufages, 128. Elle eft plus abondante chez les femmes, *idem.*

Guaine aponévrotique du mufcle droit,   142

H.

HArvey, découverte de la circulation du fang,   4

Hémorroïdes,   157

Humeurs émanées du fang, contiennent les mêmes principes,   311

Hydrocelle, fon fiége,   373

Hydroftatique eft néceffaire à l'ètude de l'Anatomie,   9

Hygmor, le corps d'Hygmor,   378

J.

JAuniffe, comment elle arrive, 313

Jejunum inteftin, 229. Son trajet, fa fin,   230

TABLE.

Injections Anatomiques , leur inven-
tion , 7

Intersection du muscle droit , 149

Les Intestins forment le canal intestinal , 221. La longueur , 222. La
composition , 223. Les valvules ,
224. Les glandes , 225. La division en greles & en gros, 227. Les
attaches par le mésentere , 243. Les
vaisseaux , 245

Intussusception pour la nutrition , 50

Ischio caverneux , muscles de la verge ,
395

L.

Eal Iealis sur les vaisseaux spermatiques , 371

Levier auquel on peut comparer les
muscles , 181

Lienterie , maladie , 212

Ligament en général , 72

Ligament de Poupart ou de Fallope ,
138

Ligament suspenseur de la verge , 394

Ligne blanche sa formation , 151

Lobes du foye , 290

M.

Ammelles , 61

Mamelons du rein , 348

TABLE.

Mameloné, le corps mameloné de la
peau, 80

Mastication, son effet sur les alimens,
259

Matiere subtile, 32. Ses propriétés,
ses effets, 33

Médiastin du Dartos, 374

Médullaire, substance du rein, 348

Membrane en général, 72

Membrane adipeuse, 124. Celle du
rein, 345

Membrane commune des muscles, 130.
Membrane particuliere, 131

Mesentere, sa formation, 243. Ses divisions, 244. Ses usages, 245

Mésenteriques, vaisseaux. *Voyez* Vaisseaux.

Moële, 171

Mouvement musculaire, comment il
s'exécute, 172

Muqueux, corps muqueux de la peau,
83

Muscles en général, 75. Leur composition, 162. Leur membrane, 164.
Leur division, 165. Leur différence, 166. Disposition de leur vaisseaux, 168. Citation de M. Senac,
170. Quelles sont les agens de leurs
mouvemens, 174

Muscles de l'abdomen, leur nom-

TABLE.

bre, 134. Leur disposition géné-
rale, 153. Leur usages,   154
  Muscle grand oblique,   135
    Petit oblique,   141
    Le transversal,   143
    Le droit,   147
    Le piramidal,   149
Muscles de l'anus,   240
Muscles de la verge,   394

N.

Nerf en général,   74
Nombril,   152
Nutrition, comment elle s'exécute, 47

O.

Œsophage,   210
Oignon ou bulbe capillaire,   113
Oignon ou bulbe de l'uretre,   390
Ombilic, anneau ombilical,   152
Omentum. Voyez Epiploon.
Omiose, comment elle est operée, 50
Ongles, leur substance, 109. Leur
  origine, 110. Leur nourriture, 111.
  Leur usage,   112
Oreille en général,   59
Organes de la digestion,   206
  Des sécrétions,   273

De la génération chez l'homme, 337
Organe du toucher, 95
Os, définition en général, 71
Ossification des parties molles, 18
Ouraque, 356

P.

PAmpiniformes, vaisseaux, 372
Pancreas, 274. Petit pancreas, 276. Sa substance, 276. Son canal excréteur, 277. Ses vaisseaux, 278. Ses usages, 279. Le suc pancreatique, 280
Pannicule charnu, 130
Parastate. *Voyez* Epididime.
Parenchime du foye, 304
Peau, sa composition, sa division, 78 Ses plis, 90. Ses ouvertures, 91. Ses usages, 92
Périné, 64
Péristaltique, mouvement des intestins, 268
Péritoine, 183. Sa forme, 184. Son tissu cellulaire, 185. Les prolongemens de ce tissu, 187. Les usages, 190
Physique, est nécessaire à l'étude de l'Anatomie, 8
Pierres enkistées dans la vessie, 354
Piliers du muscle grand oblique, 139

TABLE.

Pilore, 211. Ses usages,   212

Piramidal, muscle de l'abdomen, 149

Plica polonica, maladie,   116

Poils, 212. Leur nourriture & leur accroissement, 116. Ils ne sçauroient croître après la mort, 117. Leur usage,   121

Porreaux vénériens,   392

Poitrine en général,   61

Pores de la peau,   83 & 102

Prépuce de la verge,   399

Prostate chez l'homme. *Voyez* Glande.

R.

Raphé,   64 & 373

Ratte, sa situation, sa forme, 281. Sa membrane, 282. Ses vaisseaux, 283. Sa substance, 285. Ses usages   287

Rayonnée, substance du rein,   348

Recapitulation des muscles de l'abdomen,   153

Récrément ou humeur récrémentitielle,   42

Récrément excrémentitiel,   42

Rectum, intestin, 237. Différences dans ses tuniques, 238. Son orifice,   239

Régions de l'abdomen,   63

Reins fuccenturiaux,   339
Reins, leur fituation, leur nombre,
    leur figure, 344. Leur membrane,
    leur pofition hors le fac du péritoine,
    346. Leur vaiffeaux, *idem.* Leur
    fubftance, 348. Leur uretere, 349
    Leur fonction,   358
Réfervoir de Pequet,   253
Réticulaire, corps réticulaire de la
    peau,   83
Ruifch, découvertes de cet Auteur, 7

S.

S Alive, 260. Sa compofition, fes
    ufages,   261
Sang, fa nature, 25. Ses différentes
    propriétés, 27. Sa formation, 27
Sanguification, 28. Comment elle eft
    operée,   29
Sciffure du foye,   290 & 292
Scrotum,   373
Sébacées, glandes, 82 & 108. Hu-
    meur fébacée,   *idem.*
Sécrétion en général, 41. & 310.
    Comment elle s'exécute,   324
Sécrétion particuliere de la bile, 330
Sécrétion de l'urine,   360
Sédiment, caufe matérielle du cal-
    cul,   364

TABLE.

Semence, fa fécrétion, 401. Sa nature, 402. Son évacuation, 403. Son impreffion fur l'uretre, 404

Senac, fentiment de M. Senac fur le mouvement mufculaire, 170. Sur les fecrétions, 329

Senforium commune, 97

Sinus de la veine porte, 298

Syftêmes fur les fécrétions, 312. Sur la digeftion, 258

Sommaire des Démonftrations.

De la premiere, 11

De la feconde, 55

De la troifiéme, 132

De la quatriéme, 206

De la cinquiéme, 273

De la fixiéme, 337

Sourcils, 56

Spermatiques. *Voyez* Vaiffeaux.

Subfultus, 405

Suc nourricier, fa nature, 48. Son ufage, 49

Sufpenfiones parties de l'urine, 363

T.

Tegumens univerfels, 78

Tefticules, 372. Leur enveloppe, 373. Leur pofition, 377. Leur fubftance, *idem*.

TABLE.

La Tête en général . ſes diviſions, 55
Thorax en général , ſes diviſions , 61
Tiſſu cellulaire , 125. Du Péritoine ,
185
Tomentum , 320
Toucher , ſenſation du tact , ſa divi-
ſion , 95. Quel en eſt l'origine ; 96
Trague , partie de l'oreille . 60
Tranſpiration cutannée , 99. Quelle
en eſt la matiere , 100. Comment
elle ſe fait , 101. Variations dans ſa
quantité , 104. Elle forme la ſueur
106
Tranſverſal , muſcle de l'abdomen, 143
Tranſverſes , muſcles de la verge , 395
Trituration des alimens dans la bou-
che , 259. Dans l'eſtomach , 263
Tunique érytroïde , 374
Tunique élytroïde ; 375
Tunique vaginale , ſa formation , 187
370

V.

V Aiſſeaux en général , définition ,
uſage , 73. Diſtinction , 74
Vaiſſeaux ſereux de la peau , 81
Vaiſſeaux hépatiques , 296. Arteres ,
idem. Veines dépendantes de la veine
cave , 297. De la veine porte , 298.
Les nerfs , 300. Les vaiſſeaux biliferes , 301

TABLE.

Vaisseaux capsulaires,   341

Vaisseaux émulgens,   346

Vaisseaux méfenteriques, les arteres, 245. Les veines, 248. Les nerfs, 249. Les vaisseaux lymphatiques, 251

Vaisseaux honteux, leur diftinction, les arteres, 396. Les veines, 397. Les nerfs, 398

Vaisseaux fpermatiques, les arteres, 368. Les veines, 369. Leur réunion formant le cordon fpermatique, *id.* Le trajet de ce cordon, 370. La terminaifon de ces vaisseaux, 372

Valvules conniventes,   224

Valvules du cœcum,   234

Valvules des vaisseaux lymphatiques, 251. Du canal thorachique, 255

Varicocelle, maladie,   372

Vaisseaux courts, *Vafa-brevia*, 219 & 283

Veines fanguines en général,   74

Veines lymphatiques en général, 74

Veines lactées, 251. Leur diftinction, 252

Veine ombilicale,   295

Veine porte,   248 298

Ventricule. *Voyez* Eftomach.

La Verge, fa compofition, 387. Ses mufcles, 394. Son prépuce, 399.

TABLE.

Ses tégumens, 398. Son érection, 405

Verrues vénériennes, 392
Verumontanum, 389
Vésicules musculaires, 170. Elles font remplies par la matiere subtile, 180
Vésicules féminales, 382. Leur subftance, 383 Leur terminaifon, 184
Véficule du fiel, 305. Son canal cifti-que, 307. Ses ufages, 308
Veffie urinaire, 351. Sa forme, fes divifions, 352. Ses tuniques, *idem*. Ses ouvertures, 355. Ses connexions, 356, Son ufage, 359
Vifcere, en général, 77
Ulcere du rein, 366
Ureteres, 349. Leur infertion à la veffie, 350
Uretre, 387. Son trajet, fa cavité, 388. Ses pores 389. Sa compofition, Son bulbe, 390. Sa terminaifon, 391
Urine, fa fécrétion, 358. Son évacuation, 359. Sa quantité, 360, Sa compofition, 363

ERRATA.

PAg. 6. lig. 6. *lisez* Vanhorne. lig.
13. *lis.* Leuvenoëk. p. 7. lig. 8. *lis.*
Briggs p. 17. lig. 11. *lis.* la dureté.
p. 19. lig. 7. *lis.* Baglivi. p. 37. lig. 6.
lis. siftaltique. p. 40. lig. 16. & lig.
20. *lis.* siftaltique. p 56. lig. 8. *lis.* des
dix paires. p. 105. lig. 3. *.lis.* point
gras. p. 166. lig. 21. *lis.* le ramage. p.
181. lig. 25. *lis.* dont le muscle. p. 350.
lig. 20. *lis.* de valvule. p. 358. lig. 10.
lis. veine. p. 359. lig. 1. *lis.* l'uretere.
p. 407. lig. 16. *lis.* des membranes.

APPROBATION

Du Censeur Royal.

J'AI lû par ordre de Monseigneur le Chancelier un Manuscrit intitulé : *Splanchnologie raisonnée, &c.* par M. Flurant, Maître ès Arts ; & j'ai crû qu'on pouvoit en permettre l'impression. A Paris ce 15 Avril 1751.

LAVIROTTE.

PRIVILEGE DU ROY.

LOUIS par la grace de Dieu, Roi de France & de Navarre : A nos amez & féaux Conseillers les gens tenans nos Cours de Parlement, Maîtres des Requêtes ordinaires de notre Hôtel, Grand Conseil, Prevôt de Paris, Baillifs, Sénéchaux, leurs Lieutenans Civils & autres nos Justiciers qu'il appartiendra : SALUT. Notre amé FRANÇOIS DELAGUETTE, Imprimeur Libraire à Paris, Nous a fait exposer qu'il desireroit imprimer & réimprimer des Ouvrages qui ont pour titre : *Observations de Chirurgie. Paralelle. de la Taille. Opérations de Chirurgie. Traité des Plaies. Splanchnologie raisonnée rédigée en démonstrations, par M. Flurant, Maître ès Arts. Miroir des Urines.* S'il Nous plaisoit lui accorder nos Lettres de Privilége pour ce nécessaires : A CES CAUSES, voulant favorablement traiter l'Exposant, Nous lui avons permis & permettons par ces Présentes, d'imprimer & réimprimer les

Ouvrages en un ou plufieurs volumes & autant
de fois que bon lui femblera & de les vendre,
faire vendre, & débiter par tout notre Royaume
pendant le tems de fix années confécutives, à
compter du jour de la date de Préfentes. Fai-
fons défenfes à tous Imprimeurs, Libraires & autres perfonnes de quelque qualité & condition
qu'elles foient, d'en introduire d'impreffion
étrangere dans aucun lieu de notre obéiffance;
comme auffi d'imprimer, ou faire imprimer, vendre, faire vendre, débiter ni contrefaire lefdits
Ouvrages ni d'en faire aucuns extraits fous quelque prétexte que ce foit, d'augmentation, correc-
tion, changement ou autres, fans la permiffion
expreffe & par écrit dudit Expofant ou de ceux
qui auront droit de lui, à peine de confifcation
des exemplaires contrefaits, de trois mille livres
d'amende contre chacun des contrevenans, dont
un tiers à Nous, un tiers à l'Hôtel-Dieu de Paris,
& l'autre tiers audit Expofant, ou á celui qui
aura droit de lui, & de tous dépens dom-
mages & intérêts; à la charge que ces Préfentes
feront enregiftrées tout au long fur le Regiftre
de la Communauté des Imprimeurs & Libraires
de Paris, dans trois mois de la date d'icelles; que
l'impreffion & réimpreffion defd. Ouvrages fera
faite dans notre Royaume & non ailleurs, en
bon papier & beau caractere, conformèment à
la feuille imprimée attachée pour modéle fous le
contre-fcel des Préfentes, que l'Impétrant fe
conformera en tout aux Réglemens de la Librai-
rie, & notamment à celui du dix Avril 1725.
qu'avant de l'expofer en vente les manufcrits &
imprimé, qui auront fervi de copie à l'impreffion
& réimpreffion defdits Ouvrages feront remis
dans le même état où l'approbation y aura été
donnée, és mains de notre très-cher & féal Chevalier Chancelier de France le fieur de Lamoignon, & qu'il en fera enfuite remis deux Exemplaires de chacun dans notre Bibliothéque publique, un dans celle de notre Château du Lou-
vre, & un dans celle de notredit très-cher &
féal Chevalier Chancelier de France, le fieur de
Lamoignon, & un dans celle de notre très-cher
& féal Chevalier Garde des Sceaux de France le

fieur de Machault Commandeur de nos Ordres,
le tout à peine de nullité des Préfentes : du contenu defquelles, vous mandons & enjoignons de
faire jouir ledit Expofant ou fes ayans caufe,
pleinement & paifiblement , fans fouffrir qu'il
leur foit fait aucun trouble ou empêchement.
Voulons que la copie des Préfentes , qui fera
imprimée tout au long, au commencement'ou à
la fin defdits Ouvrages, foit tenue pour duement
fignifiée , & qu'aux copies collationnées par l'un
de nos amez & féaux Confeillers & Secretaires,
foi foit ajoûtée comme à l'Original. Comman-
dons au premier notre Huiffier ou Sergent, fur
ce requis , de faire pour l'exécution d'icelles ,
tous actes requis & néceffaires , fans demander
autre permiffion,& nonobftant Clameur de Haro,
Charte Normande , & Lettres à ce contraires :
CAR tel eft notre plaifir. DONNÉ à Compiegne ,
le vingt-fixiéme jour du mois de Juillet , l'an de
grace mil fept cent cinquante - un , & de notre
Regue le trente - fixiéme- Par le Roi en fon
Confeil.

SAINSON.

*Regiftré fur le Regiftre XII. de la Chambre Royale
des Libraires & Imprimeurs de Paris , N°. 632.
fol. 493. conformément aux anciens Réglemens ,
confirmez par celui du vingt-huit Février 1723. A
Paris le 3. Août 1751.*
LE GRAS, Syndic.